AF329612

L'ARMEMENT
ANTITUBERCULEUX
FRANÇAIS

COMITÉ NATIONAL DE DÉFENSE
= CONTRE LA TUBERCULOSE =

L'ARMEMENT ANTITUBERCULEUX FRANÇAIS

INTRODUCTION
DE MM.
Léon BERNARD & G. POIX

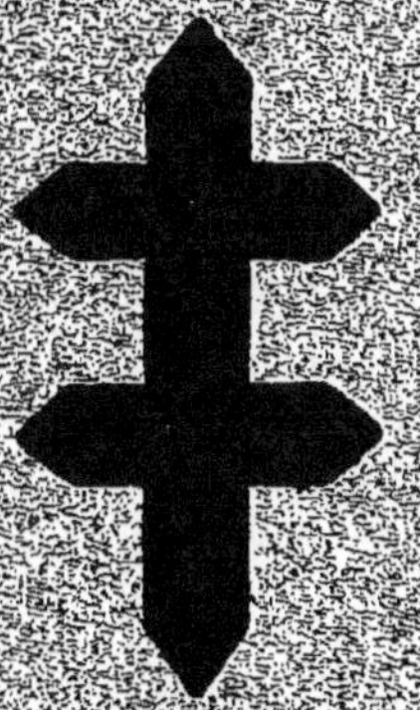

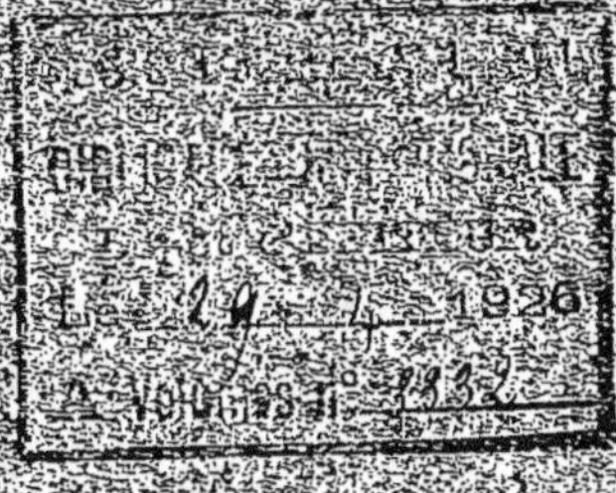

MASSON et Cie
PARIS

COMITÉ NATIONAL DE DÉFENSE
= CONTRE LA TUBERCULOSE =

L'ARMEMENT ANTITUBERCULEUX FRANÇAIS

INTRODUCTION

de MM. Léon BERNARD et G. POIX

DEUXIÈME ÉDITION

MASSON ET Cie, ÉDITEURS
LIBRAIRES DE L'ACADÉMIE DE MÉDECINE
120, BOULEVARD SAINT-GERMAIN, PARIS, VIe
1926

Le Comité national de défense contre la tuberculose, en publiant ce livre, a eu pour but de faire connaître les œuvres et institutions antituberculeuses dont nous disposons dans notre pays, afin que les malades puissent être aisément dirigés sur celle qui leur convient. Il est en effet regrettable de constater que beaucoup d'organismes de lutte anti-tuberculeuse sont ignorés même du monde médical et que chaque jour des malades sont proposés pour des établissements qui ne leur sont pas appropriés, au grand préjudice de la collectivité.

Nous avons adopté la classification par départements, parce que chaque département doit avoir à son chef-lieu une organisation centrale chargée de coordonner tous les efforts locaux, conformément au plan d'organisation qui a été tracé par le Comité national de concert avec la Commission Rockefeller. Cette division présente l'inconvénient de grouper parfois des établissements qui n'ont de commun que leur situation géographique, mais nous pensons avoir remédié à cet inconvénient en établissant une table analytique des matières aussi complète que possible, qui classe chacun des organismes antituberculeux suivant la fonction à laquelle il est destiné.

Ceux qui consulteront ce livre doivent toujours se souvenir que le Comité national s'est proposé, non de *recommander* les établissements indiqués, mais seulement de *renseigner* le lecteur ; en mentionnant certains organismes de lutte antituberculeuse, il ne saurait, en quoi que ce soit, se porter garant de leur bon fonctionnement, mais il a pensé agir plus utilement en encourageant, plutôt qu'en méconnaissant des efforts, parfois encore inféconds, mais toujours méritoires.

C'est un travail ingrat et difficile que de réunir des renseignements aussi exacts et complets que possible sur des organismes disséminés à travers toute la France ; nous n'aurions pu mener à bien cette tâche sans l'obligeance des médecins et des directeurs de ces organisations, qui ont toujours si complaisamment répondu à nos multiples questions écrites et orales. Que les uns et les autres en soient ici très vivement remerciés, et si ce livre rend quelques services à la croisade contre la tuberculose, qu'ils veuillent bien en partager les mérites avec le Comité national.

INTRODUCTION

L'ARMEMENT ANTITUBERCULEUX FRANÇAIS

Avant la Guerre, les divers organismes de lutte antituberculeuse en France vivaient pour ainsi dire isolés et leur action ne s'exerçait pas suivant un programme méth·diquement appliqué ; il en résultait que les efforts de l'initiative privée et des pouvoirs publics étaient le plus souvent incoordonnés. Pourtant la Commission permanente de préservation contre la tuberculose, présidée par M. Léon Bourgeois, et créée pour conseiller les pouvoirs publics, avait étudié tous les problèmes soulevés par l'organisation de la prophylaxie du fléau ; mais la plupart de ses travaux, si remarquables qu'ils fussent, étaient restés comme lettre morte.

Pendant et depuis la Guerre, le vote de deux lois qui ont introduit pour la première fois le mot *tuberculose* dans la législation française, la loi Léon Bourgeois sur les dispensaires et la loi Honnorat sur les sanatoriums, ainsi que l'action concertée de la Commission américaine de préservation antituberculeuse de la Fondation Rockefeller et du Comité national de Défense contre la tuberculose, ont contribué à la coordination de tous les efforts et au développement de nombreux organismes antituberculeux créés sur le principe fondamental de la prophylaxie et suivant un plan méthodique et uniforme.

Ces organismes, dont le fonctionnement est assuré par les organisations départementales, sous l'égide du Comité national, sont les dispensaires, les écoles d'infirmières-visiteuses, les œuvres de préservation de l'enfance, les sanatoriums de cure, les écoles de rééducation professionnelle, les hôpitaux-sanatoriums, les services hospitaliers d'isolement, les sanatoriums maritimes et les établissements héliothérapiques ; leur ensemble constitue, suivant l'heureuse expression de Landouzy, l'*Armement antituberculeux* français.

I. — COMITÉ NATIONAL DE DÉFENSE CONTRE LA TUBERCULOSE.

Le Comité national de Défense contre la tuberculose provient de la transformation du Comité national d'Assistance aux anciens militaires tuberculeux, créé pendant la Guerre. Cette transformation, votée par l'Assemblée générale du 22 décembre 1919, eut pour résultat d'élargir l'action du Comité et d'étendre son programme de lutte antituberculeuse à l'ensemble de la population civile, tout en continuant son concours aux anciens militaires réformés pour tuberculose depuis le début de la Guerre.

Le Comité national est administré par un Conseil de direction de 40 membres, désignés directement par l'Assemblée générale, et de représentants élus, à raison d'un par département, par le Conseil d'administration de chaque organisation départementale.

Le Conseil de direction comprend, en outre, 25 membres choisis parmi les personnalités désignées par leurs hautes fonctions ou par leur compétence en matière de tuberculose.

Il choisit parmi ses membres un Bureau auquel sont adjointes des Commissions permanentes, particulièrement une Commission des finances et une Commission exécutive, chargées d'étudier préalablement les questions, et dont MM. Calmette, Georges-Risler, Rossy et Léon Bernard dirigent les travaux.

Le Comité comprend en outre des membres d'honneur, des membres bienfaiteurs, des membres actifs dont le nombre dépasse 3 800, et des membres adhérents qui atteignent le chiffre de 900.

Son but n'est pas de créer, ni de diriger les divers organismes de lutte antituberculeuse, mais de favoriser sur toute l'étendue du territoire leur création et leur fonctionnement en coordonnant les efforts locaux et en donnant des subventions suivant ses disponibilités.

Il a son siège social 66 *bis*, rue Notre-Dame-des-Champs, à Paris, dans un immeuble lui appartenant et où sont installés ses divers services, à la tête desquels est placé un directeur, M. le Dr Arnaud, qui centralise leur action, et dont les plus importants sont le service technique, ceux de la propagande et de la statistique.

Le service technique est dirigé par deux délégués techniques, MM. les Drs Evrot et Cailleret, accrédités par le ministère de l'Hygiène, et agissant sous l'autorité de la Commission exécutive. Leur fonction essentielle est de se rendre dans les départements auprès des Comités départementaux ou des divers organismes antituberculeux — qui souvent demandent leur visite — soit pour résoudre des difficultés d'organisation, soit pour procéder à l'inspection des dispensaires, soit encore pour donner leur avis sur l'utilisation d'établissements comme préventoriums ou sanatoriums. Au cours de leurs inspections, ils se rendent compte du mode d'utilisation des crédits mis à la disposition des organisations départementales ; enfin, quand il s'agit de nouveaux organismes, ils élaborent des statuts et des règlements intérieurs conformes à la législation actuelle.

Le bureau technique est encore appelé à intervenir pour aplanir les difficultés qui peuvent s'élever entre les médecins, les Comités et les visiteuses ; en outre il fournit aux médecins étrangers, qui viennent de plus en plus nombreux visiter l'organisation antituberculeuse française, tous les renseignements susceptibles de les intéresser.

Le service de la propagande, dirigé par M. Viborel, sous l'autorité d'un Comité de propagande que préside M. Louis Forest, jouit, au sein du Comité national, d'une sorte de demi-autonomie et poursuit avec la plus grande activité l'éducation populaire, la publicité autour des œuvres antituberculeuses et la campagne financière.

Il s'efforce de faire pénétrer les notions pratiques de prophylaxie antituberculeuse dans les masses populaires et surtout parmi les enfants, en organisant de grandes réunions éducatives, agrémentées de projections fixes ou cinématographiques, en éditant des affiches appropriées, en répandant dans tous les milieux un journal de propagande, *la Vie saine*, dont les articles d'un intérêt toujours pratique, les nombreuses illustrations et les pages en couleurs rendent la lecture particulièrement attrayante ; un supplément destiné aux enfants est joint à chaque numéro du journal.

La publicité autour des organismes antituberculeux est réalisée en donnant à la presse quotidienne des communiqués ou des articles, en émettant des causeries par les postes de téléphonie sans fil et en prenant part aux expositions d'hygiène sociale.

Enfin, comme la subvention accordée par l'État au Comité national est tout à fait insuffisante pour lui permettre de faire face aux dépenses qu'entraîne son action, le Comité de propagande recrute des membres actifs et adhérents, et recherche des souscriptions auprès des particuliers, des administrations privées, des grandes Compagnies et des sociétés commerciales, industrielles et financières.

Un service de statistique, sous la direction de M. Moine, enregistre les nouvelles créations de dispensaires, utilise les rapports mensuels qui sont envoyés au Comité par les dispensaires pour établir des graphiques et des tableaux montrant le développement de la lutte antituberculeuse et ses résultats. Il poursuit enfin des enquêtes sur les causes de mortalité afin de permettre des comparaisons entre les divers pays, et ces divers travaux sont résumés dans un rapport annuel.

Le Comité national est en relation avec les pouvoirs publics et particulièrement avec le ministère de l'Hygiène ; il peut utilement intervenir auprès d'eux en faveur des organisations antituberculeuses qui sollicitent son appui.

La liaison du Comité national avec l'Œuvre de la tuberculose est particulièrement étroite ; en effet, depuis la fusion qui s'est faite après la Guerre de toutes les œuvres antituberculeuses, qui souvent s'ignoraient les unes les autres, il n'existe plus à l'heure actuelle à Paris que deux grandes œuvres antituberculeuses : l'Œuvre de la tuberculose d'une part, comprenant la *Section d'Etudes scientifiques de la tuberculose*, qui est la véritable commission technique du Comité national, et dont l'organe, la *Revue de la Tuberculose*, contient tout le mouvement scientifique relatif à cette maladie, le Comité national d'autre part, qui assume toute l'action médico-sociale de la lutte et dont l'organe est la *Revue de Phtisiologie médico-sociale*. Cette revue contient des mémoires originaux sur les questions intéressant le problème de la tuberculose, donne les comptes rendus des travaux des Conférences internationales et des Congrès nationaux de la tuberculose, et publie des notices sur les organismes qui composent l'Armement antituberculeux français ; elle analyse en outre les travaux sur ces diverses questions ; c'est la publication la plus complète qui paraisse actuellement en matière de phtisiologie médico-sociale.

Tout en respectant l'autonomie et la liberté des organisations départementales, le Comité national constitue l'organisme central qui détermine l'application d'un plan de lutte antituberculeuse unique, rationnel et méthodique, accepté par tous. Il forme avec les organisations locales un lien moral et technique qui ne devient un lien financier que par la participation qu'il peut prendre à leurs dépenses.

L'Assemblée générale annuelle du Comité national se tient à Paris et un *Congrès national de la tuberculose*, organisé de concert avec l'Œuvre de la tuberculose et un Comité local, a lieu tous les trois ans dans une ville autre que Paris. Il a semblé en effet au Comité qu'il y avait lieu de renouer la chaîne des Congrès nationaux, organisés par l'Œuvre de la tuberculose, inaugurés par Verneuil en 1887, puis continués par Bouchard, Villemin et Nocard jusqu'en 1898. Le Ve Congrès national de la tuberculose a tenu ses assises à Strasbourg en 1923, et le VIe se réunira à Lyon en 1927.

Enfin, le Comité national a pris l'initiative d'organiser en octobre 1920 une Conférence internationale des pays ayant adhéré au pacte de la Société des nations et des États-Unis d'Amérique, dans le but de créer une *Union internationale contre la tuberculose*. Cette conférence, qui obtint le plus vif succès, adopta les statuts d'une nouvelle Union internationale qui a pour objet d'établir des ententes avec les organisations ou institutions d'hygiène en ce qui touche particulièrement la tuberculose, d'étudier la législation antituberculeuse comparée, de provoquer des enquêtes scientifiques et d'organiser des conférences. L'Union internationale (1), aujourd'hui

---

(1) La France y est représentée par 5 membres conseillers : MM. A. Honnorat, Calmette, Léon Bernard, Rist et Bezançon, et par 25 membres titulaires : MM. Arnozan, d'Astros, Mlle Chaptal, MM. Combemale, P. Courmont, Courcoux, Mlle Delagrange, A.-Delille, Dumarest, Even, Guinard, L. Guinon, Guillon, Holtzmann, Küss, H. Labbé, Letulle, Merlin, Poix, G.-Risler, Rossy, Sergent, P. Teissier, Vallée et de Vogüé.

prospère, groupe 31 nations (1) ; son siège social est à Paris ; elle a tenu ses séances à Londres en 1921, à Bruxelles en 1922, à Lausanne en 1924, et elle se réunira à Washington en 1926.

II. — LES ORGANISATIONS DÉPARTEMENTALES.

La pratique de la lutte antituberculeuse a démontré au Comité national qu'il lui était impossible de se tenir directement en liaison avec chacun des organismes antituberculeux répartis sur tout le territoire, et que ces organismes avaient besoin d'avoir une direction commune, dont le siège ne fût pas trop éloigné ; cette double constatation a provoqué l'élaboration par le Comité national, de concert avec la Commission Rockefeller, d'un plan général d'*Organisation antituberculeuse départementale*.

Ses formules d'application, réalisées actuellement dans tous les départements français, à l'exception de huit d'entre eux, sont variées, mais elles sont toutes conformes à la législation antituberculeuse actuelle ; tantôt, et c'est le cas le plus fréquent, ce sont des associations privées en connexion avec les autorités officielles, tantôt ce sont des organismes relevant directement des administrations publiques, enfin, et c'est le cas le plus rare, elles se constituent en organismes publics, autonomes, ayant leur budget propre et jouissant de la personnalité civile.

En pratique, il n'existe que deux types d'organisation départementale, d'une part l'*Office public départemental d'hygiène sociale*, constitué suivant l'article 10 de la loi de 1916, et d'autre part, le *Comité départemental d'hygiène sociale et de préservation antituberculeuse*, fondé sous le régime de la loi sur les Associations du 1er juillet 1901 et avec le bénéfice de la loi sur les dispensaires du 15 août 1916.

(1) Ces pays sont les suivants : Argentine, Autriche, Belgique, Brésil, Canada, Chine, Danemark, Espagne, Esthonie, États-Unis d'Amérique, France, Grande-Bretagne, Grèce, Hongrie, Irlande, Italie, Lettonie, Luxembourg, Maroc, Monaco, Norvège, Nouvelle-Zélande, Pays-Bas, Pologne, Portugal, Roumanie, Royaume des Serbes, Croates et Slovènes, Suède, Suisse, Tchécoslovaquie, Vénézuéla.

L'Office départemental d'hygiène sociale est créé à la suite
d'une délibération du Conseil général ; il constitue un service
départemental sous la direction du préfet, et exerce son
action en collaboration avec les services publics d'hygiène et
d'assistance. Il **crée** les dispensaires ; il subventionne les
œuvres de préservation de l'enfance et les établissements
de cure, et travaille en collaboration avec les dispensaires
privés et les œuvres sociales privées qui veulent bien se
conformer aux règlements qu'il a adoptés.

Il peut être pourvu d'un Cconseil de surveillance qui peut
être composé, comme celui de la Seine, pour un tiers, de
représentants du Conseil général, pour un autre tiers, de
membres nommés par le préfet, et pour le dernier tiers
de membres appartenant à des collectivités s'intéressant
aux questions d'hygiène sociale et particulièrement à des
Syndicats médicaux.

Sa gestion est assurée par un directeur ou un secrétaire
général, dont les attributions sont fixées par un règlement
intérieur élaboré par le conseil de surveillance et ratifié par
le préfet.

Toutes les dépenses de premier établissement et de fonctionnement annuel sont à la charge du département, avec la
participation de l'État prévue par la loi. L'Office bénéficie
des subventions de l'État, des communes, des établissements
publics, d'associations privées, ou d'entreprises commerciales
ou industrielles. Au surplus, il n'est maître ni de son fonctionnement, ni de son budget, et dépend de l'administration
préfectorale qui approuve ses dépenses et nomme son personnel.

La Seine, la Seine-Inférieure, la Savoie, fonctionnent suivant ce type qui, avec quelques variantes dans le mode
d'application, a donné dans ces départements des résultats
satisfaisants.

Le *Comité départemental d'hygiène sociale et de lutte antituberculeuse* se propose les mêmes buts que l'Office public
d'hygiène sociale, mais il n'est pas sous la dépendance
directe de l'administration préfectorale, c'est une association
fondée sous le régime de la loi du 1er juillet 1901 ; toutefois,
il peut recevoir des subventions de l'État, du département
et des communes.

Au surplus, afin d'établir une coordination des efforts, il a été établi un projet de statuts de ce type d'association. Ce Comité fait appel à toutes les bonnes volontés, sans aucune distinction de partis, d'opinions ou de croyances ; il s'attache, tout d'abord, à assurer la création et le fonctionnement des dispensaires antituberculeux, puis il organise les diverses œuvres de placement, et enfin assure la surveillance et l'inspection du service des dispensaires et du travail des infirmières-visiteuses.

Il est affilié au Comité national afin de pouvoir plus aisément obtenir des subventions de l'État et recevoir une aide morale et technique. Il se compose de membres adhérents, titulaires, donateurs, bienfaiteurs et de membres d'honneur. Son conseil d'administration comprend des délégués de chacune des œuvres antituberculeuses du département, des membres élus par l'Assemblée générale et des membres représentant les Pouvoirs publics, les Services publics, les Syndicats médicaux, les collectivités intéressées (Croix-Rouges, Sociétés de secours mutuels, Associations de mutilés). Ce conseil élit parmi ses membres un bureau et une commission exécutive ; cette dernière a pour but d'étudier les questions avant de les soumettre au Conseil, d'assurer l'exécution des décisions prises et d'exercer un contrôle effectif sur toute l'organisation départementale.

Un règlement intérieur détaillé détermine les relations entre le Comité du département et les Comités locaux, organisés dans les sous-préfectures ou les agglomérations les plus importantes du département, et astreints à se conformer au règlement afin de pouvoir être affiliés au Comité départemental.

A côté de ces deux types d'organisations antituberculeuses existent des Associations de bienfaisance, telles que les trois sociétés de Croix-Rouge, qui, d'après la loi de 1916, peuvent bénéficier pour leurs organismes et particulièrement pour leurs dispensaires, de subventions des communes, des départements ou de l'État, sous la triple condition que leurs méthodes de travail soient conformes à celles formulées par la loi de 1916, qu'elles soient agréées par l'autorité préfectorale et qu'elles acceptent l'inspection du service départemental d'hygiène. Mais ces dispensaires privés ont tout intérêt à se mettre en liaison avec l'Office ou le Comité départemental, tout en gardant leur autonomie, afin d'en retirer d'importants avantages matériels et une aide morale précieuse.

Sur les 92 départements français, 9 n'ont pas d'organisation ; ce sont l'Ain, les Basses-Alpes l'Ardèche, la Corrèze, la Creuse, la Dordogne, le Gers, les Landes, et la Vendée. Les 83 départements organisés se répartissent en 21 Offices départementaux, 60 Associations de types variés, et 3 Dispensaires publics.

Si quelques-unes de ces organisations — une vingtaine environ — n'existent que nominalement et n'ont exercé qu'une action assez précaire, les autres sont déjà entrées dans la période des réalisations ; plus de quarante ont créé un armement presque complet et leurs efforts financiers et techniques méritent une mention toute particulière.

III. — LES DISPENSAIRES.

La fonction primordiale des organisations départementales de lutte antituberculeuse est la création de *Dispensaires*, organismes qui constituent le pivot de la lutte et qui, d'après la loi de 1916, sont spécialement chargés de faire l'éducation antituberculeuse, de donner des conseils de prophylaxie et d'hygiène, d'assurer et de faciliter aux malades l'admission dans les hôpitaux et les sanatoriums.

Leur circonscription doit être bien délimitée d'après le chiffre de la population et d'après les moyens de communication. Ils doivent être situés, autant que possible, au centre de leur circonscription, dans un endroit d'accès facile, afin que les consultants puissent s'y rendre sans fatigue.

L'organisation matérielle d'un dispensaire peut être réalisée d'une manière très simple dans des locaux déjà existants et suffisants pour le travail du médecin et pour celui des infirmières.

Une telle installation, si sommaire soit-elle, doit comprendre les pièces suivantes : une salle d'attente suffisamment vaste ; une pièce voisine de cette salle, destinée à l'infirmière pour ses interrogatoires et contenant le fichier ; un

cabinet de consultation médicale, clair, aéré et silencieux,
avec deux cabines de déshabillage individuelles, et enfin, s'il
est possible, une petite pièce bien éclairée, qui servira de
laboratoire pour l'examen des crachats ou, si l'examen est

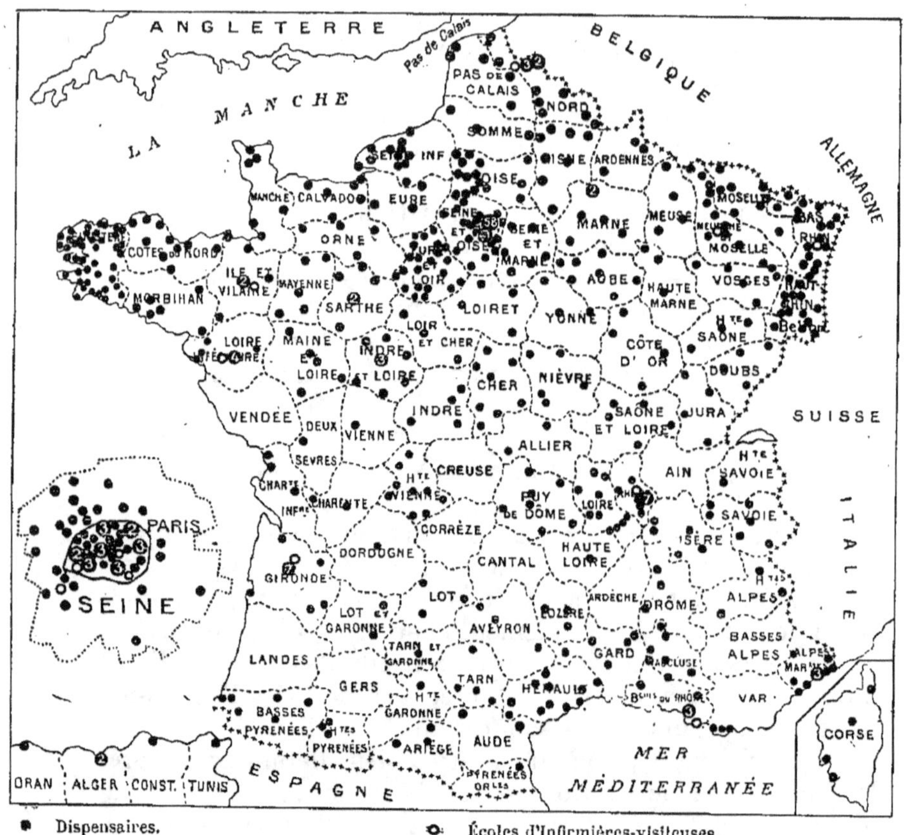

Fig. 1. — Carte des dispensaires et des écoles d'infirmières- vi si-
teuses (1).

fait dans un laboratoire central, pour l'expédition des expectorations. On pourra encore adjoindre à cette installation
un magasin pour le matériel de prophylaxie.

Ce dispositif très simple ne convient que pour des centres
de faible importance et il y aura lieu, suivant les cas, de

____

(1) Ces cartes et graphiques ont été établis par M. Moine, statisticien
du Comité national de défense contre la tuberculose.

faire pratiquer les examens radiologiques et rhino-laryngologiques au dispensaire ou au dehors.

Mais, dans les villes, il y a intérêt à adopter la formule des
grands dispensaires bien organisés et se suffisant à eux-

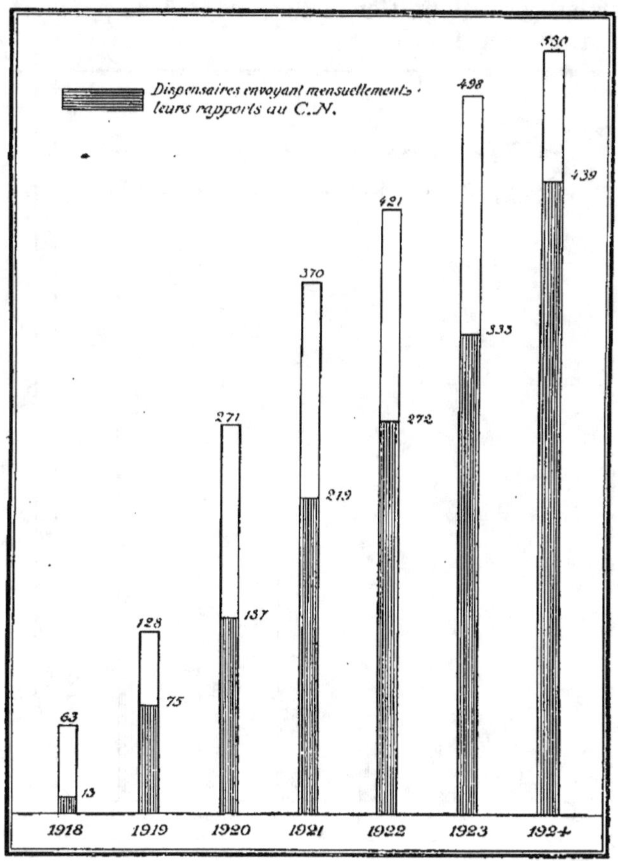

Fig. 2. — Nombre de dispensaires créés pendant la période comprise
entre 1918 et 1924.

mêmes, comprenant, au rez-de-chaussée, une grande salle
d'attente de 50 à 60 places, deux petites pièces pour les
interrogatoires, une salle pour le fichier, deux cabinets de
consultation avec déshabilloirs, un vestiaire pour les médecins, et au premier étage le cabinet de la visiteuse-chef, le
vestiaire des infirmières, un magasin de literie, une salle de
radiologie, une salle d'examens rhino-laryngologiques et

enfin un laboratoire auquel on pourrait adjoindre un cabinet photographique pour le développement des radiographies.

En règle générale, il n'y a pas lieu de faire des constructions neuves, l'adaptation de locaux anciens pouvant suffire dans la plupart des cas.

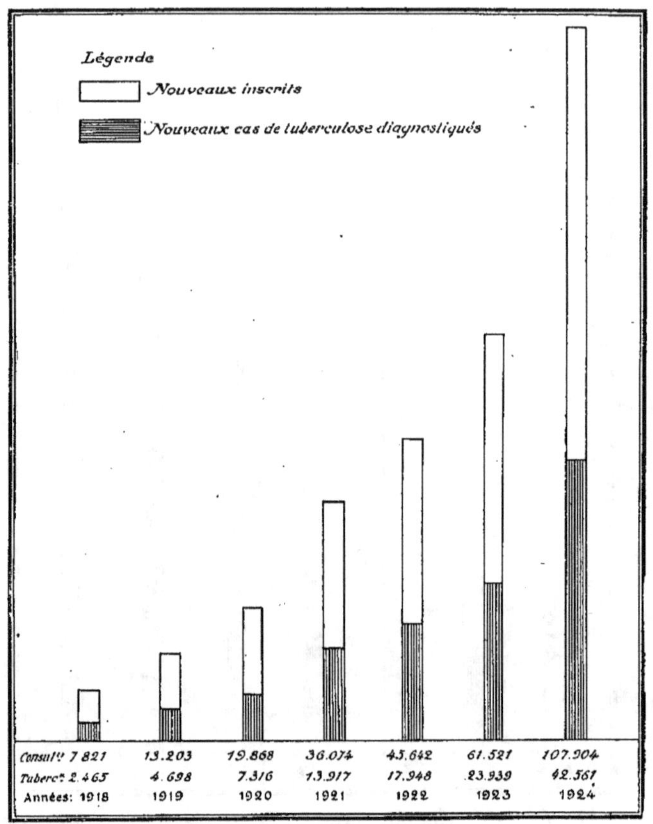

Fig. 3. — Rendement médical annuel des dispensaires au cours des sept dernières années.

Les dépenses à envisager pour un dispensaire, avec un seul médecin et une seule visiteuse, comprennent les frais de premier établissement et les frais de fonctionnement.

Dans les frais de premier établissement entrent la construction ou l'adaptation d'un immeuble, l'aménagement général, l'ameublement et l'installation technique. Pour couvrir ces dépenses extraordinaires, qui varient entre 30 000 et 50 000 francs, une subvention peut être obtenue du ministère de l'Hygiène.

Les frais de fonctionnement, comprenant les honoraires du médecin, le traitement de la visiteuse, les frais de déplacement, les secours prophylactiques, le loyer, le chauffage et l'éclairage, s'élèvent à 15 000 ou 20 000 francs ; ils ne sont qu'en partie couverts par le ministère de l'Hygiène, sur le crédit alloué à cet effet dans le budget général de l'État et qui actuellement est de 7 millions. Cette somme est répartie, d'après les propositions d'une Commission basées sur la marche des dispensaires dans chaque département, d'après leur rendement et le nombre des infirmières-visiteuses.

En outre, pour les nouvelles créations, le Comité national accorde le traitement de la visiteuse pendant la première année de fonctionnement.

Auprès de chaque dispensaire est constitué, autant qu'il est possible, un Comité local plus spécialement chargé de l'assistance. Le budget de fonctionnement d'un dispensaire comprendra d'une part les frais médico-techniques, à la charge du Comité départemental, aidé par les subventions de l'État, du département et des collectivités intéressées, et d'autre part les frais d'assistance qui incombent aux communes et aux comités locaux.

Le fonctionnement technique d'un dispensaire est conditionné par le travail du médecin et par celui de l'infirmière-visiteuse.

Le travail du médecin consiste à établir la forme de tuberculose dont sont atteints les malades pris en charge par le dispensaire, à déterminer l'opportunité des placements, et à formuler les mesures de prophylaxie nécessaires, individuelles et familiales. Toutes ces notions ont pour base un examen clinique complet, auquel sont ajoutés la bactérioscopie des crachats, l'examen radiologique et, s'il y a lieu, la cuti-réaction et l'examen rhino-laryngologique. Les résultats de ces divers examens sont notés sur des fiches imprimées, de couleurs différentes, logées dans des pochettes individuelles ou familiales que l'infirmière classe dans un meuble-fichier. Le Comité national a créé, pour chacune de ces fiches, un modèle-type, dont l'emploi, d'ailleurs actuellement adopté par la presque totalité des dispensaires, facilite la bonne liaison des diverses organisations départementales (1).

Afin que le travail du dispensaire soit fécond, il est néces-

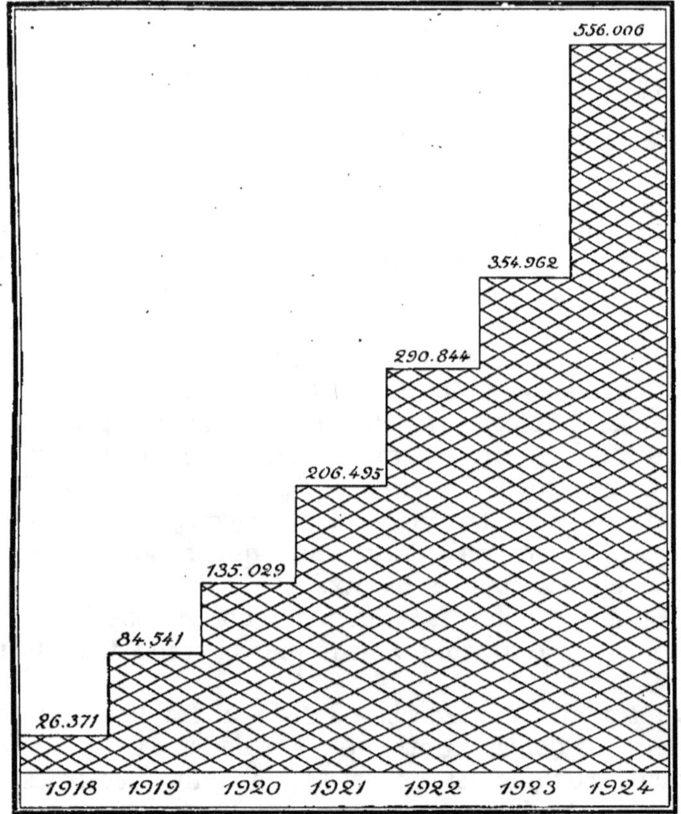

Fig. 4. — Nombre de consultations médicales données au cours des années 1918 à 1924.

saire que le service médical soit assuré par un médecin

(1) Pour la nomenclature et l'emploi des fiches et des différents registres des dispensaires, voir: Georges GUINON, Le travail intérieur et la statistique des dispensaires de l'Office public d'hygiène sociale de la Seine (*Bull. du Comité de défense contre la tuberculose*, 1922, mai-juin, p. 129, et juillet-août, p. 193).

familiarisé avec la pratique médico-sociale de la lutte antituberculeuse. Les médecins sont nommés par les organisations départementales, qu'il s'agisse de médecins locaux
exerçant en clientèle ou bien de médecins spécialisés ne

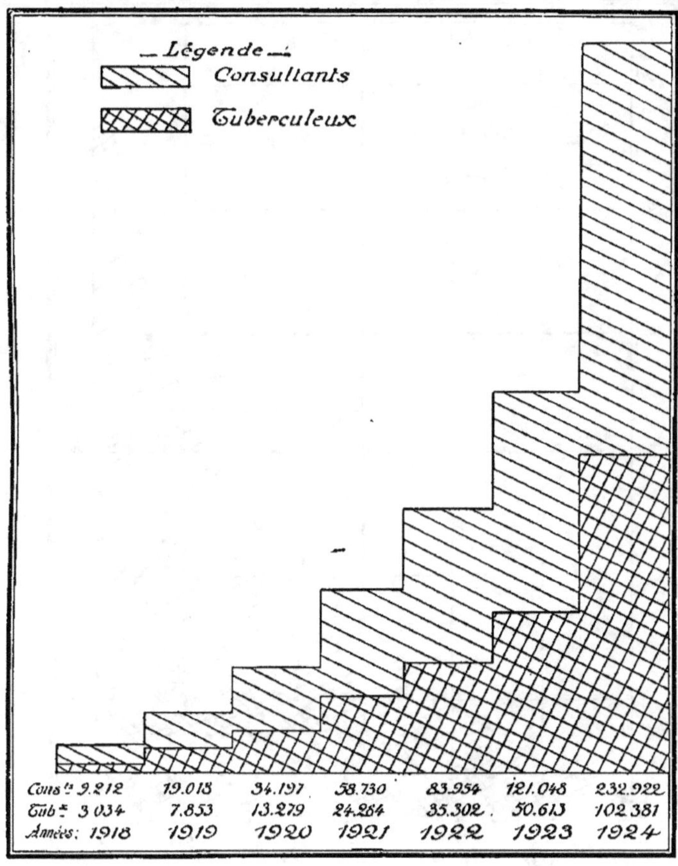

Fig. 5. — Nombre total des consultants et des tuberculeux suivis dans
les dispensaires pendant les sept dernières années.

faisant pas de clientèle ; leur situation, dans ce dernier cas,
est définie par un statut approuvé par le Conseil de direction
du Comité national (1).

(1) Statut des médecins spécialisés de dispensaires antituberculeux
(*Revue de Phtisiologie*, n° 3, mai-juin 1925, p. 203).

L'expérience a définitivement condamné le système du roulement, c'est-à-dire consistant en ce que tous les médecins locaux viennent, à tour de rôle, assurer le service.

Le médecin doit travailler avec la collaboration des

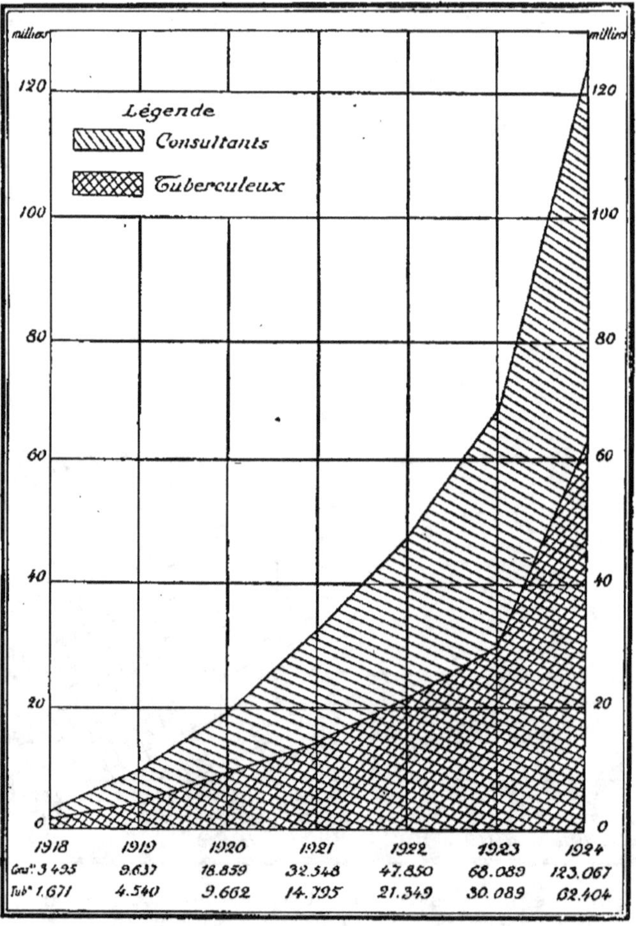

Fig. 6. — Consultants et tuberculeux restant inscrits à la fin de chaque année, dans les dispensaires, de 1918 à 1924.

médecins du pays ; il leur communique, à l'aide d'une fiche de liaison confidentielle, le résultat de l'examen des malades qu'ils lui adressent au dispensaire, et il engage les malades venus spontanément à choisir un médecin avec lequel il se mettra en relation.

Actuellement le nombre des médecins spécialisés chargés

du service de dispensaires est de 42, répartis dans 24 départements ; cette formule du médecin spécialisé ne faisant
pas de clientèle, et d'accord avec le syndicat local, est la

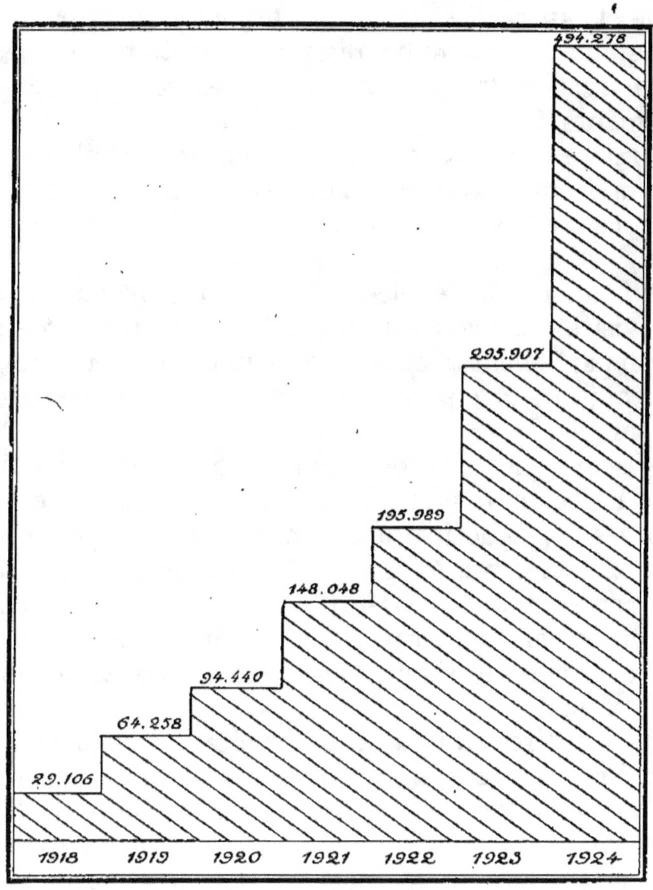

Fig. 7. — Nombre de visites faites au domicile des consultants de
1918 à 1924.

plus recommandable, car elle assure un service stable et
compétent.

Le médecin-chef peut être assisté d'un ou plusieurs
médecins adjoints ou suppléants, suivant l'importance du
dispensaire.

L'action de l'infirmière-visiteuse dans les dispensaires est indispensable ; placée sous l'autorité directe du médecin, elle travaille avec lui en étroite collaboration.

Au dispensaire, elle procède aux interrogatoires, prépare les consultations, tient les registres administratifs et classe les fiches ; au domicile du malade, elle a le rôle de monitrice d'hygiène et fait réaliser toutes les mesures utiles pour éviter la contagion ; elle remplit aussi les fonctions d'assistance sociale en faisant les démarches nécessaires pour effectuer les placements.

L'infirmière-visiteuse distribue dans les familles visitées les secours, le plus souvent en nature, attribués par la Commission locale d'assistance, d'accord avec le médecin du dispensaire.

Des infirmières bénévoles peuvent être adjointes à l'infirmière-visiteuse, mais leur concours doit être agréé par le Comité départemental et le médecin du dispensaire ; elles doivent toujours être sous les ordres de la visiteuse diplômée professionnelle.

Dans les agglomérations importantes, une infirmière-visiteuse inspectrice surveillera le travail des visiteuses, en accord avec le médecin du dispensaire. Il est procédé à la nomination des infirmières et à l'établissement de leur traitement, conformément au statut qui les concerne (1).

Le recrutement se fait parmi les infirmières diplômées sorties de l'École du Comité national ou des Ecoles de province agréées.

Les dispensaires antituberculeux étaient bien peu nombreux en France avant la Guerre ; en 1913, on en comptait 46, répartis dans 15 départements, et encore la plupart n'étaient que des centres de consultations et de distribution de médicaments ; aujourd'hui 550 dispensaires existent dans notre pays, avec 600 infirmières-visiteuses professionnelles et diplômées. Tous nos départements possèdent un ou plusieurs de ces importants organismes de lutte antituberculeuse, à l'exception de 8 d'entre eux. Plus de 120 000 malades y sont actuellement inscrits, dont 60 000 tuberculeux de toutes formes et 25 000 tuberculeux bacillifères.

(1) Statut des infirmières-visiteuses de dispensaires antituberculeux (*Revue de Phtisiologie*, n° 3, mai-juin 1925, p. 207).

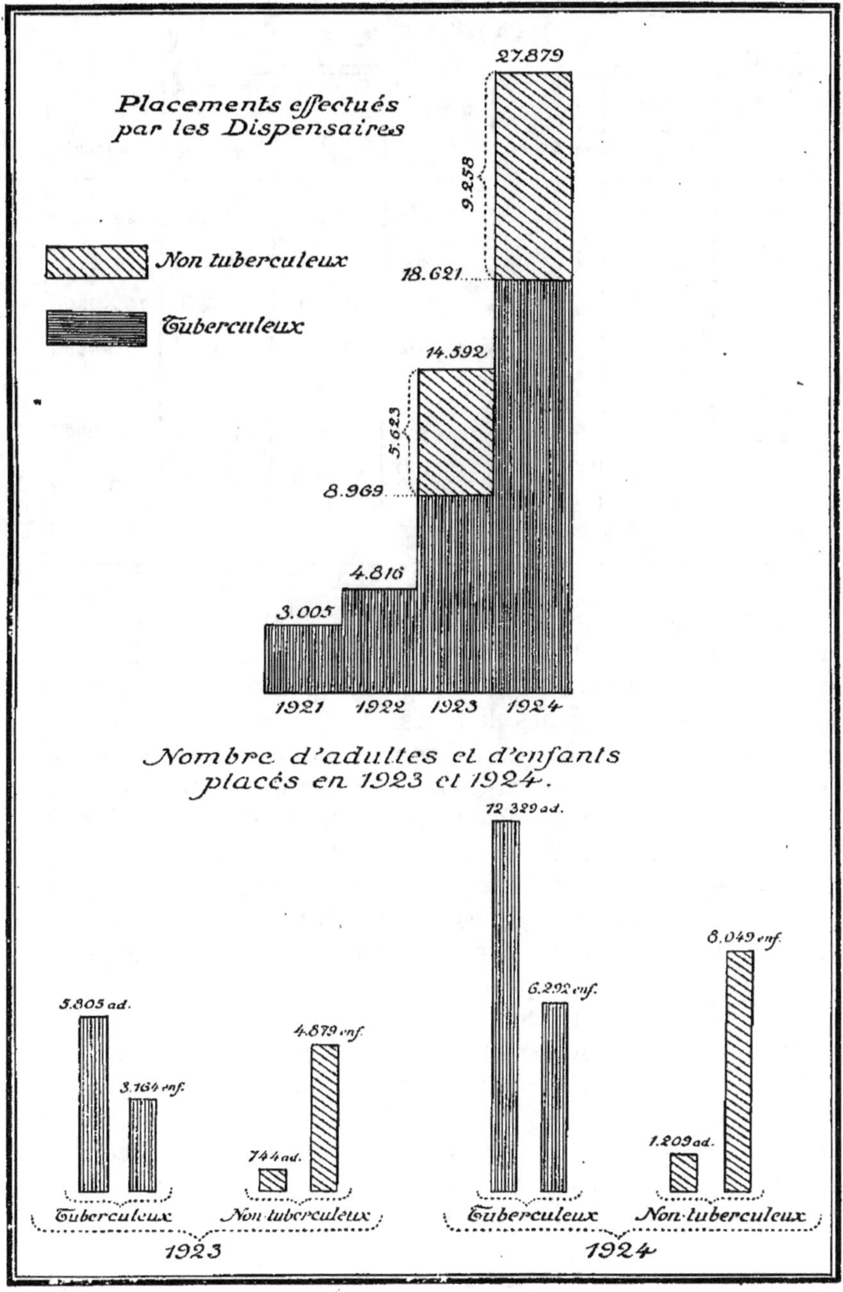

Fig. 8. — Placements effectués par des dispensaires.

TABLEAU INDIQUANT LE DÉVELOPPEMENT DES DISPENSAIRES
DE 1918 A 1924.

ANNÉES	NOMBRE de départements	NOMBRE de dispensaires	NOUVELLES admissions	NOUVEAUX cas de tuberculose diagnostiqués	NOMBRE de consultations gratuites	NOMBRE de visites à domicile
1918	6	13	7.821	2.465	29.106	26.371
1919	18	75	13.203	4.698	64.258	84.541
1920	34	137	19.868	7.316	94.440	135.029
1921	56	219	36.074	13.917	148.048	206.495
1922	59	272	45.642	17.948	195.989	290.844
1923	64	333	61.521	32.939	295.907	354.962
1924	69 (1)	436	107.904	42.561	494.278	556.006

(1) Plus les trois départements algériens.

Au point de vue du fonctionnement (2), si l'on songe à
la rapidité avec laquelle cette organisation a été établie sur
le territoire, depuis la Guerre, on comprend qu'il ait com-
porté souvent certaines lacunes. Les fiches médicales et
sociales n'ont pas toujours été remplies avec l'exactitude qui
conviendrait, les signes stéthacoustiques n'ont pas toujours
été explicitement notés ; souvent le diagnostic n'est définitivement établi qu'après une période d'observation trop
prolongée, et pendant de trop nombreux mois le dispensaire
prend en charge des malades qui ne sont pas de son ressort.
Dans d'autres cas, les examens bactériologiques, laryngologiques et radioscopiques sont encore trop rarement pratiqués, soit par suite de l'insuffisance du matériel, soit par
suite du manque de personnel compétent. Le budget d'assistance est parfois beaucoup trop élevé et des sommes
importantes sont utilisées en distribution de secours et de
médicaments qui seraient beaucoup mieux employées comme
ressources de placement. Mais ces imperfections tendent
à diminuer ; car si actuellement le nombre des dispensaires

(2) Georges GUINON, Fonctionnement des dispensaires de la Seine
(*Bulletin du Comité national*, n° 3, mai-juin 1921, p. 100).

augmente peu, en revanche leur travail médico-social s'améliore de jour en jour ; c'est ainsi que l'on constate une notable diminution du chiffre des budgets d'assistance et une meilleure utilisation des fonds, particulièrement en faveur des placements d'enfants.

IV. — LES ÉCOLES D'INFIRMIÈRES-VISITEUSES.

Les infirmières-visiteuses sont formées dans 14 écoles, à Lille, Nantes, Nancy, Bordeaux, Marseille, Lyon, Rennes Toulouse, Strasbourg et Paris. Toutes ces écoles ont adopté le programme d'enseignement élaboré par le Comité national ; il comprend un enseignement théorique de tuberculose, d'hygiène générale et infantile, de législation sociale et d'assistance publique et privée, et un enseignement pratique qui est donné sous forme de stages dans les hôpitaux et les dispensaires.

La durée des études a été fixée à onze mois pour les infirmières déjà pourvues d'une bonne instruction professionnelle ; les élèves non infirmières sont astreintes à un enseignement de deux ans.

Chaque école doit s'adjoindre un internat ; cette organisation est en effet absolument nécessaire afin d'assurer aux élèves une vie matérielle plus facile et de leur éviter les inconvénients de l'isolement dans les grandes villes.

A la fin de leurs études, elles doivent obtenir le diplôme d'État d'infirmières-visiteuses d'hygiène sociale, pour être nommées infirmières de dispensaires. Après un stage de six mois, elles sont titularisées, sur la proposition de leur médecin-chef.

Leur rôle, leurs obligations et leurs droits ont été stipulés dans un statut (1) les concernant, qui a été approuvé par le Comité national.

Une Société de prévoyance garantit aux infirmières qui y adhèrent une indemnité en cas de maladie et une pension-retraite à partir de cinquante-cinq ans d'âge.

L'École du Comité national peut recevoir 67 élèves

---

(1) Statut des infirmières-visiteuses de dispensaires antituberculeux *Revue de Phtisiologie*, n° 3, mai-juin 1925, p. 207).

internes ; depuis sa création, elle a reçu 773 élèves dont 482 ont été diplômées, et sur ce nombre, 361 sont actuellement en service dans les dispensaires, dans les œuvres privées, ou dans les hôpitaux comme assistantes sociales.

Les infirmières sont recrutées parmi les jeunes filles ayant reçu une bonne culture générale, et leur développement intellectuel et moral doit être en rapport avec l'œuvre d'éducation qu'elles ont à remplir. Acceptées au début avec une certaine réserve, non seulement par les familles auxquelles elles portaient assistance, mais même quelquefois par les médecins qu'elles secondaient pourtant dans leur tâche, elles ont rapidement gagné la confiance de tous, grâce à leur tact, leur dévouement et leur compétence ; et on peut bien dire que de tous les rouages de l'armement antituberculeux, c'est celui des infirmières-visiteuses qui a donné lieu au minimum de critiques.

Un bureau des infirmières-visiteuses a été organisé auprès du Comité national, il s'efforce de faire la liaison entre les visiteuses et les comités. Il a constitué un fichier de toutes les infirmières diplômées, en fonctions dans les dispensaires. Ce fichier comporte en outre une documentation statistique relative à tous les postes assurés par des visiteuses et peut être mis à la disposition des Comités, des écoles et des infirmières, afin de se renseigner sur les disponibilités en visiteuses et sur les postes vacants.

V. — Les œuvres de préservation de l'enfance.

La préservation de l'enfant est à la base de toute lutte antituberculeuse ; l'enfant, en effet, étant plus exposé à la contagion, doit être davantage protégé. Dans bien des cas, il est impossible d'établir une barrière autour du cracheur de bacilles, mais on peut éloigner l'enfant et le mettre dans les conditions les plus favorables pour échapper à la maladie. S'il est encore sain, il sera placé dans un milieu sain, c'est le *placement familial*. Si la contamination qu'il a déjà subie se manifeste par des troubles de la santé et s'il n'est pas contagieux, il sera placé dans un *préventorium*.

PLACEMENT FAMILIAL. — Il varie dans son application

suivant qu'il s'agit de la première ou de la seconde enfance.

Pour la seconde enfance, il a été réalisé par l'admirable institution de l'Œuvre Grancher qui fonctionne depuis plus de vingt ans avec des résultats qui ont dépassé toutes les espérances. Les enfants encore sains, de trois à douze ans,

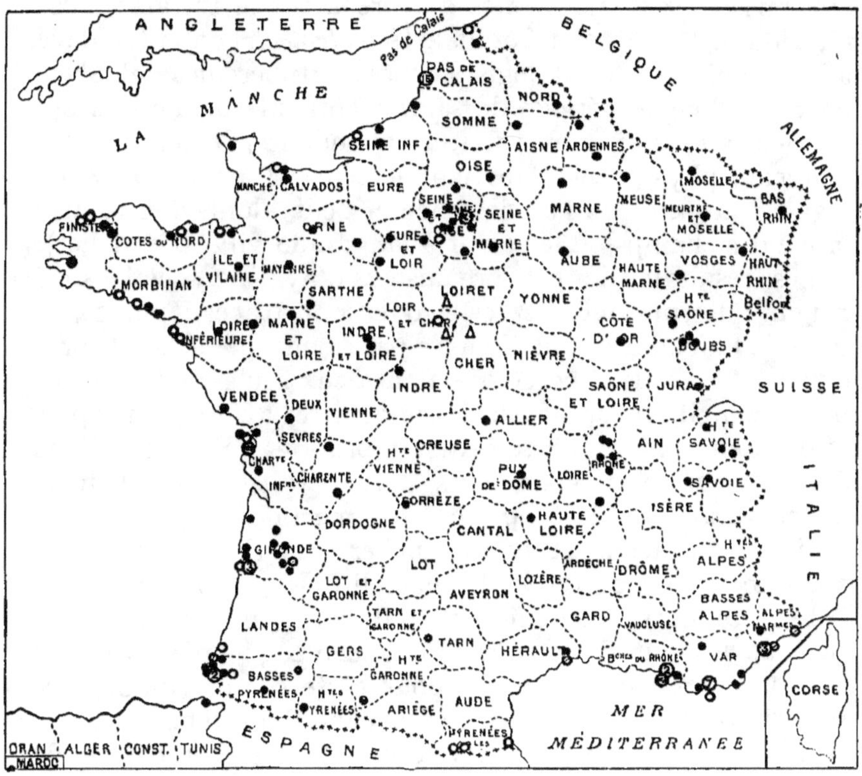

●   Préventoriums.

○   Sanatoriums maritimes et établissements héliothérapiques.

△   Centres de placement familial.

Fig. 9. — Carte des préventoriums, sanatoriums maritimes, établissements héliothérapiques et centres de placement familial.

sont soustraits au contact de leurs parents tuberculeux et placés par les soins de l'Œuvre dans des familles de paysans également saines, où ils se trouvent sous la surveillance de dévoués médecins de campagne. Ils restent dans leur placement jusqu'à la fin de l'âge scolaire et souvent plus, car beaucoup se fixent à la campagne et font souche de paysans

Cette sélection de la graine encore saine de la race humaine réalise la formule de Pasteur appliquée à la sériciculture. Elle est pour l'enfant la meilleure que l'on puisse opposer à l'envahissement du fléau tuberculeux ; car, *médicalement*, elle donne une solution complète et radicale en supprimant toutes les causes de la tuberculose : causes lointaines, le taudis et la misère des grandes villes qui préparent le terrain ; cause immédiate, la contagion familiale ; *socialement*, l'enfant, enlevé à la promiscuité d'un logis infecté de tuberculose et placé pour une longue période de sa vie dans une bonne maison, en plein air, avec une nourriture abondante, devient un être nouveau, physiquement et moralement. Il arrive plein de vigueur au seuil de l'adolescence et peut alors choisir entre la vie des champs ou le retour à la grande ville (Grancher).

Les résultats de cet organisme d'hygiène sociale sont magnifiques, puisque chez les 2 500 enfants placés depuis 1903, date de la fondation de l'œuvre parisienne, il ne s'est produit que 7 cas de tuberculose, **dont deux** seulement mortels, par méningite tuberculeuse, les cinq autres ayant guéri après séjour dans des établissements appropriés. Si ces enfants étaient restés auprès de leurs parents tuberculeux, la morbidité aurait été de 60 p. 100 et la mortalité de 40 p. 100 ; au lieu que, grâce à l'Œuvre Grancher, la morbidité se trouve abaissée à 0,03 p. 100 et la mortalité à 0,01 p. 100.

Les résultats économiques sont tout aussi importants, puisque le coût d'un enfant à la campagne n'atteint pas 1 500 francs par an et que pour cette somme, renouvelée plusieurs années, on peut sauver un capital social humain considérable. Ces résultats doivent encourager, dans chacun de nos départements, la création de filiales de l'Œuvre en liaison avec les dispensaires ; déjà 32 de ces filiales ont été créées

Certaines organisations départementales, possédant d'importantes ressources financières, ont préféré créer elles-mêmes un centre de placement ; c'est ainsi que l'Office public d'hygiène sociale de la Seine a organisé dans les Basses-Pyrénées le centre d'Orthez, où il a déjà placé plus de 2 000 enfants ; ce centre est complété par la création d'un dispensaire central, où tous les enfants placés sont amenés périodiquement, examinés par un médecin, pesés et mesurés ; ainsi est réalisée la formule-type du *placement familial surveillé*.

On ne s'était préoccupé que de la seconde enfance, jusqu'à ce que l'un de nous avec Robert Debré (1) ait montré la nécessité et la possibilité d'étendre le bénéfice du placement familial à la première enfance et ait formulé les règles de ce placement qui présente des particularités d'application plus difficiles. Pour les nourrissons, la surveillance doit être plus attentive, l'alimentation contrôlée, le foyer de placement peu étendu ; au centre de ce placement doit se trouver un petit dispensaire, pourvu d'une infirmière-visiteuse placée sous le contrôle d'un médecin, avec infirmerie, salle de consultation et biberonnerie. L'infirmière-visiteuse est chargée de préparer le lait et de le distribuer aux nourrices, elle surveille les enfants au point de vue de leur alimentation ; et ceux-ci sont amenés périodiquement à la consultation du médecin, et gardés en observation, s'il y a lieu, à l'infirmerie du centre de placement.

La prophylaxie chez ces nourrissons est effectuée suivant deux modalités. Quand la femme tuberculeuse a pu être suivie pendant la gestation, grâce aux connexions établies entre un service hospitalier de tuberculeux et des services de maternité, l'enfant est dans ce cas séparé de sa mère dès la naissance et, après deux à quatre semaines d'observation, envoyé en placement. Cette *prophylaxie anté-natale* est de réalisation simple et les résultats en sont particulièrement favorables, puisque le nourrisson n'a subi aucun contact infectant. Malheureusement, trop souvent, l'enfant issu de parents tuberculeux ne peut être dépisté que lorsqu'il a déjà subi, depuis sa naissance, un certain degré de contamination familiale. Il ne peut être admis en placement qu'après une période d'observation plus ou moins prolongée dans une *Crèche de prévention antituberculeuse*, dont celle qui fonctionne actuellement à l'hôpital Laënnec peut servir de type.

La mère tuberculeuse y est hospitalisée ainsi que son enfant dans des locaux séparés ; un diagnostic précis est établi pour l'un et l'autre, en utilisant les méthodes habituelles d'examen clinique, radiologique et biologique, et

(1) Léon BERNARD et Robert DEBRÉ, Les modes d'infection et de préservation de la tuberculose chez les enfants du premier âge (*Académie de médecine*, 5 octobre 1920).

particulièrement, pour le nourrisson, les cuti-réactions pratiquées en série pendant plusieurs semaines. Suivant qu'aura été reconnue chez l'enfant une infection bénigne ou grave, stabilisée ou évolutive, on conclura soit à son admission en placement, soit à son maintien à la crèche.

Cette *prophylaxie post-natale* est de réalisation plus délicate; cependant il importe de l'effectuer, car nombreux sont les enfants légèrement contaminés, à cuti-réaction positive, qui, après leur placement, sont devenus aussi robustes que des enfants sains.

C'est pour réaliser ce mode de placement de nourrissons issus de parents tuberculeux, qu'a été fondée, par Mme Arnold Seligmann, à l'instigation de MM. Léon Bernard et Robert Debré, l'œuvre du *Placement familial des Tout-Petits*. Cette œuvre a reçu depuis sa création, dans ses centres de placement du Loir-et-Cher, du Loiret et du Cher, 439 nourrissons ; le taux de la mortalité totale a été de 4,45 p. 100 en 1922, de 3,8 p. 100 en 1923, et de 5,7 p. 100 en 1924, alors que la mortalité des nourrissons restant en contact avec leurs parents tuberculeux oscille autour de 90 p. 100. Ces excellents résultats ont encouragé certaines organisations départementales, et particulièrement celles de Seine-et-Oise, du Cher, du Loiret et de la Nièvre, à confier leurs enfants à cette œuvre.

PLACEMENT COLLECTIF. — Nous devons mentionner, à côté des centres de placement familial, les établissements de *placement collectif*, qui s'adressent, eux aussi, aux enfants sains, exposés à la contagion. Ce mode de placement présente entre autres inconvénients ceux d'être beaucoup plus coûteux que le placement individuel et de ne pas favoriser le retour à la terre; c'est pourquoi ils ne sont utilisés qu'exceptionnellement et ils ne doivent figurer qu'en seconde ligne dans le plan d'organisation de la préservation de l'enfant sain. Il est préférable, lorsque le placement individuel n'est pas réalisable, de placer les enfants sains en contact dans une École de plein air-internat, formule qu'a adoptée avec d'excellents résultats le Comité antituberculeux du Finistère.

PRÉVENTORIUMS. — Les préventoriums, suivant la définition adoptée par la Commission permanente de préservation contre la tuberculose sur la proposition de M. Léon Bernard, sont des établissements situés à la campagne, où des enfants, le plus souvent exposés à la contagion familiale, non fébricitant , non contagieux, atteints des formes initiales, latentes et curables de tuberculose; extra-pulmonaires, sont soumis, en régime d'internat, à une hygiène spéciale, constituée par une alimentation surveillée, une aération continue et une association de repos et d'entraînement physique et intellectuel, respectivement dosés par la collaboration d'un médecin et d'un pédagogue.

Comme l'indique cette définition, les préventoriums sont de véritables sanatoriums d'enfants, par leur destination à des malades atteints de formes curables, mais ils s'en différencient par la catégorie de cas auxquels ils sont réservés : ils ne reçoivent pas de tuberculeux pulmonaires, mais des sujets présentant une forme bénigne de la maladie, constituée particulièrement par des adénopathies petites et inactives, souvent trachéo-bronchiques, et ceux atteints de lésions occultes, chez lesquels on constate un teint pâle, de l'instabilité thermique et pondérale, de l'insuffisance du périmètre thoracique, de l'anorexie, et un état de chétivisme qui les prédispose aux surinfections bacillaires. Ce sont ces sujets que l'on dénommait autrefois « prétuberculeux », terminologie erronée, puisque ce sont des porteurs d'une lésion tuberculeuse latente. Mais d'autre part ils ne peuvent être rangés dans la catégorie des tuberculeux avérés, en raison du peu de gravité de leur état, de l'absence de signes évolutifs et du pronostic bénin de leur lésion.

Le diagnostic de ces cas est parfois difficile, mais il doit être établi avec la plus grande précision, si l'on veut réaliser une action sociale efficace. Il s'appuie sur la cuti-réaction, l'examen radiologique, les signes stéthacoustiques et les symptômes généraux, dus à l'infection, et qui étaient autrefois attribués au terrain. La décision ne peut être immédiate dans la plupart des cas, et c'est après avoir plusieurs fois examiné le malade et son dossier médico-social qu'on arrive à formuler un avis judicieux de placement.

Chaque département doit posséder un ou plusieurs préventoriums, qui peuvent d'ailleurs être organisés à peu de frais, sans constructions nouvelles, car ils ne réclament que

des aménagements modestes. On compte actuellement
110 de ces établissements, comprenant au total 8 400 lits.

Au point de vue de leur organisation et de leur fonctionnement, ils se différencient nettement de l'*Ecole de plein air-
internat*, située hors des villes, dans de bonnes conditions
d'exposition et réservée à des enfants non tuberculeux, le
plus souvent exposés à la contagion familiale et qui suivent,
sous contrôle médical, un régime scolaire et hygiénique
spécial. Celle-ci est un établissement scolaire pour enfants
sains, dirigé par un pédagogue ; celui-là est un établissement
médical pour enfants malades, dirigé par un médecin.

Pour justifier chez un enfant la cure préventoriale, il ne
suffit donc pas qu'il soit exposé à la contagion familiale, il
faut qu'il ait déjà subi une atteinte de l'infection bacillaire,
cliniquement décelable. S'il est reconnu sain, il sera envoyé
en placement familial et l'on réserve ainsi les places de préventorium aux sujets qui ont besoin de soins spéciaux et
d'une surveillance médicale constante.

On ne confondra pas non plus les préventoriums avec les
établissements de *placement collectif* dont nous avons donné
plus haut les caractéristiques.

Ces discriminations sont importantes à établir, en raison
du projet de loi déposé sur le bureau de la Chambre, qui
propose d'étendre aux préventoriums les dispositions budgétaires établies pour les sanatoriums par la loi Honnorat.
Actuellement, ils ne peuvent, en effet, bénéficier, au point
de vue de leur budget, pour leurs frais de premier établissement, que de subventions provenant de la répartition du
produit des Cercles. Mais de leur assimilation légale aux sanatoriums il résultera que les frais de leur création pourront
être couverts par une subvention de l'État et que ce dernier
participera aux frais de journée. Aux termes de ce projet
législatif, devront être admis dans les préventoriums, par
priorité, les enfants vivant en contact de cohabitation avec
des tuberculeux et présentant les états pathologiques ci-
dessus énumérés, puis ceux sans contact de cohabitation,
mais porteurs de lésions tuberculeuses justiciables de la
cure préventoriale.

Dans ces établissements, les enfants mènent la vie au
grand air, couchent dans de vastes dortoirs aux fenêtres

largement ouvertes nuit et jour, prennent un bain-douche quotidien, alternent les jeux éducatifs et les exercices physiques avec un travail scolaire de quelques heures, précédé chaque jour d'une sieste post-prandiale ; ils sont soumis à une surveillance médicale constante ; sur une fiche individuelle sont enregistrés périodiquement les résultats des examens sthéthacoustiques et radiologiques, la taille, le poids et le périmètre thoracique, dont l'étude comparative permet de prendre toute décision utile. Cette décision consistera suivant les cas dans le placement familial, l'envoi dans un établissement hospitalier médical ou chirurgical, dans un sanatorium maritime, le retour du malade dans sa famille, ou son maintien au préventorium.

On doit introduire dans l'emploi du temps quelques heures de travaux ménagers pour les filles et de travaux horticoles ou agricoles pour les garçons. Il convient de prévoir, en effet, diverses variétés de préventoriums dont l'organisation et le fonctionnement sont conditionnés par l'âge des sujets qui y séjournent, les uns étant destinés aux nourrissons, les autres à la première enfance — préventoriums maternels, — d'autres à la seconde enfance — préventoriums scolaires et professionnels. On peut enfin prévoir des préventoriums d'adultes, pour l'un et l'autre sexe, véritables « maisons de convalescence prolongée », suivant la dénomination de Sergent, où tout sujet convalescent ou guéri d'un incident pathologique pulmonaire pourrait être surveillé jusqu'à guérison complète et réentraîné, sous contrôle médical, à l'existence normale.

ABRIS TEMPORAIRES. — Lorsqu'un enfant, vivant en contact de cohabitation avec un tuberculeux, a été désigné par le médecin pour entrer dans un établissement approprié à son état — préventorium, placement familial, sanatorium maritime, — de multiples causes s'opposent à ce que ce placement puisse être immédiat, dont les principales sont l'établissement du dossier, la contre-visite de l'enfant, la périodicité des convois et l'encombrement des établissements. Pendant plusieurs semaines cet enfant va donc rester exposé à la contagion. C'est pour éviter ce dangereux contact, qu'ont été créés les *Abris temporaires*, établissements qui recueillent immédiatement, sur simple demande des médecins de dispensaires, les enfants en contact, et où ils sont gardés jus-

qu'à leur départ pour l'œuvre de préservation ou de cure qui
leur convient. Pendant leur séjour dans les abris temporaires, ils sont l'objet d'une surveillance attentive : leur rhino-
pharynx et leur cuir chevelu sont examinés, leur température est prise ; s'il y a lieu, des vaccinations sont pratiquées ; grâce à ces mesures, se trouvent sensiblement dimi-
nuées les épidémies dans les établissements où ces enfants
sont ultérieurement envoyés.

A Paris, trois œuvres ont été créées d'après ce type, qui
rendent de grands service. : les Maisons maternelles
de la rue Manin et de l'avenue de Montsouris, l'Asile temporaire d'enfants de la rue de Gergovie, qui dépend de
l'Œuvre de la Chaussée du Maine, et l'Abri temporaire de
la rue Jacquier.

VI. — LES SANATORIUMS DE CURE.

On comprend, sous la dénomination de *Sanatoriums de
cure*, des établissements fermés, situés hors des villes,
dans des conditions climatiques favorables, soit en plaine,
soit en montagne, où est pratiqué le traitement hygiéno-
diététique avec surveillance et soins médicaux continus, et
où ne sont reçus que des malades curables ou nettement
améliorables.

La loi Honnorat du 7 septembre 1919 formule les conditions de création et de fonctionnement de ces établissements
et impose l'obligation pour les départements de faire entrer
dans un sanatorium les tuberculeux indigents et curables.
Les lourdes charges qu'exigent la création et le fonctionnement d'un sanatorium, particulièrement à l'heure actuelle,
ont. retardé les réalisations et favorisé la formule du sanatorium interdépartemental, commun à plusieurs départements et géré par celui qui le possède sur son territoire.
D'autres fois, quand le Comité départemental ne dispose que
d'un budget peu élevé, il peut passer, avec un ou plusieurs
sanatoriums, des contrats lui assurant pour une somme
déterminée un certain nombre de lits pour les malades de
ses dispensaires.

Le décret du 10 août 1920 prévoit que, seuls les tuberculeux susceptibles d'être soignés utilement doivent être

désignés par les dispensaires pour la cure sanatoriale ; l'expérience montre en effet que tout établissement recevant des malades qui ne sont pas judicieusement choisis ne peut donner un bon rendement.

Si on examine la situation des sanatoriums en France

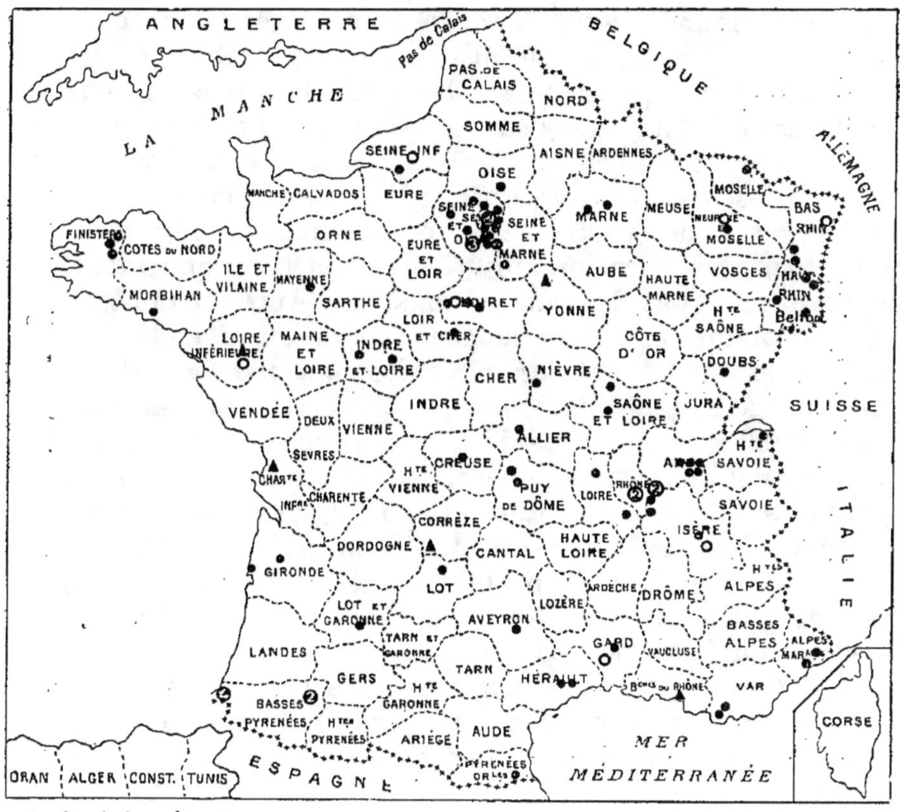

•   Sanatoriums de cure.
○   Hôpitaux-Sanatoriums.
▲   Écoles de rééducation professionnelle.

Fig. 10. — Carte des sanatoriums de cure, hôpitaux-sanatoriums et écoles de rééducation professionnelle.

à la veille de la Guerre, on constate qu'elle n'était pas plus satisfaisante que celle des dispensaires. On en comptait une douzaine comportant environ 1 200 lits pour tuberculeux pulmonaires adultes. Au cours de la Guerre ont été créées des stations sanitaires, destinées au traitement des militaires tuberculeux et à leur éducation prophylactique afin que, rentrés dans leur famille, ils ne contaminent pas leur entourage. Leur nombre a bientôt atteint près de 40, représentant plus de 3 000 lits ; mais le ministère de l'Hygiène a été amené à supprimer ces divers établissements qu'il a cédés pour la plupart aux administrations départementales. Il a en outre pris une mesure particulièrement intéressante, celle d'étendre le bénéfice de l'admission dans ces établissements aux malades civils remplissant les conditions exigées pour bénéficier de la loi de 1893 sur l'assistance médicale gratuite.

On distingue légalement deux catégories de sanatoriums de cure : les *sanatoriums privés*, qui appartiennent à des sociétés ou à des particuliers, sont soumis au décret du 10 août 1920 pour leur organisation et leur fonctionnement, ne bénéficient pas des subventions de l'État, et dont un certain nombre, en raison de leurs conditions d'admission, méritent le nom de *populaires*, et les *sanatoriums publics*, qui sont gérés par l'État, les communes ou les établissements publics ; pour ceux-ci l'État participe aux frais d'organisation et de fonctionnement, pourvu que les plans soient approuvés et que les conditions techniques exigées soient réalisées. D'autres sont des établissements *assimilés* aux sanatoriums publics ; ils bénéficient des mêmes avantages, tout en étant gérés par des associations reconnues d'utilité publique, ou des sociétés de secours mutuels.

SANATORIUMS PRIVÉS. — On en compte 45 avec 2 885 lits, qui peuvent être différenciés en établissements de *haute altitude*, au-dessus de 1 000 mètres, situés dans les régions alpestres et pyrénéennes, ceux de *petite altitude*, au-dessous de 1 000 mètres, qui comprennent les établissements du Bugey et de l'Auvergne, enfin les établissements de *plaine*, situés dans l'Ile-de-France, la Sologne et les Basses-Pyrénées.

SANATORIUMS PUBLICS OU ASSIMILÉS. — On compte actuellement 30 de ces établissements comprenant 4 345 lits. Leur nombre est encore bien insuffisant, surtout si l'on adopte la formule d'Hermann Biggs, d'après laquelle chaque pays devrait posséder un nombre de lits de sanatoriums égal à la moitié du chiffre des décès annuels par tuberculose. Sans prétendre à un aussi grand nombre de lits, on ne peut nier combien sont insuffisants nos sanatoriums actuels,

d'autant plus que le nombre des malades susceptibles de
bénéficier d'une cure sanatoriale s'accroît chaque jour en
raison du dépistage mieux organisé de nos dispensaires.

Il faut en outre reconnaître que certains de nos établissements de cure, particulièrement ceux appartenant au type
public, laissent encore à désirer au point de vue de leur organisation matérielle et de leur fonctionnement ; leurs imperfections proviennent principalement de la rapidité de leur
réalisation et de l'insuffisance de l'autorité conférée aux
médecins-directeurs qui, enserrés dans des règlements
étroits et ne pouvant prendre les mesures nécessaires, sont
dans l'impossibilité d'assurer la bonne conduite des cures.

VII. — LES ÉCOLES SANITAIRES DE RÉÉDUCATION PROFES-SIONNELLE.

Après la cure sanatoriale la plus favorable, le tuberculeux
le plus souvent n'est pas apte à reprendre son ancien métier
ou à l'exercer sans crainte de rechutes ; c'est pourquoi ont
été créées des *Écoles sanitaires de rééducation professionnelle*,
de préférence agricole, destinées à recevoir les malades à leur
sortie du sanatorium. Grâce à l'entraînement progressif et
méthodique auquel ils sont soumis, ils augmentent leur
aptitude au travail, et ils y acquièrent en outre un réconfort
moral particulièrement salutaire.

Ces écoles sont encore peu nombreuses ; on n'en compte que
6 comprenant 360 lits ; la plupart de ces lits sont réservés aux
tuberculeux de la guerre par l'Office national des mutilés et
réformés ; aucune de ces écoles n'est destinée aux femmes.

L'enseignement y est à la fois théorique et pratique ; il
comprend l'étude de l'agriculture et de l'élevage en général,
mais il porte particulièrement sur le jardinage et les petits
élevages (aviculture, apiculture, etc.), ces opérations étant
davantage à la portée d'anciens malades qui seraient inca-
pables de se livrer aux durs travaux des champs.

Les résultats de cette tentative ont été assez favorables ; le bénéfice moral et social de ces organisations
s'accroîtrait encore si les malades à leur sortie trouvaient
facilement un métier en rapport avec leur aptitude physique,
grâce à un service de placement.

VIII — LES HOPITAUX-SANATORIUMS

Les *Hôpitaux-sanatoriums* sont des établissements situés à proximité des villes, organisés pour le traitement hygiéno-diététique et recevant toutes les catégories de tuberculeux, qui y sont isolés, éduqués et soignés. Ils ne doivent pas seulement présenter les conditions exigées d'un établissement hospitalier, mais encore celles d'un sanatorium au point de vue de la situation, de l'aménagement, de l'alimentation, de la discipline, et de la direction qui devrait être assurée par un médecin résident. Ils sont au nombre de 14, comprenant environ 3 000 lits ; Paris, Lyon, Bordeaux, Rouen, Montpellier, Grenoble, Nantes, Nancy, Strasbourg ont adopté la formule de ces organismes de lutte antituberculeuse.

Le plus souvent, ils sont aménagés dans des immeubles de construction ancienne qui ont été adaptés, sans trop de frais, à leur nouvelle fonction ; ce qui est essentiel, c'est qu'ils soient situés au milieu d'espaces libres et plantés et qu'ils soient aménagés de telle sorte que les malades puissent y pratiquer la cure sanatoriale.

Leurs avantages sont multiples : les malades, pour s'y rendre, ne sont point soumis à un transport lointain et fatigant ; ils y sont à proximité des ressources médicales, et ils ne sont pas séparés de leur famille par de grandes distances. Au point de vue de la prophylaxie sociale, ils suppriment les chances de contagion en isolant le tuberculeux ; ils donnent au malade améliorable toutes les ressources thérapeutiques susceptibles de lui permettre, après un séjour variable et non limité, de reprendre la vie commune ; ils constituent le séjour le plus favorable pour les tuberculeux soumis au pneumothorax thérapeutique dans les premiers mois de leur cure ; ils permettent au phtisique qui est irrémédiablement perdu, de recevoir les soins qui lui sont dus, et « comme ils hospitalisent quantité de tuberculeux susceptibles de sortir en état satisfaisant et de reprendre leur travail, ils sont préservés par cela même de la sinistre réputation d'hospices d'incurables qui les empêcherait de remplir leur rôle social, ils doivent être et rester des hospices-sanatoriums, c'est-à-dire des établissements où l'on se sente soigné, où l'on profite des avantages de la campagne, où l'on soit suivi, surveillé et encouragé par des médecins compétents et par des infirmières instruites, dévouées, bienveillantes » (Küss).

Les municipalités, mal informées des modes de propagation de la contagion, s'opposent parfois à la création de ces établissements, redoutant un danger pour la population ; mais il est bien démontré aujourd'hui que, si les conditions d'installation et de fonctionnement sont conformes aux règles de l'hygiène, le voisinage des hôpitaux-sanatoriums ne constitue pas un danger ; le tuberculeux, en effet, n'est dangereux que s'il est abandonné à lui-même, et il ne peut semer la contagion, s'il est obligé de se soumettre aux règles de l'hygiène dans un établissement de cure. Afin que ces notions, mises hors de doute par les phtisiologues, soient comprises et acceptées par l'opinion publique, la Commission permanente de la tuberculose les a formulées, à la suite d'un rapport dont l'un de nous a été chargé (1), sous la forme d'un tract, destiné à être répandu pour éduquer l'opinion publique et favoriser la création de ces établissements.

Il est de toute nécessité que chaque organisation départementale possède un nombre suffisant de lits d'hôpitaux-sanatoriums, afin que les malades puissent être hospitalisés dans un bref délai et y séjourner autant qu'il sera nécessaire ; le nombre des malades qui en sont justiciables est bien plus considérable que ceux auxquels est indiqué un séjour dans un sanatorium de cure ; avant donc de procéder à la construction onéreuse d'un sanatorium type, il est beaucoup plus utile de consacrer les ressources financières trop souvent limitées dont on dispose à l'organisation d'un hôpital-sanatorium, dont le rendement au point de vue prophylactique, à frais égaux, est beaucoup plus considérable.

Pour la création de ces établissements, l'État n'intervient pas obligatoiremen,t mais la Commission des fonds du Pari mutuel peut être sollicitée. Pour les frais du prix de journée, l'État n'intervient que pour la part qui lui est imputable relativement aux malades de l'Assistance médicale gratuite, comme pour les hôpitaux ordinaires.

(1) Léon Bernard, L'isolement hospitalier des tuberculeux (*Bull. du Comité national*, 1920, p. 109).

IX. — LES SERVICES HOSPITALIERS POUR TUBERCULEUX

Cette question de l'isolement des tuberculeux dans les hôpitaux a depuis longtemps préoccupé la Commission de préservation contre la tuberculose, et à plusieurs reprises, en 1903 d'abord, à l'instigation de son président Léon Bourgeois, puis en 1913 sur la proposition de M. Klotz, cette Commission indiquait, sous forme de vœu adressé au gouvernement, l'urgence de la création, pour l'isolement des tuberculeux, de chambres, de salles ou de quartiers spéciaux, suivant l'importance des établissements. De son côté, en 1913, l'Académie de médecine adoptait un vœu dans la forme suivante : « Lors de la construction de tout hôpital nouveau sur le territoire français, des quartiers isolés seront réservés à la réception de tout malade atteint de tuberculose pulmonaire ouverte, proportionnellement au chiffre de la population que cet établissement doit secourir. » Puis vint la Guerre ; en 1916, le ministre de l'Intérieur recommande aux Comités départementaux de réaliser l'installation de pavillons ou de salles spéciales pour les tuberculeux à hospitaliser. Ces instructions ne furent guère suivies ; cependant déjà à Paris, à la suite des propositions de MM. Dausset et H. Rousselle, une somme de 5 millions avait été votée pour l'adjonction de baraquements pour les tuberculeux réformés dans les hôpitaux urbains et suburbains.

A l'heure actuelle, il faut le dire, cet isolement n'est pratiqué sur toute l'étendue du territoire que de la manière la plus insuffisante, et c'est là une des principales lacunes de notre organisation. A ce point de vue, la situation de la plupart de nos hôpitaux est scandaleuse, les tuberculeux y étant mêlés à tous les autres malades, dans des salles communes où la transmission de la maladie menace les voisins, les convalescents, le personnel, les tuberculeux eux-mêmes exposés ainsi aux surinfections répétées. On ne constate, en effet, de services hospitaliers d'isolement de tuberculeux que dans 14 départements comprenant 6 400 lits, et Paris, à lui seul, dans ce chiffre, compte pour 3 295 lits. Cet isolement a été réalisé de plusieurs manières, soit dans des salles spéciales, soit dans des pavillons ou baraquements spéciaux. Cette création ne nécessite cependant pas de grands frais ; il suffit d'approprier une salle commune, et nous conseillons l'agencement de boxes pouvant contenir deux ou trois lits suivant la disposition adoptée dans le service de l'un de nous à l'hôpital Laënnec et dont malades et médecins apprécient chaque jour les avantages. Les mesures de prophylaxie nécessaires doivent y être rigoureusement observées ; un service social dirigé par une assistante sociale et destiné à s'intéresser aux membres de la famille des malades et à les secourir et préserver, s'il y a lieu, devra y être organisé. Enfin, et cette dernière condition est de la plus grande importance, les malades doivent y être soumis à une alimentation, non seulement abondante, mais encore bien préparée et surtout appropriée à leur état.

Les malades qui y sont reçus rentrent dans l'une des trois catégories suivantes : ceux qui ont besoin d'être observés pendant un certain temps, par suite de la difficulté du diagnostic de leur affection, avant qu'une décision utile ne soit prise à leur sujet ; ceux qui ne peuvent être soignés chez eux en raison de la poussée aiguë ou subaiguë de tuberculose qu'ils présentent, et enfin les phtisiques arrivés à la dernière période de la maladie.

On comprend aisément l'importance de ces services au point de vue de la préservation de la famille contre la contagion, au cours des poussées évolutives et dans les phases extrêmes de la maladie. On objecte parfois que, bien souvent, le tuberculeux refuse son hospitalisation. C'est qu'il a déjà séjourné dans la salle commune, où il a été trop rarement et trop rapidement examiné et où, en raison du mauvais état de ses fonctions digestives, il n'a pu s'astreindre au régime alimentaire commun ; mais ce même malade prendra volontiers le chemin de l'hôpital s'il sait qu'il y sera surveillé et soigné, dans des conditions hygiéniques et alimentaires en rapport avec son état ; et comme preuve à l'appui de cette affirmation, qu'il nous suffise de citer les services de tuberculeux de l'hôpital Laënnec, où les candidats sont toujours plus nombreux que les lits vacants. Il importe donc que les commissions administratives hospitalières se préoccupent de créer des services spécialisés pour tuberculeux.

X. — Les sanatoriums maritimes.

Notre pays, baigné par deux mers, est particulièrement favorisé au point de vue de la thalassothérapie ; aussi ses côtes abritent-elles de nombreuses stations maritimes, où s'élèvent 54 sanatoriums qui comprennent 12 360 lits, destinés aux enfants atteints de tuberculoses extra-pulmonaires, et à ce nombre on peut ajouter les 240 lits des 4 établissements héliothérapiques qui s'adressent à la même catégorie de malades.

La plupart de ces établissements n'ont pas leur effectif au complet, et s'ils ne recevaient pas un grand nombre d'enfants qui sont plutôt justiciables de la cure préventoriale, le nombre des lits inoccupés serait encore plus considérable. De cette constatation, il nous paraît légitime de conclure que les tuberculoses extra-pulmonaires sont actuellement en notable régression ; cette affirmation est d'ailleurs formulée par les médecins qui s'occupent spécialement de ces affections.

Les diverses formes de tuberculose autres que la tuberculose pulmonaire, si elles ne s'accompagnent pas de fièvre, tirent le plus grand profit du climat maritime dont les principales caractéristiques sont la constance de la température, la fixité de la pression barométrique, la pureté de l'air, sa richesse en ozone et en oxygène, la prédominance des vents tempérés, et l'intensité de la luminosité ; ce climat stimule les fonctions de l'organisme ; il permet de pratiquer une aérothérapie continue ; aidé de l'héliothérapie, c'est un des agents thérapeutiques les plus efficaces contre les tuberculoses externes.

Le climat maritime présente certains caractères fixes et d'autres variables, suivant la situation géographique des stations ; à ce point de vue, on peut diviser les côtes de France en trois zones qui répondent à des indications différentes.

Zone du Nord (mer du Nord et Manche). — Elle s'étend des dunes de Zuydcoote à la péninsule du Cotentin et se distingue par la fréquence de ses vents et la rudesse de son climat ; aussi convient-il d'envoyer à Zuydcoote et à Berck les lymphatiques et les formes torpides de tuberculoses externes, et de diriger sur des stations maritimes où l'hiver est moins rigoureux les jeunes enfants âgés de moins de cinq ans.

ZONE ATLANTIQUE. — Elle s'étend des côtes de Bretagne jusqu'à Hendaye ; son climat présente toutes les caractéristiques du climat maritime : stabilité thermique, stabilité hygrométrique, pluies nocturnes, vents de haute mer, pureté de l'atmosphère, pression barométrique à faibles variations, mais il est moins dur que le climat de la zone septentrionale et est par conséquent moins excitant tout en restant tonique. Il permet l'acclimatement des enfants trop jeunes pour supporter le climat de la zone septentrionale. Il présente lui-même des différences, particulièrement au point de vue de la protection contre le mauvais temps du pays, protection qui augmente à mesure que l'on s'approche du massif pyrénéen, de Pen Bron à Saint-Trojan et à Arcachon.

ZONE MÉDITERRANÉENNE. — Elle est caractérisée par la douceur de la température pendant l'hiver, par son faible degré hygrométrique et surtout par la durée de l'insolation qui est si longue, qu'à ce point de vue aucune région de l'Europe septentrionale ou centrale ne peut supporter la comparaison.

Ces avantages compensent largement quelques inconvénients inévitables, dus particulièrement à la sécheresse, aux poussières et à la chaleur parfois excessive. Cette côte convient surtout aux formes de tuberculose externe qui ne sont pas complètement torpides et présentent des tendances fébriles.

XI. — LES ORGANISMES ANTITUBERCULEUX DES SERVICES DE SANTÉ DE LA GUERRE ET DE LA MARINE.

Le Service de santé militaire n'est point resté indifférent aux leçons de la Guerre ; il a organisé des hôpitaux sanitaires destinés aux tuberculeux pulmonaires et d'autres pour tuberculoses chirurgicales ; on compte 2 des premiers avec 330 lits, certains fonctionnent comme des services hospitaliers urbains, d'autres comme de véritables sanatoriums de cure ; les seconds sont au nombre de 3 avec 370 lits et sont échelonnés le long des côtes de France, afin de faire bénéficier les malades de l'héliothérapie en climat maritime.

Enfin, pour ne rien omettre, notons que le Service de santé de la marine a organisé dans plusieurs de ses hôpitaux des lits qui sont destinés aux marins atteints de tuberculose pulmonaire en instance de réforme.

***

Tel est, rapidement esquissé, le schéma de l'Armement antituberculeux français. Il comprend, à l'heure actuelle, 550 dispensaires et 265 établissements qui peuvent recevoir 38 000 malades, sans compter les ressources du placement familial.

Malgré que ces réalisations soient encore bien insuffisantes et que la plupart de ces organismes aient besoin d'être multipliés et perfectionnés, il est réconfortant de mesurer le chemin parcouru depuis la Guerre, grâce à la coordination des efforts de l'initiative privée et des pouvoirs publics.

Quelle est la valeur de cet armement antituberculeux dont l'organisation et le fonctionnement nécessitent un effort financier considérable, et la lutte poursuivie à grands frais contre la tuberculose dans les divers pays du monde civilisé suivant des méthodes uniformes donne-t-elle des résultats qui justifient qu'elle soit intensifiée? Telles sont les questions capitales auxquelles doivent répondre médecins et sociologues, avant de solliciter l'aide budgétaire des gouvernements. Elles ont fait l'objet d'un remarquable rapport de Sir Robert Philip, à la Conférence de l'Union internationale de 1924 à Lausanne. L'éminent phtisiologue d'Edinbourg, après avoir étudié les statistiques de mortalité de l'Écosse, de l'Angleterre et des États-Unis, a constaté que dans ces divers pays la mortalité tuberculeuse a diminué, et que cette diminution n'est pas uniforme, mais qu'elle est d'autant plus accentuée que la lutte antituberculeuse est plus développée. Elle ne peut donc trouver une explication suffisante par l'amélioration des conditions générales de l'hygiène, sous l'influence de l'application des lois sanitaires modernes, ni par l'immunité contre la maladie qui tend à se développer chez les peuples de vieille civilisation, ni par la résistance de certaines races humaines. Dans l'État de New-York, par exemple, au début de la création des dispensaires en 1898, la mortalité tuberculeuse était de 283 par 100 000 habitants ; en 1921, sous l'influence du développement de la lutte antituberculeuse, elle n'était plus que de 106 ; elle avait, par conséquent, diminué de 55 p. 100.

De même Knud Faber a montré que c'est le Danemark qui est actuellement de tous les pays d'Europe celui dont la

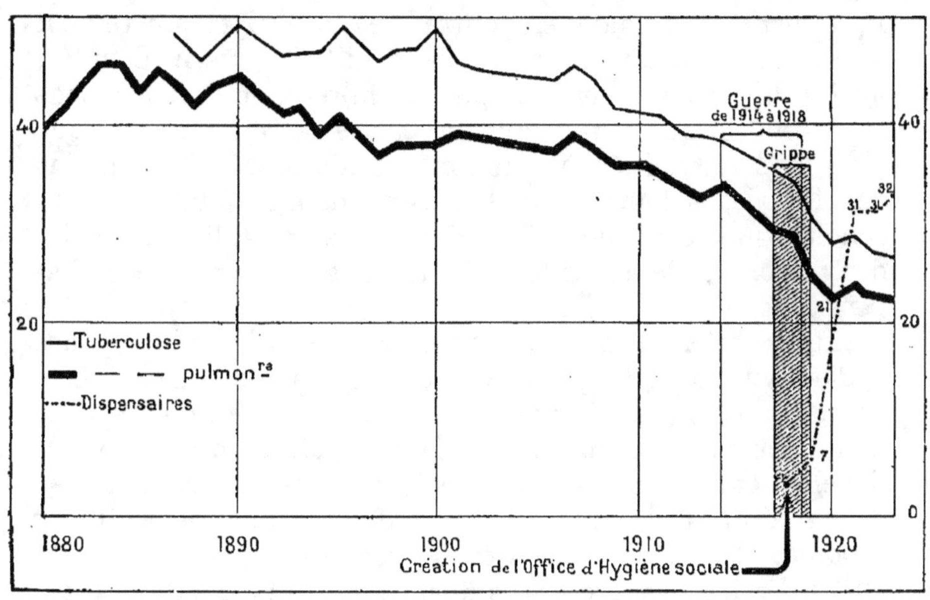

Fig. 11. — Mortalité tuberculeuse parisienne.

mortalité par tuberculose est la moins élevée ; elle a été en effet dans ce pays de 95 par 100 000 habitants en 1922 et de 89 en 1923 (Ostenfeld) ; et cette faible mortalité est bien due à la lutte antituberculeuse. En effet, si cette diminution avait pour cause l'affaiblissement de la virulence du bacille, ou l'augmentation de résistance de l'homme, la décroissance serait régulière ; mais au contraire, elle s'intensifie parallèlement au développement des mesures de prophylaxie antibacillaire, et il est logique que le Danemark, qui de tous les États européens est celui qui a engagé proportionnellement les plus grandes dépenses, soit celui où la diminution de la mortalité soit la plus grande.

Si pour notre pays il n'est pas possible de donner de résultats d'ensemble, parce que nos statistiques sont insuffisantes et que la déclaration de la tuberculose n'est pas obligatoire, nous pouvons cependant faire d'intéressantes constatations en étudiant la mortalité de certaines grandes villes françaises.

A Lyon, la mortalité était de 354 par 100 000 habitants en 1900, elle est de 227 actuellement et présente par conséquent une diminution de près de moitié en vingt ans. P. Courmont signale en outre ce fait particulièrement intéressant que dans la moitié de la ville la plus surpeuplée, où les dispensaires sont les plus nombreux, les plus anciens et les plus actifs, la mortalité a baissé le plus ; tandis que dans l'autre moitié où l'action des dispensaires est moins développée, la mortalité a beaucoup moins diminué ; il en conclut que cette énorme différence de mortalité entre les deux moitiés de la ville s'explique par l'action des dispensaires.

Enfin, si l'on examine la courbe de mortalité tuberculeuse à Paris, on constate qu'elle décroît depuis 1880, mais que sa décroissance ne s'effectue pas suivant un rythme régulier et qu'elle présente une chute plus rapide à mesure que se développent les organismes de lutte antituberculeuse.

Ces résultats nous permettent de formuler de légitimes espoirs ; ils justifient le développement des organisations antituberculeuses créées conformément aux méthodes actuelles et, suivant le mot de Sir Robert Philip, ils constituent le commencement de la « détuberculisation » du monde.

Léon Bernard et G. Poix.

L'ARMEMENT ANTITUBERCULEUX FRANÇAIS

COMITÉ NATIONAL DE DÉFENSE CONTRE LA TUBERCULOSE

Reconnu d'utilité publique le 14 septembre 1916.

SIÈGE SOCIAL, 66 bis, RUE NOTRE-DAME-DES-CHAMPS, PARIS (VIe)

PRÉSIDENT D'HONNEUR : M. GASTON DOUMERGUE, PRÉSIDENT DE LA RÉPUBLIQUE.
PRÉSIDENT-FONDATEUR : LÉON BOURGEOIS.

COMITÉ D'HONNEUR

M. LE PRÉSIDENT DU SÉNAT.
M. LE PRÉSIDENT DE LA CHAMBRE DES DÉPUTÉS.
M. LE MINISTRE DE LA GUERRE.
M. LE MINISTRE DE LA MARINE.
M. LE MINISTRE DE L'INTÉRIEUR.
M. LE MINISTRE DE L'INSTRUCTION PUBLIQUE.
M. LE MINISTRE DE L'AGRICULTURE.
M. LE MINISTRE DU TRAVAIL, DE L'HYGIÈNE, DE L'ASSISTANCE ET DE LA PRÉVOYANCE SOCIALES.
M. LE PRÉSIDENT DU CONSEIL MUNICIPAL DE PARIS.

BERTRAND (Aube), M. CROS-MAYREVIEILLE (Aude),
Dr AUGÉ (Aveyron), Mme VIELLARD (Belfort), M. Édouard
VELTEN (B.-du-Rhône), M. LEBAILLY (Calvados), M. RIGAL
(Cantal), M. MOUILLEFARINE (Charente), Dr RASTOUIL
(Charente-Inf.), Dr PRUNET (Cher), Dr PICQUET (Cons-
tantine), Dr PITTI-FERRANDI (Corse), Dr CHARPENTIER
(Côte-d'Or), M. de KERGUÉZEC (Côtes-du-Nord), D^r DA-
GUET (Doubs), Dr SIMOND (Drôme), Dr BOUCHARD (Eure-
et-Loir), Dr QUELMÉ (Finistère), M. Gérard LAVERGNE
(Gard), Pr BAYLAC (H^{te}-Garonne), Pr ARNOZAN (Gironde),
Dr AUBLANT (Hérault), Dr FOLLET (Ille-et-Vilaine),
Vte de BONNEVAL (Indre), Cte P. DE POURTALÈS (I.-et-
Loire), M. Richard BÉRENGER (Isère), Dr VAGNIOT (Jura),
Dr MERLIN (Loire), M. Pierre BOUDIGNAN (H^{te}-Loire),
M. RICORDEAU (Loire-Inf.), M. DIGNE (Loir-et-Cher),
D^r LE PAGE-VIGER (Loiret), Dr BENECH (Lot), Dr ARRÈS-
LAPOQUE (Lot-et-Garonne), Dr BOQUEL (Maine-et-Loire),
Dr LETURC (Manche), Dr FRAGNE (Marne), Dr LEMOYNE
(H^{te}-Marne), M. BROU (Mayenne), Dr FICATIER (Meuse),
Pr GROSS (M.-et-Moselle), M. ILIAQUER (Morbihan),
M. SCHUMANN (Moselle), M. CHOMET (Nièvre), P^r COM-
BEMALE (Nord), Baronne LEJEUNE (Oise), Dr GLATARD
(Oran), Ctesse LE MAROIS (Orne), M. DE BEAUMONT
(Pas-de-Calais), D^r DE CISTERNES (Puy-de-Dôme), D^r PA-
RÈS (Pyrénées-Orientales), Dr H. MEUNIER (B.-Pyrénées),
Dr RAMÈS (H^{tes}-Pyrénées), Dr HOLTZMANN (Bas-Rhin),
Dr PFLEGER (H^t-Rhin), Dr MOUISSET (Rhône), M. Paul
MOREL (H^{te}-Saône), M. PINETTE (Saône-et-Loire), M. E.
LEBERT (Sarthe), Dr GALLET (H^{te}-Savoie), M. L. MACHET
(Savoie), M. R. LEMARCHAND (Seine-Inférieure), Mme SOM-
MIER (Seine-et-Marne), Dr BROUSSIN (Seine-et-Oise),
M. MERCIER (Deux-Sèvres), M. HUBAULT (Somme),
D^r Ch. DE GRENIER (Tarn), Dr POTTEVIN (Tarn-et-Gar.),
Dr TRABAUD (Var), Dr PAMARD (Vaucluse), Dr JABLONSKI
(Vienne), Dr MARCLAND (Haute-Vienne), M. JUILLARD-
HARTMANN (Vosges), D^{sse} DE DURAS (Yonne).

Membres de droit : MM. le Directeur du Service de santé
au Ministère de la Guerre, le Directeur du Service de santé
au Ministère de la Marine, le Directeur du Service de Santé

au Ministère des Colonies, le Directeur de l'Assistance et de l'Hygiène publiques au Ministère du Travail, le Directeur de l'Administration générale de l'Assistance publique de Paris, le Secrétaire général de l'Office national des Mutilés et Réformés de la Guerre, le Directeur de l'Hygiène, du Travail et de la Prévoyance à la Préfecture de la Seine, les Représentants des trois Sociétés de la Croix-Rouge, le Directeur de l'Office public d'hygiène sociale de la Seine, le Représentant des Services d'hygiène de la Préfecture de police, le Doyen de la Faculté de médecine de Paris, les Représentants de l'Œuvre de la Tuberculose, le Secrétaire général de l'Œuvre Grancher, le Secrétaire général de la Fédération des filiales de l'Œuvre Grancher, la Directrice de l'École des Infirmières-Visiteuses du Comité national, le Représentant de l'Union des Syndicats médicaux, le Directeur de « The Rockefeller Foundation International Health Board » à Paris, le Président de la Chambre de commerce de Paris et les Représentants de la Société des médecins de Sanatoriums et de Dispensaires d'hygiène sociale

AIN

ORGANISATION DÉPARTEMENTALE :
Néant.

SANATORIUMS :

SANATORIUM BELLECOMBE
A HAUTEVILLE

Ce Sanatorium public, situé à Hauteville, à une altitude de 850 mètres, est desservi par la gare de Tenay, sur la ligne Ambérieu-Genève. Par décision du Conseil général, il est devenu départemental, après avoir fonctionné comme station sanitaire.

Le nombre de lits est de 53, réservés à des malades hommes appartenant au département, réformés de guerre, pupilles de la Nation, malades ressortissant de l'Assistance médicale gratuite et, dans la mesure des places disponibles, malades payants, pour lesquels le prix de journée est de 18 francs.

Le service médical est assuré par le Dr Farjon, médecin-chef.

SANATORIUM MANGINI
A HAUTEVILLE

Ce Sanatorium populaire privé fondé en 1898, est situé à 910 mètres d'altitude, dans les montagnes du Bugey ; desservi par la gare de Tenay sur la ligne de Lyon-Genève et par un service d'automobiles entre Tenay et Haute-

ville, il a une double direction administrative et médicale :
le directeur, qui représente le Conseil dans l'administration
de l'établissement, est chargé de la gestion administrative ;
la responsabilité médicale, morale et disciplinaire incombe
au médecin-chef, qui procède à l'examen de réception des
malades, propose leur admission au Conseil, dirige leur
traitement et décide de leur départ et de la prolongation
de leur séjour. Le médecin-chef est le Dr F. Dumarest ;
et le médecin assistant le Dr P. Brette, ancien interne des
hôpitaux de Lyon.

Le personnel est en partie religieux et en partie laïque.

Le nombre de lits est de 135 pour malades des deux
sexes atteints de tuberculose pulmonaire, le nombre des
hommes étant légèrement supérieur à celui des femmes ;
les sexes sont rigoureusement séparés et n'ont de salle commune que la salle à manger, où ils accèdent par une entrée
différente.

Aucun malade n'est reçu à titre gratuit, le principe de la
gratuité ayant été écarté par les fondateurs ; en fait, 85 p. 100
des pensionnaires sont à la charge de particuliers, d'institutions d'assistance ou de collectivités. Mais, personnellement
ou indirectement, chaque pensionnaire verse une contribution journalière de 14 francs.

Pour que l'œuvre atteigne son but, la qualité des malades
traités importe plus que la quantité : seuls sont admis les
cas susceptibles de guérison ou d'amélioration durable ;
cette sélection est assurée par un examen médical qui a lieu
au siège social de l'Œuvre lyonnaise des Tuberculeux, 60,
quai Jules-Courmont, à Lyon, le 3e samedi de chaque mois.

Les malades admis à passer cet examen de réception
doivent être Français ou naturalisés Français, âgés de dix-
huit ans au moins pour les hommes et de seize ans pour les
femmes, et avoir adressé au préalable au secrétaire de
l'Œuvre une demande d'inscription à laquelle sont an-
nexées les indications et pièces nécessaires.

Les malades admis sont appelés à se rendre au Sanatorium
par voie de convocation individuelle au fur et à mesure des
places disponibles, dans l'ordre de leur rang d'admission,
sans qu'un délai puisse être prévu d'avance ni qu'un retard
puisse donner lieu à réclamation.

Les malades doivent s'engager à faire au Sanatorium un séjour minimum de quatre mois, sauf avis contraire du médecin-chef, et à se conformer rigoureusement, sous peine d'exclusion, au règlement intérieur.

Le traitement se résume en une aération constante, un repos dosé suivant l'état de chacun, et une alimentation abondante sans excès ; le concours d'une thérapeutique médicamenteuse appropriée n'en est pas exclu, et la pratique du pneumothorax thérapeutique est mise en œuvre chaque fois qu'elle est indiquée.

L'inaction relative sur laquelle repose la cure est en quelque sorte fragmentée pour éviter l'ennui, surtout chez les sujets habitués à une activité plus ou moins intense, et l'on s'est efforcé de réaliser dans l'horaire des journées une judicieuse répartition du repos comme de l'exercice. Quant au régime alimentaire, établi pour la majorité des malades, il subit toutes les modifications individuelles nécessaires.

L'hygiène prophylactique est dans l'établissement l'objet d'une réglementation sévère, et donne, outre ses avantages immédiats, l'éducation complète à tous ceux qui y ont été assujettis.

Pour venir en aide aux familles des pensionnaires les plus nécessiteux, pour les pourvoir eux-mêmes de vêtements et d'objets de première nécessité, une « Caisse de secours » a été créée. Son budget est absolument distinct du budget général et est constitué par des dons et par un supplément de pension journalière que quelques malades plus fortunés paient pour être logés dans une chambre à un lit, s'il en est de disponibles, tandis que la généralité des pensionnaires occupe, sans distinction de classes, des chambres de un à cinq lits.

SANATORIUM D'ANGEVILLE

A LOMPNES, par HAUTEVILLE

Ce Sanatorium populaire privé est situé à une altitude de 900 mètres et jouit d'un climat de montagne particulièrement sain. Il se compose du vieux château d'Angeville et de constructions neuves ; ces bâtiments sont entourés d'un vaste parc et d'une longue terrasse plantée d'arbres séculaires.

Il appartient à la S. S. B. M. et est administré par cette Société. Le total des lits organisés est de 150, réservés aux femmes et jeunes filles, depuis l'âge de quinze ans. Le prix de journée est de 15 francs.

On ne reçoit que les malades atteintes de tuberculose pulmonaire, susceptibles de retirer un réel bénéfice de la cure d'altitude, à l'exclusion des formes aiguës ou à localisations multiples. Pour l'admission, s'adresser à M. le médecin-directeur du Sanatorium ; la demande doit être accompagnée d'un dossier médico-social composé d'un bulletin de naissance, d'un certificat de bonne vie et mœurs, de l'engagement par la famille ou la collectivité de payer les frais de pension et d'une fiche médicale suivant le modèle de l'établissement. Les malades du département de la Seine peuvent s'adresser à l'Office public d'hygiène sociale, 9, place de l'Hôtel-de-Ville, à Paris, qui dispose de 25 lits à Angeville, ou aux Dispensaires de la Seine appartenant à l'Office ou en liaison avec lui.

Le service médical est assuré par le Dr Louis Rochette, médecin-directeur, assisté d'un médecin spécialisé. Les soins, la surveillance, la cuisine et la lingerie sont confiés aux Sœurs de Saint-Joseph de Gap, diplômées de la S. S. B. M.

SANATORIUM DE BELLIGNEUX

Par HAUTEVILLE

Ce Sanatorium privé est situé loin des agglomérations, sur le territoire de la commune de Lompnes, près Hauteville, à une altitude de 920 mètres. L'établissement est construit au milieu d'un parc de 25 hectares, dans un site pittoresque, sur un terrain en pente exposé au sud, abrité du nord et de l'est par des hauteurs que couronnent des forêts de sapins. Ses environs immédiats, très riants, sont des prairies boisées au milieu desquelles deux grandes pièces d'eau jettent une note gracieuse. La construction elle-même développe en plein midi une façade tout en alvéoles largement ouverts à l'air et au soleil, et dont chacun représente une chambre. Chaque pensionnaire peut faire sa cure d'air et de repos chez lui, sur sa galerie particulière. La cure de soleil peut être pratiquée dans chaque chambre ; en outre, la toiture du bâtiment a été aménagée en terrasse en vue de l'héliothérapie systématique.

Le Dr Dumarest administre et dirige l'établissement ; il est assisté par le Dr Bonafé, ex-interne lauréat des hôpitaux de Lyon, qui réside dans la maison ; il existe un règlement intérieur auquel les pensionnaires sont tenus de se soumettre.

Le traitement au Sanatorium est compris d'une manière essentiellement éclectique ; on pratique la cure hygiénique et physique, les traitements médicamenteux, les traitements spécifiques et le traitement par le pneumothorax artificiel.

Les prix d'arrangement, pour un séjour d'un mois au moins, sont les suivants :

Chambre avec cabinet de toilette, galerie de cure au sud, suivant l'étage, de 47 à 51 francs ;

Appartement avec galerie de cure au sud, chambre d'accompagnant et grand cabinet de toilette avec baignoire, suivant l'étage, de 96 à 102 francs, pour deux personnes.

Chambre d'accompagnant, prix uniforme, 39 francs.

L'arrangement comprend la chambre, le petit déjeuner, le goûter, le lunch et le dîner, vin non compris, les installations de cure, le service, le chauffage central et l'éclairage électrique, les soins ordinaires des médecins et infirmiers.

L'établissement comprend 60 chambres de malades et 20 chambres d'accompagnants.

Toute demande d'admission doit être accompagnée d'un certificat médical détaillé.

La gare de Tenay (ligne Ambérieu-Genève) et un service d'automobiles de Tenay à Hauteville desservent le Sanatorium.

SANATORIUM DU SERMAY

A HAUTEVILLE

Ce Sanatorium privé, situé à Hauteville, à 900 mètres d'altitude, appartient au Dr Philip. Sa construction se développe en plein midi ; chaque chambre est pourvue d'une installation d'eau chaude et d'eau froide avec chauffage central ; la cure d'air et de repos est faite dans des galeries privées.

Le Sanatorium comprend 32 chambres, un poste radiologique et une salle de laryngologie.

On y reçoit les malades des deux sexes, atteints de tuberculose pulmonaire curable ou au moins améliorable, et on y pratique le traitement par le pneumothorax artificiel.

Le service médical est assuré par le Dr Philip.

Toute demande d'admission doit être accompagnée d'un certificat du médecin traitant.

Les prix de pension, pour un séjour de huit jours au moins, varient depuis 42 francs par jour, suivant la chambre, sa grandeur, son exposition, et comprend la chambre, la pension, le service, le chauffage central, l'éclairage électrique et les soins médicaux.

Le prix de pension pour personne accompagnant un malade est de 35 francs par jour.

Les frais supplémentaires à la charge du malade sont les boissons, le service en chambre (petit déjeuner exclus), le service à table séparée, les bains, le blanchissage du linge personnel, les fournitures pharmaceutiques, les appels de nuit, les veilles, les interventions chirurgicales et laryngologiques. Il est perçu au départ un droit fixe de 50 francs, pour frais de désinfection.

La gare de Tenay, sur la ligne Ambérieu-Genève, et un service d'automobiles de Tenay à Hauteville desservent le Sanatorium.

ÉTABLISSEMENTS PARTICULIERS D'HAUTE-VILLE RECEVANT DES MALADES

Prix de pension par jour.

Grand Hôtel de la Fresnaye....	40 à 60 francs.
Pension Pruneau (Villa Grise) ..	35 à 50 —
Villa Beau-Site................	28 à 35 + 3 fr. chauffage.
Pension de la Chaumière	35 francs.
Pension La Vorgette	30 à 35 francs.
Villa Marguerite.............	30 à 35 —

Prix de pension par jour.

Pension des Charmettes........   31 + 3 fr. chauffage
Pension de la Chapelle.........   32 et 33 francs.
Pension Villa Jeanne-Marie.....   27 et 30 + 3 fr. chauffage.
Hôtel-Pension Suzanne........   28 à 30 francs.
Hôtel Charvet...............   28 et 29 francs.
Pension Corbet ....   22 à 28 francs.
Pension des Hotteaux ....   25 et 30 francs.
Pension des Tilleuls ....   25 et 30 —
Pension Brunet, Hôtel de la Gare   23 et 26 —
Pension Bellevue ....   20 à 25 francs.
Pension Bel-Air..............   20 à 23 + 2 fr. chauffage.
Hôtel du Commerce ....   18 à 23 francs.

AISNE

ORGANISATION DÉPARTEMENTALE :.

Service départemental.

Titre : Commission départementale d'hygiène sociale et de préservation antituberculeuse. — Siège social : à la Préfecture de Laon. — Président : M. le Préfet de l'Aisne ; secrétaire général : Dr Chapuis, directeur départemental d'hygiène.

DISPENSAIRES :

1. — Laon, 1, rue des Échos ; médecin : Dr Larrouy.

2. — Château-Thierry, 9, rue du Château : médecin : Dr Lallemand.

3. — Soissons, à l'Hôtel-Dieu ; médecin : Dr Couture.

4. — Hirson, place du Jeu de Battoir ; médecin : Dr Gobert.

5. — Saint-Quentin, à l'Hôtel-Dieu ; médecin : Dr Dufour.

6. — Guise, à l'Hôtel-Dieu ; médecin : Dr Charrade.

7. — Tergnier, Grand'Place des Cités ; médecin : Dr Bouton.

PLACEMENT FAMILIAL :

Œuvre Grancher de Laon, administrée par une sous-commission des Dispensaires d'hygiène sociale. Président : M. le Préfet ; secrétaire-général : Dr Chapuis.

PRÉVENTORIUM :

PRÉVENTORIUM HENRY LANGE

Ce Préventorium, de fondation franco-américaine, est situé dans la banlieue de Saint-Quentin, dans les locaux de l'ancien hôpital Saint-Joseph ; il reçoit des garçons de cinq à quatorze ans, et dispose de 87 lits. Le prix de pension est de 5 à 6 francs, selon l'âge.

SERVICES HOSPITALIERS POUR TUBERCULEUX :

Château-Thierry, Laon, Soissons, Saint-Quentin : 48 lits.

ALGER

ORGANISATION DÉPARTEMENTALE :

Établissement public.

Titre : Dispensaire public d'hygiène sociale et de préservation antituberculeuse d'Alger. — Siège social : 6, rue Joinville, à Alger. — Président administrateur délégué : M. Paysant.

DISPENSAIRES :

1. — Alger (sud), 9, rue de Metz ; médecin-chef : Dr Argenson ; médecin-adjoint : Dr Marcelle Richard.

2. — Alger (nord), Bab el Oued, 24, rue Lazerges ; médecin-chef : Dr Argenson ; médecin-adjoint : Dr Houël.

PLACEMENT FAMILIAL :

Œuvre Grancher d'Alger, 4, rue Roland-de-Bussy. Président : Dr Raynaud ; secrétaire général : Dr Witas.

SERVICE HOSPITALIER POUR TUBERCULEUX :
Alger, à l'hôpital civil : 80 lits.

ALLIER

ORGANISATION DÉPARTEMENTALE :
Néant.

DISPENSAIRES :

1. — Moulins-sur-Allier, rue de Paris ; médecin : Dr Bonnet.

2. — Montluçon, quai Rouget-de-l'Isle ; médecin : Dr Bussière

PRÉVENTORIUM :

PRÉVENTORIUM DE GAYETTE
Près VARENNES

Cet établissement, situé en pleine campagne, sur une légère éminence, à l'altitude de 300 mètres environ, est une vieille fondation qui a gardé ses biens propres et est administrée sous le contrôle du Préfet. Il comprend 30 lits, en deux dortoirs, destinés à des enfants du sexe féminin de quatre à dix-huit ans ; le prix de pension est de 4 fr. 50 par jour.

L'établissement est dirigé par une économe-directrice et le personnel comprend des religieuses de Saint-Vincent-de-Paul.

Le Dr Boutry (de Varennes) est chargé du service médical.

SANATORIUM :

SANATORIUM FRANÇOIS-MERCIER ou DU MONTET
A TRONGET

Ce Sanatorium public est situé dans une partie relativement élevée du département, à l'altitude de 430 mètres, sur les flancs d'une colline boisée qui le protège des vents du nord et du nord-ouest ; il domine une très grande étendue du côté sud et sud-est ; il est situé à égale distance (6 kilomètres) des agglomérations de Tréban, du Theil, du Montet et de Tronget.

Il est départemental et est affecté exclusivement aux hommes (à partir de dix-huit ans) atteints de tuberculose curable ou améliorable ; il reçoit des malades d'autres départements après entente avec le département de l'Allier.

Le nombre de lits est de 260.

Au rez-de-chaussée sont installés, donnant sur la terrasse, un vaste réfectoire, des salles de récréation et les galeries de cure, derrière lesquels se trouvent les services administratifs, le laboratoire, l'installation radiographique, les cuisines, la buanderie mécanique et la désinfection. Au premier et au deuxième étage sont les dortoirs pourvus de lavabos et de salles de bains.

L'établissement possède le chauffage central et l'électricité. .

Le prix de journée est de 15 francs.

Le Dr Chantepie est médecin-directeur de l'établissement.

SERVICE HOSPITALIER POUR TUBERCULEUX :
Vichy, à l'Hôpital : 22 lits.

ALPES (BASSES-)

ORGANISATION DÉPARTEMENTALE :
Néant.

ALPES (HAUTES-)

ORGANISATION DÉPARTEMENTALE :

Association.
Titre : Office départemental d'hygiène sociale et de préservation antituberculeuse. — Siège social : à la Préfecture
de Gap. Président : M. Jouglar.

DISPENSAIRES

1. — Gap, aux Hospices ; médecin : Dr Mayoly.
2. — Briançon, à l'Hôpital ; médecin : Dr Taravallier.
3. — Aiguilles, à l'Hôpital.

FORMATION DU SERVICE DE SANTÉ MILITAIRE :

HOPITAL MILITAIRE DE BRIANÇON

Cet hôpital, annexe de l'hôpital général, comprend un
service d'officiers (15 lits) atteints de tuberculose pulmonaire et un service de 60 lits pour militaires atteints de tuberculose chirurgicale ; ces malades bénéficient de la cure héliothérapique.
Cet établissement est actuellement en voie de transformation avec extension des capacités d'hospitalisation.

ALPES-MARITIMES

ORGANISATION DÉPARTEMENTALE :

Association.
Titre : Office départemental d'hygiène sociale et de préservation antituberculeuse. — Siège social : à la Préfecture.
Président : Dr Gasiglia ; secrétaire général : Dr Moriez ;
secrétaire administratif : M. A. Isnard.

DISPENSAIRES :

1. — Nice, S. B. M., 19, rue Emmanuel-Philibert ; médecin : Dr Barbary.

2. — Nice, F. S. S. M., 6, boulevard Sainte-Agathe ; médecin : Dr Pégurier.

3. — Nice, U. F. F., 49, rue Gioffredo ; médecin : Dr Donadey.

4. — Antibes, 1, rue de l'Isle ; médecin : Dr Delmas.

5. — Cannes, 5, quai Saint-Pierre ; médecin : Dr Rey.

6. — Menton, 8, route de Castellar ; médecin : Dr Fontagné.

7. — Grasse, place du Grand-Puy, à la mairie.

8. — Puget-Théniers, à l'Hôpital ; médecin : Dr Donadey.

9. — Sospel, à l'Hôpital ; médecin : Dr Fontagné.

10. — Roquebillière, à l'Hôpital.

PLACEMENT FAMILIAL :

Œuvre Grancher niçoise ; siège social à la Préfecture. Président : D^r d'Œlsnitz ; secrétaire général : Dr Moriez.

PRÉVENTORIUM :

PRÉVENTORIUM DE LA MAISON DES ENFANTS
A GRASSE

Le Préventorium de la Maison des enfants, situé à Grasse, au quartier des Hautes-Ribes, à 350 mètres d'altitude, à vingt minutes environ de la ville, domine la belle vallée de Saint-François. Fondé par l'initiative privée, en 1913, il reçoit les garçons de six mois à dix ans, les filles de six mois à quinze ans, enfants débiles, convalescents d'affections pulmonaires aiguës, séquelles de grippe ou de pleurésie, malades atteints d'adénopathie trachéo-bronchique, de végétations adénoïdes, ceux dont le système lymphoïde réagit mal aux infections du premier âge, les anémiés, les nerveux, les rachitiques, les enfants de famille tuberculeuse.

Ces enfants proviennent de la région des Alpes-Maritimes et de la région parisienne (Seine-et-Marne, Seine-et-Oise).

Ceux de la région des Alpes-Maritimes sont admis après examen médical ; ceux de la région parisienne sont admis après l'approbation de la présidente de l'Assistance aux Tout-Petits et sur la présentation d'un certificat médical du médecin ou de l'œuvre qui désire les envoyer au préventorium.

Le climat uniforme et doux de Grasse permet aux enfants de jouer librement en plein air à toute heure du jour et de prendre leur repas, une grande partie de l'année, sur la terrasse située au midi, devant la maison, ombragée de grands marronniers.

A ce préventorium, maison provençale d'un charme simple et modeste, qui comporte le confort et l'hygiène désirables, sont attachés une directrice, une infirmière, un médecin, un chirurgien et un professeur suédois pour la gymnastique et le massage. Au-dessous de la maison, un grand jardin potager fournit les légumes et une vacherie soigneusement tenue approvisionne l'établissement en lait.

SANATORIUMS :

SANATORIUM DE GORBIO

Près MENTON

Le Sanatorium de Gorbio, établissement assimilé à un Sanatorium public, à 250 mètres d'altitude, à 4 kilomètres de Menton, sur le flanc du val de Gorbio, dans une région boisée et complètement abritée des vents, est situé au milieu d'un parc de 12 hectares, dans une zone peu habitée, loin de toute agglomération, sur un sol calcaire très perméable ; on y jouit d'un coup d'œil splendide sur la vallée de Gorbio et sur la Méditerranée. Il appartient au département des Alpes-Maritimes et est géré par l'Union des Femmes de France.

Il comprend un vaste bâtiment composé d'un pavillon central flanqué de deux ailes avec deux galeries de cure, une cure d'été et une cure d'hiver, salles de pansement et de radiologie, salles de bains et chauffage central. Des chambres particulières avec loggia orientées au midi pour la cure de repos sont réservées aux malades ayant besoin d'une grande tranquillité. L'établissement, exclusivement destiné aux hommes à partir de seize ans, peut recevoir 110 malades.

Pour les admissions, s'adresser au ministère de l'Hygiène pour les réformés, pour les malades de la Seine, à l'Office public d'hygiène sociale de la Seine (qui y dispose de 10 lits) ou aux dispensaires de la Seine appartenant à l'Office ou en liaison avec lui, et au médecin-directeur pour les autres malades. Le dossier d'admission de ces derniers doit comprendre :

1º Une demande d'admission ;

2º Un engagement de la collectivité (commune, département, office, dispensaire) de payer les frais de séjour ;

3º Une fiche de renseignements médicaux remplie par le médecin traitant.

Deux étages sont destinés aux non payants venant de l'Assistance médicale gratuite ou envoyés par les dispensaires ou les Sociétés de secours mutuels, un étage aux payants avec chambres de 1 et 3 lits, dont le prix de journée est de 20 à 30 francs.

Le service médical est assuré par le Dr Foare, médecin-directeur, et le Dr Lowys, médecin assistant.

SANATORIUM DE LA MAISON BLANCHE

A VENCE

Ce Sanatorium privé est situé à 10 kilomètres de la mer et sur le trajet du service automobile de Nice à Vence.

Il comprend 20 lits destinés à des malades des deux sexes, atteints de tuberculose pulmonaire curable ou améliorable.

Il est à 325 mètres d'altitude, dans un site superbe. La direction médicale est assurée par les Drs Benoist et Boulva.

Le prix de pension est depuis 48 francs par jour, non compris 50 francs de droits d'entrée et les suppléments (médicaments, analyses, examens radiologiques, interventions chirurgicales et gardes de nuit).

SERVICES HOSPITALIERS POUR TUBERCULEUX :

Nice : Saint-Pons, 100 lits.

Cannes : 12 lits.
Antibes : 3 lits.

SANATORIUMS MARITIMES :

VILLA SANTA-MARIA

A CANNES

Cet établissement, où sont pratiquées à la fois la cure marine et la cure héliothérapique, appartient au Dr Pascal et est destiné à des fillettes de quatre à dix-sept ans, atteintes de tuberculose chirurgicale, à l'exclusion de la tuberculose pulmonaire ; 90 lits sont réservés à l'Office public d'hygiène sociale de la Seine. Le prix de journée est de 11 francs. Pour l'admission, s'adresser à l'Office d'hygiène sociale de la Seine, 9, place de l'Hôtel-de-Ville, à Paris, ou mieux aux Dispensaires de la Seine appartenant à l'Office ou en liaison avec lui.

HOPITAL BARIQUAND-ALPHAND

Boulevard Garavan, à MENTON

Cet hôpital, fondé en 1914, et entretenu par Mme Bariquand, née Alphand, est destiné à soigner gratuitement et à hospitaliser les enfants des deux sexes, indigents, de Menton et de la région mentonnaise. Construit suivant les principes les plus modernes, il constitue un établissement hospitalier modèle et réalise toutes les conditions d'hygiène et de confort. Une douzaine de lits ont été réservés aux enfants atteints de tuberculose osseuse, articulaire ou ganglionnaire, pouvant bénéficier de la cure hélio-marine. Pour les enfants étrangers de la région de Menton, l'admission est prononcée par le médecin sur la présentation d'un certificat du médecin traitant ; l'adresser au Dr Trapenard, boulevard de Garavan, à Menton.

INSTITUT HÉLIOTHÉRAPIQUE DE CANNES

Cet établissement, situé à Cannes, en bordure de mer, exposé au midi et bien abrité des vents, appartient à une société privée et comprend 50 lits, en chambres présentant tout confort, avec eau chaude, chauffage central, terrasses d'insolation individuelle, et dortoir pour jeunes enfants.

Le prix de journée est de 30 francs par jour pour les chambres, et de 15 francs pour les enfants en dortoirs.

On y reçoit toutes les tuberculoses dites chirurgicales, chez les sujets des deux sexes et de tout âge, ne présentant aucune lésion pulmonaire. Le service médical est assuré par les Drs Jouffroy et Vignard. Les demandes d'admission doivent être adressées au directeur de l'Institut héliothérapique de Cannes, villa du Méridien, à Cannes.

LA VILLA MIRE-JUAN

A CANNES

La Clinique d'héliothérapie de la villa Mire-Juan, à Cannes, a été fondée en 1919 par la Société hélio-climatique des Alpes-Maritimes.

Elle est située route d'Antibes, à l'extrémité orientale de la commune de Cannes, sur le golfe Juan, dans un jardin de 5 000 mètres attenant à d'autres jardins, à une quarantaine de mètres au-dessus de la mer, dont elle n'est séparée que par la route et le chemin de fer.

De ses terrasses, on découvre un admirable panorama s'étendant sur les îles de Lérins, le golfe Juan, le cap d'Antibes, et les hautes cimes neigeuses des Alpes-Maritimes.

Les tramways de Cannes à Antibes et de Cannes à Métropole la mettent à vingt minutes du centre de la ville.

Aménagée avec tout le confort moderne : ascenseur, chauffage central, éclairage électrique, eau courante chaude et froide dans toutes les chambres, salles de bains, appartements avec salle de bains privée, elle peut contenir 32 malades en chambre particulière.

On n'y reçoit que les malades justiciables de la cure solaire, à l'exclusion absolue des pulmonaires et des contagieux.

Le séjour à Mire-Juan est spécialement indiqué pour le traitement des tuberculoses chirurgicales, ostéo-arthrites tuberculeuses, maux de Pott, coxalgies, tumeurs blanches, adénites, tuberculose péritonéale et génito-urinaire.

Les malades peuvent être accompagnés d'une garde ou d'un membre de leur famille.

Les enfants au-dessous de douze ans ne sont acceptés qu'accompagnés.

Les malades, selon la chambre qu'ils occupent, font la cure solaire, soit sur des galeries particulières, soit sur des galeries de cure commune, sous des tentes individuelles, démontables, qui les mettent à l'abri de tous les regards.

La cure terminée, les tentes disparaissent et la villa reprend son aspect normal, de façon que rien ne rappelle plus aux malades qu'ils sont hospitalisés dans une clinique.

Cependant l'établissement comporte une salle d'opérations, une salle de pansements et de moulage pour la fabrication des appareils orthopédiques, et un service de radiographie.

Un observatoire météorologique complet, appartenant au Syndicat d'initiative de Cannes, y est installé.

Les ministres de tous les cultes sont admis à la villa Mire-Juan. Le service catholique y est célébré le dimanche et les jours de fête pendant la saison d'hiver, par un aumônier attaché à la maison.

La clinique est ouverte toute l'année. Sa situation au bord de la mer permet d'ajouter en été aux bienfaits de la cure solaire les ressources de la balnéothérapie marine.

Le Dr Bufnoir, ancien interne des hôpitaux de Paris et de l'hôpital maritime de Berck, est le chirurgien de la maison. Il n'a d'autre lien avec la Société hélio-climatique que celui d'administrateur délégué technique ; il représente les malades auprès de la Société et donne les directives pour leur assurer les conditions matérielles nécessaires à leur traitement.

Le prix de la pension débute à 30 francs par jour. Il comporte la chambre avec chauffage et éclairage, la pension (trois repas), la surveillance de la cure solaire par les infirmières et leurs soins quotidiens.

Les soins médicaux et les fournitures de pharmacie, ainsi que les fournitures pour pansements et appareils ne sont pas compris dans ce prix et varient selon les nécessités du traitement.

ÉTABLISSEMENT HÉLIOTHÉRAPIQUE :

SANATORIUM HÉLIOTHÉRAPIQUE DES COUR-METTES

Par TOURRETTES-SUR-LOUP

Cet établissement, qui fut le premier Sanatorium d'altitude pour héliothérapie fonctionnant en France (850 mètres d'altitude), peut recevoir 50 enfants des deux sexes, de trois à quinze ans, atteints de tuberculose externe, à l'exclusion des pulmonaires et des fistuleux. Il dispose, en outre, de 10 lits pour adultes ou adolescents du sexe féminin en chambres séparées.

Le prix de journée en dortoir est de 10 francs au-dessous de quinze ans, et de 12 francs au-dessus de quinze ans, et en chambre séparée de 15 à 30 francs.

Pour tous renseignements, s'adresser au Dr Gérard-Monod, médecin-directeur.

FORMATION DU SERVICE DE SANTÉ MILITAIRE :

HOPITAL PASTEUR

A NICE

Cet hôpital comprend 210 lits organisés pour tuberculeux chirurgicaux, militaires de l'armée active ou anciens militaires bénéficiaires de l'article 64 de la loi du 31 mars 1919. C'est un hôpital inter-régional sans limitation à tel ou tel groupe de régions.

ARDÈCHE

ORGANISATION DÉPARTEMENTALE :

Néant.

ARDENNES

ORGANISATION DÉPARTEMENTALE :

Service départemental.
Titre : Office départemental d'hygiène sociale et de préservation antituberculeuse. — Siège social : à la Préfecture. Président : M. le Préfet ; secrétaire général : Dr de Boissezon, inspecteur départemental des services d'hygiène

DISPENSAIRES :

1. — Charleville-Mézières, à l'hôpital ; médecin : Dr Rozoy.
2. — Rethel, à l'hôpital ; médecin : Dr Péchenard.
3. — Sedan, à l'hôpital ; médecin : Dr Goguel.

SERVICES HOSPITALIERS POUR TUBERCULEUX :

Charleville, à l'hôpital : 20 lits.
Sedan, à l'hôpital : 10 lits.
Rethel, à l'hôpital : 12 lits.

ARIÈGE

ORGANISATION DÉPARTEMENTALE :

Association.
Titre : Comité départemental de défense contre la tuberculose. — Siège social : à la Préfecture de Foix. Président : M. le Préfet de l'Ariège ; secrétaire : M. Jean Baby, à la Préfecture.

DISPENSAIRES :

1. — Foix, annexe de l'hôpital ; médecin : Dr Calazel.
2. — Pamiers, annexe de l'hôpital ; médecin : Dr Rambaud.
3. — Saint-Girons, annexe de l'hôpital ; médecin : Dr Artigues.

AUBE

ORGANISATION DÉPARTEMENTALE :

Association.

Titre : Institut de prophylaxie sociale de l'Aube. — Siège social : 10, rue de l'Isle, Troyes. Président : M. Mony ; secrétaire général : Dr P. Bertrand.

DISPENSAIRES :

1. — Aix-en-Othe.
2. — Bar-sur-Aube, boulevard Gambetta.
3. — Bar-sur-Seine, rue Lagesse.
4. — Romilly-sur-Seine ; annexe de l'Hôtel-Dieu, rue de Paris.
5. — Troyes, 10, rue de l'Isle.
6. — Arcis-sur-Aube, rue de Troyes.
7. — Nogent-sur-Seine, rue Saint-Epoingt.

PLACEMENT FAMILIAL :

Œuvre Grancher de Troyes. Présidente : Mme G. Mauchauffée ; secrétaire : Dr Bertrand ; siège social : 10, rue de l'Isle, Troyes.

AUDE

ORGANISATION DÉPARTEMENTALE :

Service départemental.

Titre : Office départemental d'hygiène sociale. — Siège social : à la Préfecture. Président : M. le Préfet ; secrétaire général : Dr Cassan

DISPENSAIRES :

1. — Carcassonne, rue des Trois-Couronnes ; médecin : Dr Dorvault.

2. — Narbonne, place du Luxembourg ; médecin : Dr Dorvault.

AVEYRON

ORGANISATION DÉPARTEMENTALE :

Association.

Titre : Comité départemental d'action antituberculeuse. — Siège social : à la Préfecture. Président : Dr Augé ; secrétaire général : Dr Carnus.

DISPENSAIRES :

1. — Rodez, place du Marché-Couvert, 26 ; médecin : Dr Carnus.

2. — Decazeville, rue Émile-Nègre, 10 ; médecin : Dr Chambon.

3. — Millau, rue Louis-Blanc, 8 ; médecin : Dr Reynal-Crespin.

SANATORIUM :

SANATORIUM FENAILLE
A ENGUAYRESQUE, par SÉVERAC-LE-CHATEAU.

Ce Sanatorium Fenaille populaire privé est situé à Enguayresque, par Séverac-le-Château, à 940 mètres d'altitude; il est destiné à des malades atteints de tuberculose pulmonaire curable ou au moins améliorable, et comprend 50 lits d'hommes au-dessus de seize ans.

Les conditions d'admission sont les suivantes :

1º Faire une demande à la direction de l'établissement ou à la Préfecture de l'Aveyron, suivant les cas déterminés ci-après.

2º Joindre les deux feuilles de renseignements exigées pour l'admission des tuberculeux dans les stations sanitaires du ministère de l'Intérieur, remplies par le médecin traitant

On y reçoit deux catégories de malades :

A. Malades hospitalisés aux frais des administrations publiques :

1º Aveyronnais réformés nº 1 et nº 2 ; adresser la demande à la Préfecture de l'Aveyron ;

2º Aveyronnais réformés résidant à Paris ; adresser la demande à la Préfecture de l'Aveyron ;

3º Réformés nº 1 et nº 2 de n'importe quel département ; adresser la demande à la Préfecture de l'Aveyron.

B. Malades payants :

1º Tous hommes adultes ou jeunes gens au-dessus de seize ans, après entente, pour le prix de pension, avec la direction du Sanatorium ;

2º Les Parisiens originaires de l'Aveyron dont les frais de séjour sont payés par les Sociétés auxquelles ils appartiennent ;

3º Malades de toute Société de secours mutuels ou d'assistance du département de l'Aveyron ou des départements limitrophes.

Le prix de journée est de 17 francs.

Le médecin-directeur du Sanatorium est le Dᴿ Reynal-Crespin.

SERVICE HOSPITALIER POUR TUBERCULEUX :
Rodez, à l'hôpital : 20 lits.

BELFORT

ORGANISATION DÉPARTEMENTALE :

1º Dispensaire public d'hygiène sociale ; siège social : à la Préfecture ; président : Dr Lévy.

2º Association dite « Office de lutte antituberculeuse de Belfort et de la région » ; siège social : 126, faubourg des Vosges, Belfort ; présidente : Mme Viellard ; secrétaire général : M. Dominique Touvet.

DISPENSAIRE :

Belfort, faubourg des Vosges, 126 ; médecin : Dr Pierre.

BOUCHES-DU-RHONE

ORGANISATION DÉPARTEMENTALE :

Association.

Titre : Œuvre antituberculeuse des Bouches-du-Rhône.— Siège social : 38, rue de la République. Président : M. Velten ; secrétaires : MM. Pessemesse et Roussel.

DISPENSAIRES :

Marseille : médecin-directeur des Dispensaires : Dr Oddo.

1. — Dispensaire d'Arenc, boulevard extérieur ; médecin-chef : Dr André Sauvan.

2. — Dispensaire du Prado, 51, avenue du Prado ; médecin : Dr Benoit.

3. — Dispensaire des Chartreux, 25, boulevard Philipon ; médecin : Dr Dumon.

4. — Aix-en-Provence : boulevard Notre-Dame, 48 ; médecin : Dr Casse.

5. — Arles, place du Maréchal-Foch ; médecin : Dr Louis Rey.

PLACEMENT FAMILIAL :

Œuvre Grancher marseillaise. Président : M. E. Velten, 38, rue de la République, à Marseille.

PRÉVENTORIUMS :

PRÉVENTORIUM DE LA ROSE

3, boulevard Symian, à LA ROSE, près MARSEILLE

Ce Préventorium est destiné à des jeunes filles de toute nationalité et de toute religion, particulièrement institutrices, employées, ouvrières, étudiantes de treize à trente-cinq ans. Il a été créé par l'Association « l'Auxiliaire des jeunes filles», 25, cours Pierre-Puget, à Marseille, et comprend 40 lits.

Aucune admission n'est gratuite ; les jeunes filles assurent elles-mêmes leur pension, ou se font aider par des œuvres ; la pension est de 7 francs par jour ; elle est réduite à 6 francs pour les assistés de l'Œuvre antituberculeuse des Bouches-du-Rhône.

Le service médical est assuré par le Dr Martini, de Château-Gombert.

Les admissions se font au siège de l' « Auxiliaire », 25, cours Pierre-Puget, à Marseille.

VILLA DES CHAMPS

A SAINT-JOSEPH, près MARSEILLE

Cet établissement est situé au milieu d'une belle propriété de 3 hectares appartenant à l'Œuvre antituberculeuse des Bouches-du-Rhône ; 45 enfants sains, dont le placement familial n'est pas réalisable, appartenant à des familles dont l'un des membres est contagieux, y sont logés, nourris et entretenus. Le prix de pension est de 90 francs par mois, les frais sont à la charge de l'Œuvre antituberculeuse, avec l'aide des subventions de l'Œuvre Grancher et du ministère. Le D^r d'Astros surveille l'établissement.

PRÉVENTORIUM DE LA GASTAUDE

A AUBAGNE

Cet établissement, situé à Aubagne, à 225 mètres d'altitude, a été fondé en 1919 par M. Marius Savon; bien exposé au midi, entouré de bois de pins, il comprend 35 lits réservés à des filles de six à quinze ans, non contagieuses, justiciables de la cure en préventorium ; le prix de journée est de 4 à 6 francs ; la durée du séjour n'est pas limitée.

Les demandes d'admission, accompagnées d'un certificat médical, devront être adressées à Sœur Anne-Thérèse, 50, rue de Clichy, à Paris ; pour les jeunes filles de Marseille, le certificat médical doit être établi au dispensaire, 10, rue du Jardin-des-Plantes, à Marseille. Le service médical est assuré par le Dr Parrel, médecin traitant, et le Dr Duchamp (de Marseille), médecin consultant.

ÉCOLE DE RÉÉDUCATION PROFESSIONNELLE

VILLA DE VALPRÉ

A SAINT-JOSEPH, près MARSEILLE

Cet établissement, au centre d'une grande propriété, est destiné à recevoir les plus grands garçons de l'Œuvre Grancher de Marseille, afin qu'ils puissent continuer leurs études en faisant de l'apprentissage agricole; douze enfants peuvent y être admis, à condition qu'ils soient sains, et appartiennent à des familles dont l'un des membres est tuberculeux.

La surveillance médicale de l'établissement est assurée par le D^r d'Astros.

SANATORIUMS MARITIMES :

SANATORIUM JEAN-MARTIN
A MARSEILLE

Le Sanatorium Jean-Martin est un établissement public administré par la Commission des hospices de Marseille, situé en bord de mer, 273, Promenade de la Corniche, à proximité de Marseille. Le médecin-chef est le Dr Olmer, professeur à l'École de médecine, médecin des hospices. L'établissement compte 38 lits et reçoit les garçons de six à douze ans et les filles de six à seize ans indigents atteints de tuberculose osseuse, ganglionnaire et péritonéale ; le séjour est gratuit.

L'examen médical d'entrée se fait à l'Hôtel-Dieu ou à l'hôpital de la Conception, par les médecins des hôpitaux.

SANATORIUM DE LA CHAUMIÈRE
A MONTREDON, près MARSEILLE

Ce petit établissement, œuvre privée, propriété de M. Fournier, est un villa bien située au bord de la mer, à Montredon, dans la banlieue de Marseille.

Il contient 14 lits réservés à des fillettes atteintes de tuberculose ganglionnaire ou osseuse.

L'établissement est dirigé par des Sœurs de Saint-Vincent-de-Paul ; un chirurgien et un médecin font des visites hebdomadaires. Le prix de séjour est de 100 francs par mois, payés par les familles ou par des œuvres.

SERVICE HOSPITALIER POUR TUBERCULEUX :

Marseille, à l'hôpital de la Conception : 130 lits.

ÉCOLE D'INFIRMIÈRES-VISITEUSES :

ÉCOLE DE MARSEILLE ET DU SUD-EST

Cette École fonctionne depuis 1920 sur le modèle de celle du Comité national ; son action s'étend aux départements des Bouches-du-Rhône, de l'Hérault, des Alpes-Maritimes, du Vaucluse, des Basses-Alpes, des Hautes-Alpes et de la Corse. L'enseignement y est donné par des professeurs de l'École de médecine de Marseille, et l'École est placée sous le patronage de l'œuvre antituberculeuse des Bouches-du-Rhône.

La durée des études est de deux ans ; toutefois, cette durée peut être réduite pour les élèves ayant déjà leur diplôme d'infirmière hospitalière, et ayant en outre fait un an de service dans les hôpitaux ; cette durée est augmentée suivant le règlement des Écoles reconnues pour la spécialité de l'hygiène de l'enfance (puériculture et hygiène scolaire).

Un certain nombre de bourses sont mises à la disposition de l'École, pour faciliter les études de personnes qui justifieraient de la nécessité d'une aide financière ; ces bourses proviennent du ministère de l'Hygiène et du Conseil général des Bouches-du-Rhône.

Les cours théoriques et les stages, conformes au programme élaboré par le Conseil de perfectionnement, sont donnés au siège de l'Œuvre antituberculeuse, 38, rue de la République ; les stages pratiques se font sous la direction d'une monitrice diplômée, dans les hôpitaux, les crèches, les dispensaires et les écoles.

Conditions d'admission : toute candidate devra adresser une demande d'admission à la directrice de l'École, et fournir les pièces suivantes :

1º Bulletin de naissance, certificat de vaccine, extrait du casier judiciaire, et photographie ;

2º Brevet d'enseignement primaire ou diplôme de fin d'études secondaires ;

3º Deux références sérieuses ;

4º Relevé des états de services accomplis dans les hôpitaux ou les ambulances, avec le carnet de stage de la première année d'études générales.

Les élèves dont les familles n'habitent pas Marseille, sont admises provisoirement au Foyer des infirmières, 26, rue des Héros, en attendant leur organisation définitive.

Toutes les demandes d'inscription doivent être adressées à Mme Oddo, secrétaire générale, 12, rue Dragon, Marseille.

CALVADOS

ORGANISATION DÉPARTEMENTALE :

Association.

Titre : Comité départemental d'hygiène sociale et de préservation antituberculeuse. — Siège social : Préfecture de Caen. Président : M. Lebailly ; secrétaire général : M. Badin.

DISPENSAIRES :

1. — Caen, 9, rue de l'Engannerie ; médecins : Drs Vigot et Lambert.

2. — Bayeux, impasse Prudhomme ; médecin : Dr Desprairies.

3. — Trouville, rue Cavée ; médecin : Dr Leneveu.

4. — Lisieux, 2, rue Roger-Aine ; médecin : Dr Degrenne.

5. — Honfleur, rue Boulard ; médecin : Dr Durel.

6. — Falaise, 14, rue Blucher ; médecins : Drs Chanteux et Calloué.

PRÉVENTORIUMS :

PRÉVENTORIUM PASTEUR

A SAINT-AUBIN-SUR-MER

Cet établissement présente tous les caractères d'un préventorium marin. Il est situé sur la plage, comprend de très beaux bâtiments avec terrasse, salles de douches, de bains, de jeux et de gymnastique, avec infirmerie indépendante et chauffage central. Il comprend 80 lits pour garçons âgés de quatre à treize ans, justiciables de la cure préventoriale ; les enfants contagieux et qui doivent garder le lit ne sont pas admis. Le prix de journée est de 8 francs, et dans ce prix est compris l'habillement. Les enfants continuent leurs études sous la direction de deux institutrices.

La direction médicale est assurée par le Dr A. Madet,

77, rue d'Amsterdam, à Paris, à qui il convient de s'adresser pour les admissions.

PRÉVENTORIUM DU MOLAY
Par LE MOLAY-LITTRY

Le Préventorium du Molay, situé à 1 800 mètres de la gare du Molay-Littry, sur la grande ligne de Paris-Cherbourg, est une vaste maison, à 8 kilomètres de la mer, dans cette partie du Calvados si fertile qu'on appelle « le Bessin ».

Près de la belle forêt de Cerizy, et protégé des vents du large par des espaces boisés et cultivés, il offre un air calme et fortifiant.

Le Dr Vernet en assure la surveillance médicale.

Dans le Préventorium, une école permet aux pensionnaires de recevoir une instruction sérieuse.

L'établissement comprend 30 lits réservés aux filles de cinq à dix-huit ans.

Le prix de la pension est de 7 francs par jour.

Pour l'admission, un certificat médical est nécessaire et devra indiquer que l'enfant n'est atteint d'aucune maladie contagieuse et qu'il a été vacciné.

S'adresser à Mme Louis Viellard, 62, rue de Courcelles, à Paris.

SANATORIUM MARITIME :

SANATORIUM DES ENFANTS HEUREUX
A SAINT-AUBIN-SUR-MER

Le Sanatorium des Enfants heureux, au manoir de Saint-Aubin-sur-Mer, est situé à 200 mètres de la mer, en pleine campagne, avec un jardin bien exposé.

Il a été fondé pour les enfants de la ville de Paris, des régions libérées et des grands centres industriels. Il compte 52 lits pour garçons de quatre à quatorze ans, dont 40 sont réservés à l'Office d'hygiène sociale de la Seine. Le prix de pension est de 7 francs.

Les enfants sont examinés à l'hôpital des Enfants-Malades, à Paris, et les soins chirurgicaux sont assurés par le Dr Quiquemelle.

Pour l'admission, s'adresser à l'Œuvre des « Enfants heureux », présidée par la princesse de Poix, siège social : 153, boulevard Haussmann, Paris, ou à l'Office d'hygiène sociale de la Seine, 9, place de l'Hôtel-de-Ville, à Paris, ou mieux aux dispensaires de la Seine appartenant à l'Office ou en liaison avec lui.

SERVICES HOSPITALIERS POUR TUBERCULEUX :

Caen, à l'hôpital : 60 lits.
Honfleur, à l'hôpital : 10 lits.
Lisieux, à l'hôpital : 10 lits.

CANTAL

ORGANISATION DÉPARTEMENTALE :

Association.
Titre : Comité départemental d'hygiène sociale et de préservation antituberculeuse. — Siège social : à la Préfecture. Président : Dr Girou, 11, avenue Gambetta, à Aurillac ; secrétaire : M. Rigal.

CHARENTE

ORGANISATION DÉPARTEMENTALE :

Service départemental.
Titre : Office départemental d'hygiène sociale et de préservation antituberculeuse. — Siège social : à la Préfecture. Président : le Préfet ; secrétaire général : M. Talbert.

DISPENSAIRES :

1. — Angoulême, 72, rue de Beaulieu ; médecins : Drs Gilson et Frousset.
2. — Cognac, 32, rue Porché ; médecin : Dr Harmand.
3. — Confolens, à l'hôpital ; médecin : Dr Défaut.

PRÉVENTORIUMS :

PRÉVENTORIUM DE CHARRAS

A CHARRAS

Cet établissement privé, tenu par M. Moullefarine, président du Comité d'assistance du dispensaire d'Angoulême, comprend 20 lits pour enfants et jeunes filles.

Le prix de pension est de 6 fr. 50 pour les enfants étrangers au département, il est gratuit pour les malades du dispensaire d'Angoulême.

Le service médical est assuré par les Drs Gilson et Heriard.

Pour les admissions s'adresser au dispensaire antituberculeux d'Angoulême 72, rue de Beaulieu.

PRÉVENTORIUM DE SAINT-FRAIGNE

Par AIGRE

Cet établissement privé appartient aux Sœurs de Sainte-Anne et comprend 30 lits et dortoirs, destinés à des garçons de cinq à douze ans.

Le prix de journée est de 4 fr. 50.

Pour les admissions, s'adresser à la Supérieure, directrice de l'établissement.

SERVICE HOSPITALIER POUR TUBERCULEUX :

Angoulême : 20 lits.

CHARENTE-INFÉRIEURE

ORGANISATION DÉPARTEMENTALE :

Association.

Titre : Comité d'hygiène sociale et de défense contre la tuberculose. — Siège social : à la Préfecture. Président : Dr Rastouil; secrétaire général : M. Picot.

DISPENSAIRES :

1. — La Rochelle, rue Thiers ; médecin : Dr Drouineau.
2. — Rochefort, hôpital civil ; médecin : Dr Drouineau.
3. — Saintes, hôpital ; médecin : Dr Roi.

PRÉVENTORIUMS :

LA MAISON DES ENFANTS

AU BOIS (Ile de Ré).

La Maison des Enfants, créée par la Ligue des Enfants de France (siège social : 50, rue Saint-André-des-Arts, Paris), est destinée aux garçons de six à dix ans et aux filles de six à douze ans, n'étant pas atteints de lésions tuberculeuses contagieuses ; elle est ouverte toute l'année ; la durée du séjour doit être de trois mois au moins ; le nombre de lits est de 50.

Les demandes d'admission doivent être adressées à Mme Stammler, vice-présidente de la Maison des Enfants, 3, square Alboni, Paris, ou à Mme Guiot, présidente, 24, avenue du Président-Wilson, Paris.

Le prix de pension est fixé à 180 francs par mois, payable d'avance par les parents des enfants ou leurs bienfaiteurs, entre les mains de M. Letonturier, trésorier, 280, boulevard Saint-Germain, Paris, ou de la trésorière adjointe.

Les demandes d'admission devront être accompagnées :

1º D'un bulletin indiquant l'état civil de l'enfant, ainsi que le nom et la résidence de ses parents ou protecteurs;

2º D'un certificat médical établissant l'état de santé de l'enfant.

Ne peuvent être admis les cas d'idiotie, épilepsie, chorée, paralysie infantile, incontinence d'urine, tuberculose pulmonaire ou ganglionnaire ouverte, tuberculose osseuse ou articulaire en évolution, affections contagieuses.

VILLA RICHELIEU

A LA ROCHELLE

Situé en bordure de la mer, entouré d'un parc, ce Préventorium maritime reçoit les garçons de six à douze ans, fils de militaires vivants ou décédés, atteints de lymphatisme, d'anémie, d'adénopathie trachéo-bronchique latente et inactive, d'adénites peu volumineuses non suppurées, absolument torpides, et ne nécessitant pas de soins particuliers, à l'exclusion des enfants atteints de tuberculose pulmonaire. Tout état fébriculaire ou subfébrile de quelque cause que ce soit, toute tuberculose pulmonaire même légère, toute tuberculose ganglionnaire externe de quelque importance, toute tuberculose articulaire ou osseuse, ouverte ou fermée, constituent des contre-indications formelles à l'admission, ainsi que les convalescences de maladies infectieuses, les affections nerveuses, l'incontinence d'urine, les entérites ou dyspepsies chroniques, les cardiopathies, les affections internes ou du cuir chevelu, les otites suppurées et la syphilis. Le nombre de lits est de 70 ; le prix de journée est de 7 francs ; les soins médicaux sont assurés par le Dr Dufour.

Les demandes d'admission doivent être adressées au secrétariat général de la S. B. M. à laquelle appartient l'établissement, et accompagnées d'un dossier social et médical, comprenant un acte de naissance, l'adresse de l'enfant, un questionnaire de modèle spécial, ainsi qu'un engagement de reprendre l'enfant s'il est établi que son cas n'est pas justiciable du Préventorium. Ce dossier est examiné par le médecin du Préventorium qui se prononce en dernier ressort sur l'admission.

PRÉVENTORIUM LANNELONGUE
A SAINT-TROJAN (ILE D'OLÉRON).

Cet établissement, installé dans le centre d'aviation navale américaine de Saint-Trojan considérablement modifié et amélioré, a été affecté par l'Office public d'hygiène sociale de la Seine à un Préventorium marin.

Il reçoit les garçons de six à seize ans atteints : 1º de tuberculose externe ne nécessitant aucune intervention chirurgicale et n'ayant causé aucune déformation entraînant une infirmité ou une impotence fonctionnelle notable ; 2º d'adénopathies externes suppurées ou non, mais ne comportant que de petites interventions ou pansements simples ; 3º d'adénopathie trachéo-bronchique à forme torpide, sans fièvre, et en général ne présentant aucune contre-indication à la cure marine.

Ce Préventorium se trouve en bordure de la mer, sur la côte Sud de l'île d'Oléron, à la lisière d'une forêt de pins, entouré lui-même d'une zone étendue de protection.

Il comprend une série de pavillons à double paroi, avec chauffage central, électricité, dont les uns sont affectés aux services généraux, cuisine, réfectoires, etc., et au logement du personnel, et dont les autres, au milieu de la verdure et des arbres, servent de dortoirs aux enfants. A distance des pavillons des dortoirs et des services, se trouvent un lazaret où les arrivants sont maintenus en observation et isolés des autres pensionnaires du Préventorium pendant dix-huit à vingt jours, une infirmerie avec pharmacie, laboratoire de bactériologie, — l'installation de la radioscopie est à l'étude, — un pavillon d'isolement pour les contagieux éventuels. L'ancien hangar à hydravions, ouvert sur la mer, éclairé l'hiver par de fortes lampes électriques, offre un très vaste espace couvert qui permet aux enfants de vivre en plein air même par le mauvais temps.

Le régime général des enfants comporte l'aération continue, l'héliothérapie, la douche quotidienne, la cure de repos, la gymnastique, l'école en plein air, les jeux sur la plage ou dans les pins selon la direction des vents.

Quatre infirmières assurent les soins quotidiens, les

douches, la surveillance, les cures ; des institutrices sont chargées de l'exécution du travail scolaire, tous les enfants chaque quinzaine sont pesés et subissent un examen médical complet.

L'établissement comprénd 275 lits, sans compter les lits d'isolement, d'infirmerie et de lazaret ; il est uniquement destiné aux enfants proposés par les dispensaires de l'Office public d'hygiène sociale de la Seine. Le séjour est gratuit ou les frais sont proportionnés aux ressources des familles.

Le médecin-directeur est le D#r E. Canac.

COLONIE SANITAIRE DE TONNAY-CHARENTE.

Située à 6 kilomètres de Rochefort, sur un coteau en pente douce, au pied duquel passe la Charente, la Colonie sanitaire de Tonnay-Charente jouit d'un climat tempéré et de conditions hygiéniques particulièrement favorables à sa destination.

La Colonie, premier établissement antituberculeux destiné à l'armée, fondé et géré par l'U. F. F., contient 56 lits et une infirmerie de 4 lits.

Les malades y reçoivent, outre les soins que nécessite leur état, l'instruction antituberculeuse et anti-alcoolique en même temps que l'instruction agricole, maraîchère, fruitière et florale.

Les sujets admis dans la Colonie ont été, depuis sa fondation en 1913, exclusivement des hommes envoyés directement par l'autorité militaire et prédisposés à faire des lésions tuberculeuses.

Ils sont choisis de préférence parmi les hommes sans famille et sans ressources, dans tous les corps d'armée.

La durée du séjour n'est pas limitée.

Les tuberculeux contagieux sont exclus et seuls y sont admis les hommes qui, en raison de leur mauvais état général, sont susceptibles de bénéficier de la cure d'air, de repos et de travail.

SANATORIUM MARITIME :

SANATORIUM DE SAINT-TROJAN
ILE D'OLÉRON

Le Sanatorium de Saint-Trojan appartient à l'Œuvre des Sanatoriums maritimes pour enfants, œuvre privée reconnue d'utilité publique et présidée par MM. les professeurs Quénu et Chauffard.

Cet établissement est situé au bord de la mer, sur la côte est de l'île d'Oléron, abrité contre les vents du large par une épaisse forêt de pins d'une longueur de 10 kilomètres et d'une largeur de 4 à 5 kilomètres. Le climat y est très doux, rappelant celui du Midi, avec les écarts de température journaliers en moins. L'agglomération la plus proche est distante de 2 kilomètres et est constituée par une bourgade de 800 à 900 personnes. Le médecin-chef est le Dr Chabannes, qui remplit les fonctions de directeur de l'établissement et de médecin traitant.

L'établissement compte 300 lits pour enfants des deux sexes de trois à quatorze ans. On y reçoit les enfants de toute la France, mais ils viennent principalement des régions de Paris, Limoges, Angoulême, Poitiers, Niort et La Rochelle.

La durée moyenne du séjour est de deux cent soixante-treize jours.

Le Sanatorium reçoit les enfants atteints de tuberculose osseuse ou ostéo-articulaire, d'adénopathies, de péritonite tuberculeuse, d'adémie, de rachitisme, à l'exception des tuberculoses ouvertes des poumons.

Les admissions sont réservées aux enfants secourus par les ministères, l'Assistance publique de Paris, les départements, les bureaux de bienfaisance, et aux enfants dont les familles peuvent payer la pension, qui est de 7 francs par jour et comprend la nourriture, l'habillement et tous les soins médicaux et chirurgicaux.

Les demandes d'admission doivent être adressées au secrétaire général de l'Œuvre, 62, rue de Miromesnil, Paris, accompagnées des pièces suivantes :

1º Un bulletin administratif indiquant l'état civil complet des enfants ;

2º Un bulletin médical rédigé par le médecin traitant de l'enfant, spécifiant la nature et la marche de la maladie et qu'il n'est pas atteint d'une maladie contagieuse ;

3º Pour les enfants secourus, un arrêté ou une décision administrative relative à leur placement au Sanatorium.

SERVICE HOSPITALIER DE TUBERCULEUX :

La Rochelle, à l'hôpital : 46 lits.

CHER

ORGANISATION DÉPARTEMENTALE :

Association.

Titre : Alliance d'hygiène sociale du Cher. — Siège social : 2, rue Fulton, Bourges. Président : Marquis de Vogüé ; secrétaire général : M. Nancey.

DISPENSAIRES :

1. — Bourges, 2, rue Fulton ; médecin : Drs Lantier, Gauchery, Potheau.

2. — Vierzon, à l'hôpital ; médecin : Dr Duval.

3. — La Guerche, à l'hôpital ; médecin : Dr Pallagot.

4. — Saint-Amand, à l'hôpital ; médecin : Dr Fouratier.

5. — Châteaumeillant, à l'hôpital ; médecin : Dr Tourraton.

6. — Sancerre, à l'hôpital ; médecin : Dr Malfuson.

7. — Aubigny, à l'hôpital ; médecin : Dr Hodeau.

8. — Lignières, à l'hôpital ; médecin : Dr Giraud.

PLACEMENT FAMILIAL :

Œuvre Grancher de Bourges. Président : Marquis de Vogüé ; secrétaire : M. Cochet, 82 *bis*, rue de Dun, à Bourges.

Foyer de placement de l'Œuvre parisienne de Grancher : à Néronde.

Centre de placement de l'Œuvre des Tout-Petits, à Argent, avec un poste secondaire à Blancafort.

Par suite d'un contrat passé avec l'Alliance d'hygiène sociale du Cher, l'Œuvre du placement familial des Tout-Petits reçoit les enfants de ce département.

SERVICE HOSPITALIER POUR TUBERCULEUX :

Bourges : Pavillon annexe dépendant de l'Hôtel-Dieu : 20 lits.

CONSTANTINE

ORGANISATION DÉPARTEMENTALE :

Service départemental.

Titre : Dispensaire départemental d'hygiène sociale. — Siège social : à la Préfecture. Président : M. le Préfet.

DISPENSAIRE :

1. — Constantine, rue Ali-Moussa ; médecin : Dr Piquet.

PLACEMENT FAMILIAL :

Œuvre Grancher de Constantine. — Siège social : à la Préfecture. Président : M. le Préfet ; secrétaire général : Dr Piquet.

CORRÈZE

ORGANISATION DÉPARTEMENTALE :
Néant.

PRÉVENTORIUMS :

PRÉVENTORIUM DE SERVIÈRES LE CHATEAU

Cet établissement départemental, installé dans un ancien séminaire, peut recevoir 120 garçons d'âge scolaire. Médecin-directeur : Dr Filhol. Pour les admissions, s'adresser à la Préfecture de la Corrèze ou aux Dispensaires de l'O. P. H. S. de la Seine qui y dispose de 60 lits.

PRÉVENTORIUM DU GLANDIER
Par BESSAC

Ce Préventorium, qui comprend 319 lits, appartient à l'Office public d'hygiène sociale de la Seine, 9, place de l'Hôtel-de-Ville, Paris (IVe), et est exclusivement réservé aux malades du sexe féminin de ce département. Il reçoit : 1º des adultes, jeunes filles et jeunes femmes au-dessus de quinze ans atteintes de tuberculoses fermées, ganglionnaire, pleurale, trachéo-bronchique, non fébricitantes ; convalescentes d'épisodes révélateurs ou de poussées congestives après traitement en sanatorium et susceptibles de faire une cure efficace de rééducation au travail; exposées à la contagion tuberculeuse familiale et présentant une défaillance de l'état général ;

2º Des fillettes de six à treize ans, présentant les indications habituelles de la cure de préventorium.

Il est divisé en trois parties distinctes :

A. *Préventorium d'enfants.* — Il comprend 80 lits affectés aux fillettes de six à treize ans.

B. *Préventorium pour adultes.* — Il comprend 120 lits affectés aux adultes du sexe féminin, de quinze ans et au-dessus.

C. *Maisons familiales.* — Cette partie comprend 119 lits, répartis dans 17 pavillons, constituant chacun une « maison familiale ». Chaque maison comprend 7 lits affectés à six enfants, dont deux adolescentes de treize à quinze ans, et une adulte qui sert de monitrice ; l'ensemble forme une petite famille qui vit dans son pavillon avec une certaine indépendance. Ces maisons sont plus particulièrement réser-vées aux malades dont l'état réclame un séjour prolongé au delà de la durée moyenne du traitement, qui est de quatre mois.

Cet établissement possède, en outre, une infirmerie de 25 lits, dont 16 pour isolement ; il possède une installation hydrothérapique et des laboratoires de bactériologie et de radioscopie ; le chauffage central et l'éclairage électrique y sont installés.

L'enseignement primaire est assuré par deux institutrices, et les classes se font d'ordinaire en plein air.

Indépendamment des cours, jardins et larges allées de l'établissement, une prairie de 4 hectares, située à 200 mètres sur le versant sud-ouest d'un coteau, et entourée de bois, est réservée aux malades comme terrain de cure pendant la belle saison ; une rivière la borde, qui permet les baignades en été.

Le service médical est assuré par le Dr Cara, médecin-directeur.

Pour les admissions, s'adresser à l'O. P. H. S., ou mieux aux dispensaires de la Seine appartenant à l'Office ou en liaison avec lui.

ÉCOLE DE RÉÉDUCATION PROFESSIONNELLE :

ÉCOLE SANITAIRE RURALE DE BOULOU-LES-ROSES

Par TURENNE

L'École sanitaire de Boulou-les-Roses est un établis-sement public réservé aux réformés n° 1 et administré par l'Office national des mutilés et réformés, 6, boulevard des Invalides, Paris, qui prononce les admissions.

Cet établissement, qui compte 70 lits, répartis dans des chambres de 2 à 6 lits, est situé dans un climat doux, dans un pays pittoresque et fertile, entouré de bois et bien protégé contre les vents.

Le médecin-chef est M. le Dr Lafont, aidé d'une infirmière diplômée.

Sont admis les réformés n° 1 tuberculeux pulmonaires, guéris ou très améliorés et dont l'état de santé leur permet d'apprendre un métier agricole. L'établissement reçoit des malades de toute la France.

L'établissement comprend une propriété de 40 hectares environ, dont 30 en prairies naturelles, ou en terres cultivées. On y enseigne l'agriculture, la culture potagère et accessoirement la culture florale, divers élevages (lapins, volailles, abeilles, porcs) et la vannerie. Une ferme modèle est installée avec une laiterie. L'enseignement régulier comprend des cours théoriques, des séances de travaux pratiques, et des causeries d'hygiène antituberculeuse.

Pour y être admis, les candidats doivent présenter l'aptitude physique nécessaire pour suivre un entraînement progressif au travail et prendre l'engagement de se livrer aux travaux agricoles.

CORSE

ORGANISATION DÉPARTEMENTALE :

Association.

Titre : Office public départemental de défense contre la tuberculose. — Siège social : à la Préfecture. Président : M. le Préfet ; secrétaire général : Dr Pitti-Ferrandi.

DISPENSAIRES :

1. — Ajaccio, 24, cours Napoléon ; médecin : Dr Cuttoli.

2. — Bastia, Nouveau Port ; médecin : Dr Pitti-Ferrandi.
3. — Corte, Nouvelle Traverse ; médecin : Dr Orsatelli.
4. — Propriano, à la mairie ; médecin : Dr Poli.

COTE-D'OR

ORGANISATION DÉPARTEMENTALE :

Association.

Titre : Comité départemental d'hygiène sociale et de lutte antituberculeuse. — Siège social: à l'Institut d'hygiène et de bactériologie, avenue Victor-Hugo. Président : Dr Boursot ; secrétaire général : Dr Charpentier.

DISPENSAIRES :

1. — Dijon, 1, rue de la Prévôté, médecins : Drs Sotty et Guillemard.
2. — Beaune, 12, rue Notre-Dame ; médecin : Dr Sirot.
3. — Chatillon-sur-Seine, 1, rue Charles-Ronot ; médecin : Dr Bourrée.
4. — Montbard, à l'usine des Corps Creux ; médecin : Dr Richard.

PLACEMENT FAMILIAL :

Œuvre Grancher de Dijon. Président : M. du Parc ; secrétaire général : Dr Sotty, 3, place de la Banque, Dijon.

PRÉVENTORIUM :

PRÉVENTORIUM DE LA PROVIDENCE

Cet établissement, situé 77, rue de Talant, à Dijon, a été organisé en mai 1924 par la Société hospitalière de la Providence, œuvre privée, dans de vastes bâtiments élevés en pleine campagne, à 2 kilomètres de Dijon, sur les pentes d'une colline dominant la ville.

Il possède 40 lits, réservés aux fillettes de quatre à douze ans, de toute la France, présentant des ganglions, des adénopathies trachéo-bronchiques inactives, des insuffisances de développement thoracique et exposées à la contagion tuberculeuse.

Les enfants atteints d'affections pulmonaires, osseuses ou articulaires en évolution en sont exclus.

Le traitement consiste en bains de soleil, gymnastique respiratoire, jeux au grand air, sous la direction du Dr Guillemard, médecin adjoint du dispensaire antituberculeux de Dijon, et sous la surveillance d'une infirmière-visiteuse diplômée et de monitrices de gymnastique.

Pour l'admission, adresser à Mme la directrice du Préventorium, 77, rue de Talant, à Dijon, les demandes d'admission accompagnées d'un certificat du médecin traitant, et du bulletin de naissance.

COTES-DU-NORD

ORGANISATION DÉPARTEMENTALE :

Association.

Titre : Œuvre antituberculeuse des Côtes-du-Nord. — Siège social : 76, rue de Quintin, Saint-Brieuc. Président : M. de Kerguezec ; secrétaire général : Dr Violette.

DISPENSAIRES :

1. — Saint-Brieuc, 76, rue de Quintin (en annexe de l'hôpital) ; médecin : Dr Violette.

2. — Quintin, rue des Douves ; médecin : Dr Bouchez.

3. — Dinan, Jardin anglais ; médecin : Dr Gautier.

4. — Lannion, route de Ploubezre ; médecin : D^r Le Foll.

5 — Chatelaudren, rue du Lingoyer ; médecin : Dr Jego.

6. — Guingamp, rue des Salles ; médecin : Dr Riou.

7. — Loudéac, rue Saint-Joseph ; médecin : Dr Jouannic.

8. — Tréguier (en annexe de l'hôpital) ; médecin : Dr Etesse.

9. — Paimpol (en annexe de l'hôtel de ville) ; médecin : Dr Herviault.

10. — Lamballe (à l'hôpital) ; médecin : Dr Paillard.

PLACEMENT FAMILIAL :

Œuvre Grancher de Saint-Brieuc. Président : Dr Herbault, 17, rue des Capucines ; secrétaire général : M. Le Normand, 1 *bis*, boulevard Lamartine, Saint-Brieuc.

PRÉVENTORIUM :

VILLA FRANÇOISE

A CRÉHEN, par PLANCOET

Ce petit établissement, qui appartient à la Marquise de la Bégassière, est situé à Créhen, par Plancoët, à 2 kilomètres de la mer.

Il comprend 12 lits qui sont destinés à des jeunes filles du département, de sept à dix-sept ans, non contagieuses, non fébricitantes et atteintes d'une forme bénigne latente et curable de tuberculose (adénopathies inactives, séquelles de pleurésie, tuberculoses externes bénignes, non suppurées et non justiciables d'un traitement chirurgical) et appartenant pour la plupart à des familles dont l'un des membres est tuberculeux.

Le fonctionnement de cet établissement absolument privé est assuré par la Marquise de la Bégassière, 78, avenue Malakoff, Paris (XVIe), à qui il convient d'adresser les demandes d'admission.

Les frais de séjour sont gratuits ou proportionnés aux ressources des familles.

Le service médical est assuré par le Dr Petitpas (de Plancoët).

SANATORIUM MARITIME :

SANATORIUM DE TRESTREL

Cet établissement est situé auprès de Trévoux, au bord d'une plage de 2 kilomètres d'étendue.

Il appartient au Comité départemental des Pupilles de la Nation du département des Côtes-du-Nord. Il reçoit les pupilles des deux sexes de trois à quinze ans. Le nombre de lits est actuellement de 38.

Le médecin-directeur est le Dr Etesse (de Tréguier). Les demandes d'admission doivent être adressées au secrétariat général du Comité départemental des pupilles, à la Préfecture.

Une nouvelle construction portera à 300 le nombre des lits.

SERVICE HOSPITALIER POUR TUBERCULEUX :

Saint-Brieuc, Dinan, Loudéac, Guingamp : 105 lits.

CREUSE

ORGANISATION DÉPARTEMENTALE :

Néant.

SANATORIUM :

SANATORIUM DE SAINTE-FEYRE

L'établissement de Sainte-Feyre, sur la ligne de Saint-Sulpice-Laurière à Montluçon, est un Sanatorium assimilé, réservé exclusivement aux membres de l'Enseignement primaire.

Il a été fondé en 1902 par l'Union nationale des Sociétés de secours mutuels et des Associations amicales d'instituteurs et d'institutrices.

Il est situé sur les flancs du puy de Gaudy, dans la commune de Sainte-Feyre, à 490 mètres d'altitude, orienté au midi et protégé des vents du nord par le puy de Gaudy dont le sommet atteint 651 mètres.

Les chambres et galeries de cure de la façade jouissent d'une vue superbe sur une forêt immense à proximité du Sanatorium, l'air y est pur et vif. Les eaux d'alimentation proviennent de sources qui jaillissent du flanc du puy de Gaudy et sont d'une grande pureté.

L'établissement compte 51 chambres pour instituteurs et 51 chambres pour institutrices. Au centre se trouve une vaste salle à manger commune, au-dessus d'une salle de réunion

Les instituteurs et institutrices désirant entrer au Sanatorium doivent adresser une demande au médecin-chef, le Dr Berthelon, en y joignant :

1º Un bulletin de naissance (sur papier libre) ;

2º Un engagement de subvenir aux frais de la cure ;

3º Une note indiquant s'ils font partie ou non de la Société de secours mutuels des instituteurs de leur département.

Il leur est envoyé une formule de questionnaire qu'ils remettent à leur médecin traitant ; celui-ci, après avoir rempli ce questionnaire, l'expédie lui-même directement au médecin-directeur du Sanatorium.

Le prix de pension est fixé provisoirement à 12 francs par jour pour les membres des Sociétés de secours mutuels affiliées à l'Union. Les instituteurs et institutrices n'appartenant pas à ces Sociétés peuvent également être reçus au Sanatorium dans la mesure des places disponibles, mais le prix de pension est pour eux variable et égal au prix de revient de la journée de malade pendant le semestre qui a précédé leur entrée à l'établissement.

DORDOGNE

ORGANISATION DÉPARTEMENTALE :
Néant.

DISPENSAIRE :
Périgueux (Dispensaire type public).

DOUBS

ORGANISATION DÉPARTEMENTALE :
Association.
Titre : Office départemental d'hygiène sociale et de pré-
servation antituberculeuse. — Siège social : Préfecture de
Bésançon. Président : M. de Moustier ; secrétaire général :
Dr Maréchal.

DISPENSAIRES :
1. — Besançon, 14, rue Proudhon ; médecin : Dr Daguet.
2. — Montbéliard, à l'ancien hôpital, salle Pasteur ;
médecin : Dr Pfister.
3. — Pontarlier, au champ de foire ; médecin : Dr Bou-
veret.

PLACEMENT FAMILIAL :
Filiale de Besançon de l'Œuvre Grancher. Président :
Dr Richard, 116, Grande-Rue, à Besançon ; secrétaire géné-
ral : Dr Maurice Coillot, 26, Grande-Rue, à Besançon.

PRÉVENTORIUMS :

LA PROVIDENCE DES ENFANTS

A BELLEVUE, par BESANÇON

Cet établissement est situé à 3 kilomètres de Besançon, sur la crête des Monts-Boucons. Il comprend, outre la maison d'habitation et les communs, un beau parc, une petite ferme, le tout s'étendant sur une étendue de 10 hectares. Le **but** de l'œuvre est de recueillir les enfants de tuberculeux, privés de soins et en danger de contamination au foyer familial.

La maison est divisée en deux parties suivant l'âge des enfants : le rez-de-chaussée est spécialement consacré aux aux enfants au-dessous de deux ans, c'est la pouponnière qui contient 25 berceaux et 25 lits pour enfants de deux à quatre ans ; le premier étage, affecté aux enfants de quatre à sept ans, comprend deux dortoirs de 25 lits, l'un pour les garçons, l'autre pour les filles ; l'établissement contient au total 100 lits.

Un minimum de 4 francs par jour est toujours exigé des Sociétés ou des particuliers qui présentent les enfants.

La maison réserve les deux tiers des lits aux enfants de Franche-Comté et de Besançon. — Pour les admissions, s'adresser à la directrice de l'établissement.

PRÉVENTORIUM DE PALENTE

Près BESANÇON

Cet établissement, constitué par quatre baraquements, comprend 125 lits pour garçons de six à treize ans et fillettes de six à quinze ans ; il n'est ouvert que de mai à octobre.

Le prix de journée est de 6 francs.

LES SALINS DE BRÉGILLE

Près BESANÇON

Ils comprennent 210 lits répartis en trois établissements : Brégille, destiné aux filles de cinq à quatorze ans ; Superbrégille destiné aux garçons de cinq à quatorze ans, et une maison de repos pour jeunes filles à partir de quinze ans ; ils ne sont ouverts que de mai à octobre.

Le prix de journée est de 7 francs.

SANATORIUM :

SANATORIUM DE VILLENEUVE-D'AMONT
Par LEVIER

Ce Sanatorium populaire privé, ancienne station sanitaire, est situé à 700 mètres d'altitude et comprend un bâtiment pour tuberculeux contagieux et un autre pour non contagieux ; ces deux bâtiments sont séparés par une route et une esplanade où chacun a ses galeries de cure bien abritées, avec une forêt de sapins à proximité. L'agglomération la plus proche est le village de Villeneuve, de 280 habitants.

L'établissement compte 70 lits. Le prix de journée est de 13 fr. 50 et la durée de séjour varie entre trois et douze mois.

Il reçoit les malades atteints de tuberculose pulmonaire à tous les degrés, sauf les cachectiques avancés et les tuberculoses osseuses non justiciables d'intervention chirurgicale et pouvant bénéficier de l'héliothérapie.

L'examen médical d'entrée est fait par le Dr Ducrot d'après le dossier du malade envoyé par son médecin au préfet du Doubs.

L'établissement reçoit les hommes et les adolescents à partir de quinze ans, quel que soit leur département d'origine.

Il appartient à la Ligue antituberculeuse de Franche-Comté, et est en liaison avec les Dispensaires antituberculeux du département.

SERVICE HOSPITALIER POUR TUBERCULEUX :

Besançon : 50 lits.

DROME

ORGANISATION DÉPARTEMENTALE :

Association.

Titre : Comité départemental d'assistance et de préservation antituberculeuse. — Siège social : Préfecture de Valence. Secrétaire général : M. Aubert.

DISPENSAIRES :

1 — Valence, 6, rue du Musée ; médecin : Dr Perrier.
2. — Crest, rue des Colonnes ; médecin : Dr Ricateau.
3. — Montélimar, à l'hôpital ; médecin : Dr Imbert.

EURE

ORGANISATION DÉPARTEMENTALE :

Association.

Titre : Comité départemental antituberculeux. — Siège social : 24, rue Isambard, Évreux. Président : M. Besnier ; secrétaire général : M. Bodin.

DISPENSAIRES :

1. — Evreux, 24, rue Isambard ; médecin : Dr Thirard.
2. — Louviers, 7, rue Tournante ; médecins : Drs Hartmann et Reppel.
3. — Bernay, en annexe de l'hôpital ; médecin : Dr Saucier.

SANATORIUM :

SANATORIUM D'ÉCOUIS
A ÉCOUIS

Cet établissement, qui appartient au département, est
en voie d'organisation et comprendra 100 lits ; il ne recevra
que des malades originaires du département. La date d'ou-
verture ne peut encore être fixée.

SERVICE HOSPITALIER POUR TUBERCULEUX :
Bernay : 20 lits.

EURE-ET-LOIR

ORGANISATION DÉPARTEMENTALE :
Association.
Titre : Office départemental d'hygiène sociale et de pré-
servation antituberculeuse. — Siège social : 3, rue des Crépi-
nières, Chartres. Président : Dr Méry ; vice-président :
D^r De Fourmestraux.

DISPENSAIRES :
Médecins des dispensaires : Drs Breffeil, Mariani et Rollin.
1. — Chartres, à l'hôpital ; médecin : Dr Bouchard.
2. — Dreux, à l'hôpital ; médecin : Dr Breffeil.
3. — Châteaudun, boulevard Grindelle ; médecin : Dr Mariani.
4. — Nogent-le-Rotrou, rue Sully ; médecin : Dr Rollin.
5. — Saint-Rémi-sur-Avre, par Nonancourt ; médecin :
Dr Breffeil.
6. — Auneau, à l'hôpital ; médecin : Dr Mariani.
7. — Courville, à l'hôpital ; médecin : Dr Durand.
8. — Épernon, à la mairie ; deux médecins locaux.
9. — Illiers, rue de Chartres   médecin : Dr Mariani.

10. — Janville, à l'hôpital ; médecin : Dr Mariani.

11. — Maintenon, place de l'Église ; médecin : Dr Breffeil.

12. — Voves, à l'hôpital ; médecin : Dr Cavard.

13. — Anet, à l'hôpital ; médecin : Dr Breffeil.

14. — Châteauneuf, rue Hubert-Laltain ; médecin : Dr Breffeil.

15. — Nogent-le-Roi, à la mairie ; médecin : Dr Breffeil

16. — Brou, à l'hôpital ; médecin : Dr Mariani.

17. — Cloys, à l'hôpital ; médecin : Dr Mariani.

18. — Bonneval, à l'hôpital ; médecin : Dr Mariani.

19. — Orgères, à l'hôpital ; médecin : Dr Mariani.

20. — La Loupe, à l'hôpital ; médecin : Dr Rollin.

21. — Thiron, à l'hôpital ; médecin : Dr Rollin.

22. — Authon, à l'hôpital ; médecin : Dr Sédillot.

PLACEMENT COLLECTIF :

LE NID DES BOIS D'AUTHON-DU-PERCHE ET DE MANOU

Ces établissements, qui dépendent de l'Œuvre de la Maison maternelle, dirigée par Mlle Koppe, reçoivent des enfants sains en contact de cohabitation avec des tuberculeux contagieux.

La maison d'Authon-du-Perche réserve à l'Office d'hygiène sociale de la Seine 40 lits pour garçons de six à huit ans et demi, celle de Manou 40 lits pour filles de six à treize ans.

Les frais de séjour sont gratuits ou proportionnés aux ressources des familles. — Pour les admissions, s'adresser à l'Office public d'hygiène sociale de la Seine, ou mieux aux Dispensaires qui en dépendent.

PRÉVENTORIUMS :

PRÉVENTORIUM DE FONTAINE-BOUILLANT

A FONTAINE-BOUILLANT, près de CHARTRES

Situé à une altitude de 155 mètres sur un plateau traversé par l'Eure, dans une région boisée des plaines de la

Beauce, le Préventorium de Fontaine-Bouillant est un établissement qui dépend de l'Office public d'hygiène sociale de la Seine et est destiné à des fillettes de six à treize ans présentant des signes de tuberculose occulte, non évolutive. En principe, une indemnité est demandée aux familles suivant leurs ressources.

Ce Préventorium peut recevoir 25 enfants en hiver, 35 en été. Il est dirigé par Mlle Foucteau ; le Dr Vaillant, de Chartres, en assure la surveillance médicale ; l'administration est celle de l'Office public d'hygiène sociale de la Seine. Pour les admissions, s'adresser à cet Office où, mieux, aux Dispensaires de la Seine qui en dépendant ou sont en liaison avec lui.

SERVICES HOSPITALIERS POUR TUBERCULEUX :

Chartres, hospice Saint-Brice : 50 lits.
Dreux, pavillon spécial de l'hôpital : 37 lits.

FINISTÈRE

ORGANISATION DÉPARTEMENTALE :

Association.
Titre : Comité départemental de lutte antituberculeuse. — Siège social : à la Préfecture. Président : Comte de Guébriant ; secrétaire général : Dr Quelmé.

DISPENSAIRES :

1. — Brest-Kéroriou ; médecin : Dr Bodros.

1re Circonscription : Dr Lacombe, à Brest. — 2. Lambezellec. — 3. Landerneau. — 4. Lesneven. — 5. Ploudalmezeau. — 6. Lannilis. — 7. Landivisiau.
2e Circonscription : Dr Maynou, à Morlaix. — 8. Morlaix. — 9. Saint-Pol-de-Léon. — 10. Roscoff. — 11. Plouescat. — 12. Lamneur. — 13. Carhaix. — 14. Le Huelgoat-
3e Circonscription : Dr Morand, à Quimper. — 15. Quim.

per. — 16. Rosporden. — 17. Concarneau. — 18. Douarnenez. — 19. Audierne. — 20. Pont-l'Abbé.

4ᵉ Circonscription : Dʳ Penther, à Quimper. — 21. Châteaulin. — 22. Châteauneuf-du-Faou. — 23. Crozon. — 24. Quimperlé.

En outre ont lieu des consultations volantes :

1ʳᵉ Circonscription : Plougastel, Daoulas, Saint-Renan, Sizun.

2ᵉ Circonscription : Taule, Berven, Plougasnou.

3ᵉ Circonscription : Plougastel-Saint-Germain, La Forêt Fouesnant, Tregunc, Guilvinec.

4ᵉ Circonscription : Pleyben, Coray, Argol, Camaret, Bannalec.

PLACEMENT FAMILIAL :

Filliale de l'Œuvre Grancher du Finistère et de Morlaix. Président : Dʳ Prouff, à Morlaix.

PRÉVENTORIUMS :

PRÉVENTORIUM DE KER-BUGALÉ
A DOUARNENEZ

Le Préventorium de Ker-Bugalé, situé à Douarnenez, au bord de la mer, comprend 40 lits, pour enfants des deux sexes de trois à douze ans, justiciables de la cure préventoriale et appartenant de préférence à des familles de petits employés ou de petits fonctionnaires. Le prix de journée varie de 6 à 15 francs par jour, suivant le régime et les chambres. Les demandes d'admission, auxquelles seront joints un certificat de naissance, un certificat de vaccine et un certificat médical constatant l'état de santé de l'enfant, doivent être adressées à Mˡˡᵉ Sirodot, à Douarnenez. Le Dʳ Mével est chargé du service médical.

PRÉVENTORIUM DE PONTPLAINCOËT

A PLOUGASNOU

Ce Préventorium, situé à Plougasnou, à 2 kilomètres de la mer, au milieu d'un petit parc boisé entouré de prairi s, sur la ligne de Morlaix à Primel, a été loué par M. Ernest May et mis par lui à la disposition du Comité départemental du Finistère.

Il comprend 36 lits, réservés aux enfants indigents du département (garçons de trois à dix ans, filles de trois à quinze ans) appartenant à des familles dont l'un des membres est tuberculeux, non contagieux, atteints de tuberculose occulte ou ne présentant qu'une forme bénigne de la maladie caractérisée par des adénopathies inactives ou des séquelles de pleurésie, et que leur état rend particulièrement sensibles aux surinfections bacillaires.

Les demandes de placement sont faites par les dispensaires du département, qui établissent le dossier, composé d'un extrait de l'acte de naissance, d'un certificat médical, et d'un engagement de la famille ou de son représentant de verser une partie du prix de pension.

Ce prix de pension est de 5 francs, dont plus de la moitié est à la charge du Comité départemental.

Le D\r Hamon (de Plougasnou) assure le service médical de l'établissement

SANATORIUMS :

SANATORIUM DE GUERVÉNAN

A PLOUGONVEN

Le Sanatorium public de Guervénan, à Plougonven, a été créé par le Conseil général du Finistère avec participation de l'État.

Bâti à flanc de coteau, à une altitude de 125 mètres environ, il occupe un site superbe d'où la vue s'étend à plus de 3 kilomètres sur les belles collines de l'Arrez. Des sapinières l'abritent contre les vents d'ouest, fréquents et assez vifs dans la région. Les locaux réservés aux malades sont orientés vers le sud.

L'établissement réalise les conditions d'isolement nécessaires, à 2 kilomètres du bourg de Plougonven, à 10 kilomètres de la petite ville de Morlaix, loin de toute agglomération et de toute voie fréquentée.

La propriété comprend 67 hectares, dont une partie réservée à la culture. Le Sanatorium proprement dit occupe actuellement, avec ses six pavillons, une étendue de 12 hectares coupés de vastes pelouses, de jardins du type français, d'allées couvertes et de bosquets. Dans ce vaste domaine, la répartition des bâtiments en quinconce a permis d'assurer à chaque pavillon le maximum d'aération.

Les pavillons des malades sont actuellement au nombre de neuf. Le programme en comporte trois autres qui seront occupés par des malades du sexe féminin, payants, de condition moyenne.

Chaque pavillon a été disposé pour recevoir 32 lits ; neuf pavillons sont actuellement en fonctionnement (soit un total de 290 lits) : trois sont réservés aux malades adultes ; deux aux pupilles de la Nation ; un dernier enfin aux enfants de l'Assistance publique ou de condition moyenne. L'isolement peut être pratiqué dans une infirmerie comportant huit petites chambres séparées du nord par un couloir de $1^m,20$.

Le Sanatorium reçoit exclusivement des malades du département du Finistère, au prix de journée de 13 francs.

Le D^r Le Page est médecin-directeur de l'établissement.

SANATORIUM DE LA GARENNE

AU HUELGOAT

Ce Sanatorium privé est situé sur la ligne de Morlaix à Carhaix, dans un parc de 4 hectares avec une vue magnifique, entre les monts d'Arrée et les montagnes Noires, à 225 mètres d'altitude. Il appartient à trois médecins, dont le Dr Classe, médecin-directeur et traitant.

Il comprend 25 chambres avec galerie de cure privée, pour malades des deux sexes, et 4 chambres d'accompagnants.

Le prix de pension est de 40 francs par jour, soins et examens compris.

L'établissement possède un laboratoire de bactériologie et de radiologie et on y pratique le traitement par le pneumo-thorax artificiel.

SANATORIUM DU PORSMEUR
A MORLAIX

Le Sanatorium Le Porsmeur est une œuvre privée, fondée par de généreux Américains, qui a débuté comme cure d'air pour la journée (*day-camp*), réservée aux jeunes femmes et jeunes enfants inscrites au Dispensaire de Morlaix.

Actuellement l'Œuvre fonctionne à la fois comme *day-camp* pour femmes et enfants et comme Sanatorium pour les femmes, cette double spécialisation n'offrant aucun incon-vénient, car le Sanatorium et le « Camp du jour » sont par-faitement séparés et occupent les deux extrémités d'un parc magnifique et spacieux.

Le Sanatorium constitue un petit hôpital suburbain de tuberculeuses où une vingtaine de malades, de quinze à trente-cinq ans, sont soignées dans des conditions excellentes de confort, d'hygiène, d'agrément et d'atmosphère morale réconfortante.

Le *day-camp* comprend deux belles galeries de cure, où les femmes et les enfants viennent passer la journée, deux réfectoires et une petite école de plein air. On y reçoit des enfants prédisposés à la tuberculose ou atteints de forme légère de tuberculose externe, que l'on soigne par l'hélio-thérapie. L'admission est faite sur pièces fournies par le médecin du lieu d'origine après approbation des médecins de l'établissement, les Drs Prouff et Martin.

SANATORIUMS MARITIMES :

VILLA KERLENA
A ROSCOFF

La villa Kerléna est un établissement privé, situé en bordure de la mer, qui comprend 60 lits dont 22 chambres, destinés aux malades des deux sexes, enfants ou adultes, atteints de tuberculose osseuse, articulaire ou ganglionnaire.

Le prix de pension est de 12 francs par jour pour les enfants ; pour les adultes, il varie à partir de 18 francs.

Le médecin-chirurgien de l'établissement est le Dr Lefranc, ancien interne des hôpitaux de Paris et de Berck, chirurgien du Sanatorium maritime de Roscoff.

SANATORIUM DE ROSCOFF

Le Sanatorium maritime de Roscoff, fondé en 1901 par la Marquise de Kergariou, reconnu d'utilité publique, est actuellement administré par un Conseil d'administration que préside la Vicomtesse de Fontenillat.

Cet établissement est situé à 3 kilomètres de la gare, sur la presqu'île de Peroch'idy qui s'avance dans l'océan avec, à l'ouest, une plage, sur laquelle les petits malades immobilisés passent de longues journées à l'air vivifiant du large. Le climat de la presqu'île permet une aération continue et l'héliothérapie générale ; à cause d'une dérivation du Gulf-Stream qui passe dans le voisinage, il est le plus doux et le plus égal qui soit connu sur la côte de la Manche. Les constructions sont très simples ; on n'a cherché que l'air, la lumière et la propreté. Un large trottoir, recouvert d'un abri vitré sous lequel se fait la cure d'air par mauvais temps, dessert tout le Sanatorium.

L'établissement, qui comprend 450 lits, reçoit les garçons de trois à quatorze ans et les filles de trois à vingt et un ans, de toutes les parties de la France. Ces enfants peuvent être divisés en deux catégories : les malades médicaux et les malades chirurgicaux.

Les malades médicaux comprennent les anémiques, les rachitiques, les lymphatiques ; ils reçoivent comme traitement une alimentation tonique, de l'huile de foie de morue, des bains de mer chauds ou froids.

Les malades chirurgicaux comprennent les enfants atteints de tuberculose cutanée, ganglionnaire ou ostéo-articulaire, et particulièrement de mal de Pott, coxalgie, arthrite tuberculeuse, spina-ventosa, à la période curable.

Le prix de pension est de 4 fr. 75 par jour, y compris

opérations et blanchissage, pour les indigents et les malades envoyés par les Dispensaires ; il est de 5 fr. 75 pour les collectivités, départements, pupilles de la Nation et les Œuvres.

Il est demandé 6 fr. 75 et 5 fr. 75 pour les petites chambres à un et deux lits, qui ne peuvent être occupées que par des jeunes filles dont l'état ne nécessite pas le séjour au lit.

Pour l'admission, adresser la demande à Mme la Supérieure, en y joignant l'extrait de naissance, un certificat médical ; on ne reçoit pas les malades atteints de maladies nerveuses, d'affections contagieuses et particulièrement de tuberculose pulmonaire.

Le service médical est assuré par deux médecins, un pour les soins quotidiens et l'autre pour la chirurgie et l'orthopédie.

Une annexe est installée à un kilomètre, dans le château du Laber (fondation Geoffroy-Laurent), au milieu d'un grand parc et d'une importante exploitation agricole qui fournit le lait et les légumes au Sanatorium.

Des cours ménagers peuvent, sur la demande des parents, être suivis par les petites filles convalescentes à l'annexe du Laber.

SERVICES HOSPITALIERS POUR TUBERCULEUX :

Brest : 54 lits.
Morlaix : 25 lits.
Saint-Pol-de-Léon : 5 lits.
Plouescat : 10 lits.
Carhaix : 10 lits.
Lamneur : 8 lits.

GARD

ORGANISATION DÉPARTEMENTALE :

Association.

Titre : Comité départemental d'hygiène sociale du Gard.
— Siège social : à la Préfecture. Président : M. Gérard Lavergne ; secrétaire général : Dr Bourras.

DISPENSAIRES :

1. — Nîmes, 11, rue Pradier ; médecins : Drs Malarte et Flaissier.

2. — Alais ; médecins : Drs Carrière et Gacuel.

3. — Bagnols-sur-Cèze, rue Poutagière ; médecin : Dr Agniel.

4. — Le Vigan, rue de la Condamine ; médecin : Dr J. Claron.

5. — Uzès.

PLACEMENT FAMILIAL :

Œuvre Grancher de Nîmes. Président : M. Lavergne, 19, quai de la Fontaine, à Nîmes ; secrétaire : M. Albert Penchinat.

SANATORIUM :

SANATORIUM DU MONT-DUPLAN

A NIMES

Le Sanatorium du Mont-Duplan est un établissement privé, situé en dehors de la ville, sur le versant sud d'une colline, à 120 mètres d'altitude, entouré d'un bois de pins de 8 hectares ; il est ouvert toute l'année et comprend 25 lits pour les deux sexes ; il reçoit les tuberculeux curables ou améliorables. L'établissement possède un laboratoire de radiologie et on y pratique le traitement par le pneumothorax. Le prix de pension est de 30 à 40 francs par jour, soins médicaux compris. — Pour renseignements, s'adresser au Dr L. Baillet, médecin-directeur du Sanatorium (Nîmes).

SERVICES HOSPITALIERS POUR TUBERCULEUX :

PAVILLON DE TUBERCULEUX DE LA MAISON DE SANTÉ PROTESTANTE DE NIMES

3, avenue Plateforme, NIMES.

La Maison de santé protestante de Nîmes est un établissement privé, réservé aux malades protestants ; située à l'extrémité de la ville au milieu d'un jardin, elle comporte un pavillon pour tuberculeux à tous les degrés, des deux sexes et de tous les âges, comptant 20 lits. Les Nîmois y sont hospitalisés gratuitement, mais les malades étrangers à Nîmes paient une pension de 8 francs par jour. L'examen médical d'entrée est fait par le médecin de service à la Maison de santé. L'établissement est en liaison avec le Dispensaire d'hygiène sociale de Nîmes.

Nîmes, hospice : 32 lits.

GARONNE (HAUTE-)

ORGANISATION DÉPARTEMENTALE :

Service départemental.

Titre : Dispensaire départemental d'hygiène sociale. — Siège social : à la Préfecture. Président : M. le Préfet ; secrétaire général : Dr Caylus, inspecteur de l'Assistance publique.

DISPENSAIRE :

1. — Toulouse, 7, rue Saint-Jacques ; médecin : Dr Baylac fils.

PLACEMENT FAMILIAL :

Œuvre Grancher de Toulouse. Président : M. Meringhac, 10, rue Vélane ; secrétaire : Dr Dupré, 20, place Saint-Pantaléon.

PRÉVENTORIUM :

PRÉVENTORIUM DE SALIES-DU-SALAT

Cet établissement, qui a fonctionné pendant la guerre comme hôpital sanitaire pour tuberculoses chirurgicales, comprend 100 lits pour enfants des deux sexes ; on y utilise les eaux chlorurées sodiques de la station thermale pendant juillet, août et septembre. Géré par le département, le Préventorium reçoit les enfants des deux sexes, de quatre à treize ans, au prix de 6 francs par jour pour les enfants du département, et de 8 francs pour ceux des autres départements.

SERVICE HOSPITALIER POUR TUBERCULEUX :

Toulouse, à l'hôpital général : 24 lits.

ÉCOLE D'INFIRMIÈRES-VISITEUSES :

École de Toulouse, aux hospices civils.

GERS

ORGANISATION DÉPARTEMENTALE :

Néant.

DISPENSAIRE :

1. — Auch à l'hôpital ; médecin : Dr Peltier.

GIRONDE

ORGANISATION DÉPARTEMENTALE :

Association.

Titre : Fédération girondine des Œuvres antituberculeuses.
— Siège social : Préfecture de la Gironde, rue Esprit-des-Lois, Bordeaux. Président : le Préfet de la Gironde ; vice-présidents : MM. le Maire de Bordeaux, et le professeur Arnozan, Mme H. Gounouilhou ; secrétaires généraux : MM. Durand-Dassier et Dr Leuret ; trésorier : M. Marcillac ; secrétaire administratif : M. Audoy ; secrétaire permanent : M. P. Vovard, hôpital Saint-André, Bordeaux.

DISPENSAIRES :

I. *Dispensaires de Bordeaux.*

1. — Dispensaire central de l'hospice Saint-André ; médecin : Dr Leuret.

A. *Dispensaires municipaux placés sous la direction du professeur Arnozan :*

2. — Dispensaire de la rue François-de-Sourdis, 10 ; médecin : Dr Aumont.

3. — Dispensaire du cours Balguerie-Stuttemberg, 244 ; médecin : Dr Dauriac.

4. — Dispensaire de la rue Rosa-Bonheur, 31 ; médecin : Dr Amiaud.

5. — Dispensaire du cours de la Somme, 213 ; médecin : Dr David Chaussé.

6. — Dispensaire de la rue de Nuits, 35, à la Bastide ; médecin : Dr Vergely.

B. *Dispensaires privés (subventionnés par la ville et fonctionnant en accord avec elle) :*

7. — Dispensaire Laënnec, 25 *bis*, rue Clément ; médecin : Dr Paulouch (appartenant à l'Association des Dispensaires gratuits du soir).

8. — Dispensaire de Bagatelle, route de Toulouse, 215,

appartenant à la Maison de santé protestante ; médecin :
Dr Aubertin.

Médecin-inspecteur municipal : Dr Leuret.

II. *Dispensaires hors Bordeaux* :

9. — Arcachon, cours Tarlas ; médecin : Dr Hameau.
10. — Libourne, rue Étienne-Sabatié, 50 ; médecin :
Dr Cruchet.
11. — La Réole, Hôtel de Ville ; médecin : Dr Cruchet.
12. — Blaye, route de Plassac ; médecin : Dr Cruchet.
13. — Langon-Bazas, à Langon, route de Bordeaux à
Toulouse ; médecin : Dr Cruchet.

PLACEMENT FAMILIAL :

Filiale de Bordeaux de l'Œuvre Grancher. Siège
social : 51, rue Huguerie, à Bordeaux ; président : M. Joseph
Samazeuilh ; secrétaire : Dr André Moussons.

PRÉVENTORIUMS :

SOLARIUM DE GRADIGNAN

A GRADIGNAN

Le Solarium de Gradignan, fondé le Ier mai 1918, est un
établissement de 120 lits destiné à recevoir les garçons de
trois à dix ans, les filles de trois à quinze ans, ayant un
mauvais état général nécessitant une cure d'air et de soleil,
et ceux atteints de tuberculose ganglionnaire et même de
tuberculose externe sans suppuration.

Le médecin-chef est le Dr Durand ; le prix de journée est
de 5 francs pour les enfants de moins de dix ans et de 6 francs
pour les enfants plus âgés.

Cet établissement, installé au château du Haut-Vigneau,
commune de Gradignan (Gironde), à 10 kilomètres de Bordeaux, est situé sur un des points les plus élevés de la région,
au milieu d'un parc de 10 hectares, environné lui-même de
vastes propriétés boisées. Il est tout proche des grandes

forêts de pins dont les émanations balsamiques lui arrivent directement.

Indépendamment du traitement spécial que peut nécessiter chaque cas particulier, l'aération continue, l'héliothérapie, la gymnastique suédoise, les jeux en plein air, les promenades et une bonne alimentation constituent les bases essentielles du traitement.

Lorsque l'état de santé le permet, deux heures par jour, sauf le jeudi et le dimanche, sont consacrées au travail scolaire. Les fillettes valides reçoivent, en outre, des notions de couture et de pratique ménagère.

Le Solarium est ouvert toute l'année. Il est desservi par un tramway électrique qui part de Bordeaux (barrières de Pessac et de Saint-Genès) ; il est à 1 200 mètres de l'église de Gradignan, qui marque le terminus de ce tramway.

Les demandes de renseignements ou d'admission doivent être adressées à M. le Dr Durand, rue de Grassi, 7, à Bordeaux.

PRÉVENTORIUM-ORPHELINAT LA SOLITUDE

A MARTILLAC

Cet établissement reçoit les orphelins de parents tuberculeux de trois à dix-huit ans, malingres, lymphatiques, de constitution délicate, susceptibles de se développer sous l'influence du travail agricole et de la culture physique.

Il est situé dans une forêt de pins, sur un contrefort de la vallée de la Garonne et dominant cette vallée.

L'agglomération la plus proche est le village de Martillac, comptant 1 000 habitants et situé à 3 kilomètres.

Fondé par le Dr Leuret qui en a conservé la direction, cet établissement est surveillé régulièrement par le Dr Dufranc de la Brède et ses ressources sont assurées par un comité de patronage fondé et dirigé par Mme Vayssière.

La « Solitude » se compose de 48 lits ; la pension est de 3 à 4 francs par jour ; il est possible de faire des arrangements spéciaux avec la famille.

Les enfants y reçoivent une formation presque exclusivement agricole et ménagère dans le but de les ramener à la terre et de fonder des ménages de campagnards. Ils restent généralement à Martillac jusqu'à l'âge de vingt et un ans et sont ensuite placés suivant leurs aptitudes et leur état de santé.

Pour les admissions, s'adresser à la Direction de l'établissement.

PRÉVENTORIUM D'ANDERNOS-LES-BAINS

Cet établissement, qui dépend de la Maison de secours du Bureau de bienfaisance de Sainte-Eulalie, reçoit les fillettes de trois à treize ans et les jeunes filles et femmes de treize à trente-cinq ans. Il contient 50 lits. Le prix de journée est de 5 francs jusqu'à treize ans et de 8 francs au-dessus de cet âge.

PRÉVENTORIUM DU MONTCHIC
A LACANAU

Le Préventorium du Montchic est situé dans les pins, sur le bord de l'étang de Lacanau, à 4 kilomètres de l'Océan, Il peut recevoir 400 enfants, les garçons de deux à dix ans, les filles de deux à quinze ans. Le prix de journée est de 6 francs par enfant au-dessus de dix ans et de 5 francs par enfant au-dessous de dix ans ; il est payé par les municipalités ou les œuvres.

Les enfants sont admis sur la demande de leurs protecteurs qui doit être adressée à la directrice du « Montchic », à Lacanau (Gironde).

Les enfants appelés à profiter du traitement au « Montchic » sont ceux atteints de lymphatisme ou d'anémie, de rachitisme, de lupus, de tuberculose osseuse ou articulaire et ganglionnaire sans suppuration. Un bâtiment de 20 lits, destiné aux enfants immobilisés, est en construction. Cet établissement, administré par le Comité de Bordeaux de l'Association des Dames françaises, à la tête duquel est Mme H. Gounouilhou, a pour médecin-chef le Dr Osier et pour médecin résident le Dr Dubroca ; il fait partie de la Fédération des Œuvres antituberculeuses de la Gironde.

Pour tous renseignements, s'adresser au Comité de Bordeaux de l'A. D. F., 9, rue de Cheverus.

Une crèche vient d'être ouverte pour enfants de deux à quatre ans ; un autre pavillon existe pour enfants de quatre à six ans.

COLONIE AGRICOLE DE CADAUJAC

Cette colonie est administrée par le Comité girondin de protection des orphelins de l'armée (Mme Gounouilhou, 7, rue de Cheverus), et installée au domaine des Places, magnifique propriété donnée par Mme Henri et Mme Borderie, en souvenir de leur fils et petit-fils, tué à l'ennemi. On peut y recevoir 40 enfants, orphelins de guerre, pupilles de la Nation. Le prix de journée est de 4 francs.

PRÉVENTORIUM DE FONTAUDIN

A PESSAC

Cet Établissement, dirigé par les sœurs de la Congrégation de Saint-Joseph de la rue du Hâ, est situé à Pessac, dans une vaste propriété, à dix minutes du tramway. Il peut recevoir 50 enfants de quatre à quinze ans, enfants débiles auxquels l'air de la campagne est indispensable, ou atteints d'anémie, de lymphatisme, d'adénite non suppurée.

Le prix de la pension est de 6 francs jusqu'à huit ans, 7 francs de huit à dix ans, 8 francs de dix à douze ans, 9 francs de douze à quatorze ans, 10 francs à partir de quatorze ans.

LE NID MÉDOCAIN

A CANTENAC

Cet établissement, qui appartient à la Fédération girondine des Œuvres antituberculeuses, est situé dans la commune de Cantenac, tout près de Margaux (Gironde).

Il reçoit les enfants de un à cinq ans sains, mais appartenant à des familles tuberculeuses. Il possède 50 lits et en plus 10 lits de lazaret.

Il fonctionne sous l'autorité d'un Conseil d'administration qui a comme présidente Mme A. Lalande. Son administrateur est M. Boiteau ; son médecin-chef est le Dr Mongon. Le prix de pension est de 6 francs par jour. De plus, une somme de 50 francs doit être remise à l'arrivée pour le trousseau.

ORPHELINAT-PRÉVENTORIUM DE BARSAC

Il a la même direction que celui de Fontaudin et s'inspire des mêmes idées, mais est réservé aux filles de trois à vingt et un ans ; il compte 20 places. Les prix sont les mêmes que pour Fontaudin.

PRÉVENTORIUM WALLERSTEIN
(Aérium d'Arès)
A ARÈS

L'Aérium d'Arès, établissement créé par la Fondation Wallerstein, est situé dans les pins sur le bord du bassin d'Arcachon. Grâce à un nouveau pavillon, bâti par Mme Wallerstein, l'Aérium peut maintenant recevoir 100 enfants.

Construit à quelques mètres de la plage, sous forme de pavillons coquets et comprenant tout le confort moderne, chauffage central, électricité, bains, douches, etc., l'Aérium reçoit les garçons de quatre à douze ans et les filles de quatre à dix-huit ans, atteints de lymphatisme, anémie, tuberculose osseuse, articulaire et ganglionnaire non suppurée, lupus, rachitisme. Le prix de journée est de 5 francs jusqu'à dix ans et 6 francs au-dessus de cet âge.

Le service médical est assuré par le médecin de la Maison de santé d'Arès, située à 500 mètres de l'Aérium.

Cet établissement associe par sa situation privilégiée les avantages du climat forestier au climat marin.

Les enfants y sont admis sur la demande de leurs parents ou protecteurs qui doit être adressée à la directrice à Arès, et être accompagnée :

1º D'un bulletin indiquant l'état civil des enfants ainsi que le lieu de résidence de leurs parents ou protecteurs ;

2º D'un certificat médical relatant l'origine, la nature et la marche de la maladie dont les enfants sont atteints, et spécifiant d'une manière précise qu'ils ne sont ni convalescents, ni atteints d'aucune maladie contagieuse.

SANATORIUMS :

SANATORIUM DE FEUILLAS

A PESSAC, près BORDEAUX

Le Sanatorium de Feuillas est un établissement public, appartenant à la ville de Bordeaux, et administré par le Conseil d'administration des hospices civils au nom de la ville. Il est situé à proximité d'une forêt de pins maritimes, dans une propriété de 14 hectares, sur un sol sec et sablonneux, au milieu d'un air remarquablement pur, à 4 kilomètres de Pessac, petite ville de 8 000 habitants, et à 8 kilomètres de Bordeaux.

Le Conseil municipal, aidé par la Fédération girondine des Œuvres antituberculeuses, a poursuivi, depuis la fondation de l'établissement en 1902, un plan d'extension qui est sur le point d'être terminé, car les nouvelles constructions sont presque achevées.

Actuellement le Sanatorium se compose du vieux château central restauré, qui abrite la communauté des Sœurs hospitalières de Nevers, le logement du personnel féminin, la lingerie, la pharmacie et ses services annexes.

Le pavillon central, qui comprend le service des femmes, a été complètement restauré et considérablement agrandi ; il contient actuellement cinq dortoirs de 10 lits et 14 lits d'isolement en chambres individuelles, à deux ou trois lits.

Deux vastes galeries de cure, les services de la cuisine, la salle de désinfection automatique de la vaisselle, une grande salle de réunion, des bains-douches, de vastes laboratoires, les services de stomatologie, de laryngologie, de radiologie, en font un tout absolument moderne, qui n'a rien à envier à aucune autre formation similaire.

Un grand souci de la propreté et de l'hygiène a présidé à cette installation : chauffage central, salles avec aération continue par soupiraux au ras du plancher et cheminée d'aération, lavabo individuel avec eau chaude et froide, water-closets à chasse, revêtement de porcelaine dans tous les services.

Le pavillon des hommes comprend 112 lits et celui des enfants 40 lits de garçons et 40 lits de filles : ces deux bâtiments sont de vastes rez-de-chaussée sans étage, ayant un développement de 90 mètres de longueur.

La municipalité a tout spécialement veillé à l'installation hygiénique de l'établissement : puits profonds, canalisation des eaux usées, fosses septiques en surélévation, avec lit bactérien.

Les services de la buanderie : désinfection du linge, de la literie, des crachoirs, sont installés dans un vaste bâtiment éloigné des pavillons et munis des derniers perfectionnements. Certaines installations sont nouvelles, comme la désinfection et le nettoyage des crachoirs, qui se font automatiquement, sans aucune manipulation.

La cuisine et ses services sont en construction, dans un pavillon central indépendant.

En outre, le Sanatorium, construit sur un vaste domaine boisé qui va encore s'agrandir, contient un bâtiment pour l'administration, le personnel médical, l'aumônier et les bureaux, une infirmerie, une chapelle, un pavillon pour les concierges, un institut anatomique, un chenil pour les animaux d'expérimentation.

Le médecin-directeur est le Dr Leuret, professeur agrégé à la Faculté de médecine, médecin des hôpitaux de Bordeaux : il est secondé par deux internes et cinq externes, un radiologiste, un stomatologiste et un laryngologiste des hôpitaux.

Le service d'infirmerie est assuré par les Sœurs de Nevers, aidées du personnel des hospices civils.

Le Sanatorium, étant municipal, est réservé aux tuberculeux indigents adultes de la ville de Bordeaux, dont l'état permet d'espérer une amélioration par la cure sanatoriale. Les enfants n'y seront admis qu'après l'achèvement du pavillon qui leur est destiné ; exceptionnellement y sont reçus, dans la limite des places vacantes, les malades de l'Assistance médicale gratuite et les militaires réformés.

Avec les récents agrandissements, l'établissement comporte 284 lits de malades (hommes, femmes, enfants) et un cer-

tain nombre de lits pour malades stabilisés des deux sexes
pour lesquels vont être créés des ateliers de rééducation.

SANATORIUM DE LA PIGNADA
A LÈGE

Le Sanatorium de la Pignada, qui appartient à la
Fédération girondine des Œuvres antituberculeuses, est
situé sur les bords du Bassin d'Arcachon, à 45 kilomètres
de Bordeaux, dans un endroit protégé par de hautes dunes.

Il comprend 60 lits et reçoit les jeunes filles et femmes de
quinze à quarante-cinq ans atteintes de tuberculose pulmonaire ouverte ou fermée, aussi bien que celles atteintes de
tuberculose osseuse fistulisée ou non. Mais, étant donné le
climat, l'apyrexie des malades est exigée, et ne sont pas
reçues les tuberculeuses pulmonaires dont l'affection présente une forme évolutive.

Y sont admises les malades de la Gironde et des autres
départements. Le prix de journée est de 13 francs pour la
Gironde, et de 14 francs pour les autres départements.
L'établissement a à sa tête un Conseil d'administration dont
M. Durand Dassier est le président ; son administrateur
délégué est M. P. Vovard ; son médecin-chef, le Dr Hermans.

Pour les renseignements et admissions, s'adresser à
M. Vovard, au centre antituberculeux, à l'hôpital Saint-André,
Bordeaux

SERVICE HOSPITALIER POUR TUBERCULEUX :

Libourne, à l'hôpital Sabatié : 24 lits.

SANATORIUMS MARITIMES :

AÉRIUM DE TAUSSAT-LES-BAINS
A TAUSSAT-LES-BAINS

L'Aérium de Taussat-les-Bains (Bassin d'Arcachon), ouvert
toute l'année, reçoit les malades dont l'état peut bénéficier
de la cure maritime et de la cure d'air dans la forêt, particulièrement les malades atteints d'anémie, de lymphatisme, de
tuberculoses externes non ouvertes ; l'établissement ne reçoit

pas les malades atteints d'affections contagieuses ou de tuberculose pulmonaire.

Quatre villas dans le même enclos, comptant 30 lits, sont affectées aux pensionnaires : « Stella Maris », « Colibri », « Les Charmettes » et « Saint-Joseph », recevant les femmes et jeunes filles en chambre, les fillettes et garçonnets à partir de cinq ans en dortoir. Le prix de journée pour les enfants est de 10 francs à 14 francs.

Pour l'admission, s'adresser à Mme la Supérieure de la Congrégation de Saint-Joseph, 17, rue du Hâ, Bordeaux, en joignant un certificat médical détaillé du médecin traitant.

Cet établissement est administré par la Société anonyme des « Établissements Aéria ». Il a une succursale de 40 lits à Salies-de-Béarn pour enfants et dames (10 à 20 francs par jour, suivant chambre ou dortoir).

AÉRIUM D'ARCACHON

A ARCACHON

Il appartient à la Société civile du Bon Accueil (15, rue Bouquière) et est situé, 7, boulevard de l'Océan, à Arcachon ; il reçoit des fillettes et des jeunes filles atteintes d'adénite non suppurée, mal de Pott, coxalgie, anémie, etc. Il possède 20 lits, dont les prix varient de 10 à 14 francs en dortoir et de 16 à 18 francs pour les chambres particulières, l'excédent des recettes étant destiné à recevoir des jeunes filles sans ressources ; les religieuses de Saint-Joseph (rue du Hâ) y sont attachées. L'Aérium d'Arcachon a une succursale pour cure d'altitude à Banca (Basses-Pyrénées).

SANATORIUM D'ARCACHON

A ARCACHON

Le Sanatorium maritime d'Arcachon est un établissement privé fondé en 1887 par la Ligue française contre la tuberlose. Il est situé dans une forêt de sapins sur le bassin d'Arcachon. Ouvert toute l'année, il contient 400 lits et reçoit les enfants de trois à quinze ans pour les garçons et de trois à seize ans pour les filles. Les malades ne peuvent être placés pour un séjour de moins de trois mois.

Le prix de journée est de 6 francs, payable par trimestre et d'avance.

Les enfants plus spécialement appelés à bénéficier du séjour au Sanatorium maritime sont ceux atteints de lymphatisme, de scrofule, d'anémie, de faiblesse constitutionnelle, de rachitisme.

Un pavillon spécial est réservé aux enfants de trois à cinq ans.

Les demandes d'admission doivent être adressées soit à Arcachon, à M. le directeur du Sanatorium, soit à Bordeaux, à M. le Dr Armaingaud, 55, rue Fondautège.

SANATORIUM DU MOULLEAU
Par ARCACHON

Le Sanatorium du Moulleau est situé dans des bois de pins sur le bassin d'Arcachon, à cinq minutes de la plage, dans un clos de près d'un hectare. L'établissement compte 85 lits, dont 30 sont réservés, pendant l'été, à des enfants de colonies de vacances y faisant un séjour de vingt et un jours. Il est ouvert aux garçons de trois à dix ans et aux filles de trois à quinze ans atteints de tuberculose osseuse, coxalgie, mal de Pott, etc. ; les malades atteints d'affections contagieuses ne sont pas admis.

Le Sanatorium du Moulleau, quoique fondé par la Maison de santé protestante de Bordeaux, reçoit les enfants de tous les départements et sans distinction de culte. Le prix de journée est de 6 francs ; chaque enfant doit avoir un trousseau, et les frais de voyage sont à la charge des parents ou des protecteurs.

Les candidats domiciliés à Bordeaux doivent être présentés à la consultation des enfants, à la Maison de santé protestante, où ils sont examinés par le professeur Moussous. Les candidats provenant d'autres localités ne peuvent être admis qu'après avoir donné au professeur Moussous les renseignements indiqués sur une fiche médicale que fournit la Maison de santé.

Le service médical du Sanatorium est assuré par les Drs Lalesque et Festal, d'Arcachon.

Pour les admissions, s'adresser à la présidente du Conseil de direction, Mme R. Cruse, château de Rivière, rue de Rivière, Bordeaux.

INSTITUT LALESQUE

A ARCACHON

Située sur la plage du bassin d'Arcachon, la clinique privée du Dr Lalesque comprend 20 lits pour enfants ou adultes, sans distinction de sexes. N'y sont admis que les malades atteints de tuberculose externe ou d'affections orthopédiques. Les malades porteurs d'une tuberculose pulmonaire ouverte associée en sont exclus. Sont acceptés les ganglionnaires, les rachitiques et toutes déformations osseuses.

L'établissement possède plusieurs terrasses de cure solaire dont une, dominant la plage, permet, de même que la cure en barque, d'associer le traitement solaire au traitement marin.

L'établissement est ouvert toute l'année. Le prix de pension est de 30 francs et comprend : chambre, nourriture, chauffage, éclairage.

Le blanchissage du linge personnel se paie à part. Les soins chirurgicaux se traitent directement avec le chirurgien. Les frais de pansement et de pharmacie sont payés à part.

Pour tous renseignements, s'adresser à la Directrice de l'établissement, 169, boulevard de la Plage, à Arcachon.

FORMATION DU SERVICE DE SANTÉ MILITAIRE :

HOPITAL SANITAIRE LE BÉQUET

A BORDEAUX

Cette annexe de l'hôpital militaire de Bordeaux contient 80 lits, dont 30 réservés aux réformés à 100 p. 100 pour tuberculose.

ÉCOLES D'INFIRMIÈRES-VISITEUSES :

ÉCOLE DE LA MAISON DE SANTÉ PROTESTANTE DE BORDEAUX

Cette École, dirigée par le Dr Anna Hamilton, est destinée à former des infirmières de deux sortes, suivant le choix des élèves : des infirmières soignantes pour les hôpitaux, cliniques, sanatoriums et les soins à domicile, et des infirmières-visiteuses d'hygiène pour la lutte contre la tuberculose et la mortalité infantile.

Le Dispensaire de la route de Toulouse, avoisinant l'hôpital-école, est desservi par les élèves de la Maison de santé protestante.

Pour tous renseignements, s'adresser à Mlle le Dr Anna Hamilton, directrice de l'École, 21, rue Cassignol, à Bordeaux.

ÉCOLE DU COMITÉ BORDELAIS

Cette Ecole fonctionne avec un Comité de direction que préside le professeur Arnozan et dont la secrétaire générale est Mme Ducasse. Le Dr Rocaz est diricteur des études.

La Fédération des Œuvres girondines accorde des bourses aux élèves qui ont besoin d'une aide financière. L'Ecole forme des visiteuses d'hygiène spécialisées en vue des Dispensaires antituberculeux par des cours théoriques et pratiques et des stages hospitaliers.

Le siège est 24, quai des Chartrons, à Bordeaux.

HÉRAULT

ORGANISATION DÉPARTEMENTALE :

Service départemental.

Titre : Office départemental d'hygiène sociale. — Siège social : rue Auguste-Broussonnet. Président : M. le Préfet de l'Hérault ; directeur : Dr Aublant.

DISPENSAIRES :

1. — Montpellier, rue Auguste-Broussonnet, 4 ; médecin : Dr Marissal.
2. — Béziers, rue Boieldieu, 54 ; médecin : Dr Roure.
3. — Cette, boulevard des Casernes ; médecin : Dr Pradal.
4. — Clermont-l'Hérault, à l'hôpital civil ; médecin : Dr Marissal.
5. — Saint-Pons ; médecin : Dr Vernhes.
6. — Lunel, à l'hôpital ; médecin : Dr Marissal.
7. — Lodève, place de la Mairie ; médecin : Dr Gallier.
8. — Bédarieux, place de l'Abattoir ; médecin : Dr Roure.
9. — Frontignan, à l'hôpital ; médecin : Dr Pradal.
10. — Olonzac ; médecin : Dr Vernhes.
11. — Pézenas, annexe des hospices ; médecin : Dr Roure.

Le service médical des dispensaires est assuré par trois médecins spécialisés et par le médecin inspecteur d'hygiène

Secteur de Montpellier : Dr Marissal.

Secteur de Béziers : Dr Roure.

Secteur de Cette : Dr Pradal.

Conseiller technique : Pr Gaussel.

PLACEMENT FAMILIAL :

Œuvre Grancher de Montpellier, présidée par le Dr Leenhardt, avec des filiales à Béziers, Cette, Saint-Pons, Lodève.

PRÉVENTORIUM :

PRÉVENTORIUM DE GRAMMONT

Ce Préventorium, installé dans le château de Grammont, est situé sur la route de Mauguio, à 5 kilomètres de Montpellier, sur une colline, au milieu d'un très vaste parc et de bois de sapins.

Il appartient à la Faculté de médecine et dépend directement de l'Office public d'hygiène sociale.

Établissement ouvert toute l'année ; il est réservé strictement aux enfants du département. Il contient 42 lits et reçoit les garçons de trois à dix ans et les filles de trois à treize ans, enfants issus de familles tuberculeuses ou enfants chétifs, anémiés, à l'exclusion des malades contagieux. Le prix de pension est de 5 francs par jour, payable d'avance. Des chambres indépendantes sont aménagées en vue d'assurer un isolement parfait en cas de maladie contagieuse. La surveillance et les soins sont assurés par les religieuses de l'ordre de Saint-Vincent-de-Paul.

L'éducation est confiée à une institutrice laïque agréée par l'inspecteur d'académie.

Les médecins de l'Office d'hygiène assurent le service médical.

L'admission est prononcée par le secrétaire général de l'Office d'hygiène, après examen du dossier, sur la proposition du médecin de dispensaire dont relève l'enfant et dans la limite des places vacantes.

SANATORIUMS :

SANATORIUM BON ACCUEIL
A MONTPELLIER

Le Sanatorium Bon Accueil est un établissement public départemental, situé à 1 500 mètres de Montpellier, sur une colline dominant la ville, très bien exposé au sud-ouest, et abrité des vents du large.

Il est administré par une Commission administrative constituée en vertu de la loi du 7 septembre 1919 et du décret du 10 août 1920.

Le médecin-chef est le Dr Brissaud.

Il a été cédé par l'Administration des hospices de Montpellier à l'Office départemental d'hygiène sociale.

L'établissement compte 120 lits et reçoit des femmes et des enfants de toutes les régions, atteints de tuberculose pulmonaire à tous les degrés.

Il y a des lits gratuits pour indigents.

Le prix de journée pour les malades payants est de 16 francs par jour en dortoir.

Le Sanatorium comprend des laboratoires de radiologie et de bactériologie, et un service de laryngologie.

SANATORIUM BELLE-VUE

A MONTPELLIER

Cet établissement, création récente de l'Office, est établi sur une hauteur dominant Montpellier, à 3 kilomètres de la ville. Il peut recevoir 80 malades, atteints de tuberculose pulmonaire à tous les degrés; il est réservé aux hommes. Il comprend des laboratoires de bactériologie et de radiologie et un service de laryngologie. Le prix de journée est de 16 francs par jour. Le Dr Brissaud est médecin-directeur de l'établissement.

SANATORIUM MARITIME :

INSTITUT SAINT-PIERRE

A PALAVAS

L'Institut Saint-Pierre est un établissement privé, reconnu d'utilité publique, situé à Palavas, au bord de la Méditerranée, à 11 kilomètres de Montpellier.

Il est administré par un Comité composé de médecins et de représentants des Croix-Rouges.

Le budget est assuré par la charité privée.

Le médecin-chef est le Dr Estor, professeur de clinique

chirurgicale infantile et d'orthopédie de la Faculté de Montpellier.

Le service d'infirmières est assuré par les Filles de la Charité et des diplômées de la S. B. M.

L'établissement est en voie d'agrandissement ; actuellement il compte 64 lits pour garçons de moins de quinze ans et filles de moins de vingt et un ans.

Sont reçus les malades de toute la France, tuberculeux osseux, articulaires et ganglionnaires ; les tuberculeux pulmonaires en sont exclus.

Le prix de journée est de 8 francs, avec des demi-bourses à 4 francs pour les enfants de Montpellier.

SERVICES HOSPITALIERS POUR TUBERCULEUX :

Montpellier, à l'hôpital....................	40 lits..
Béziers, à l'hôpital......................	40 —
Cette, à l'hôpital........................	25 —
Clermont-l'Hérault, à l'hôpital............	25 —
Lunel, à l'hôpital.......................	25 —
	155 lits

ILLE-ET-VILAINE

ORGANISATION DÉPARTEMENTALE :

Association.

Titre : Office départemental d'assistance et de préservation antituberculeuse. — Siège social : 3, rue de la Cochardière, Rennes. Président : Dr Follet ; secrétaire général : M. Bahon.

DISPENSAIRES :

Médecin spécialisé : Mme le Dr Chenet.
1. — Rennes, 3, rue de la Cochardière ; médecin : Dr Chenet.
2. — Rennes, 1, rue Kléber (S. B. M.) ; médecin : Dr Chenet.

3. — Fougères, 67, rue de la Forêt ; médecins : Drs Alliot, Beauverger et Poty.

4. — Saint-Malo, 12, rue du Boyer ; médecin : Dr Thubert.

5. — Redon, avenue de la Gare ; médecin : Dr Chenet.

6. — Vitré, rue d'Erné ; médecin : Dr Chenet.

PLACEMENT FAMILIAL :

Filiale de Rennes de l'Œuvre Grancher. Président : Dr Follet, 6, quai Richemond, à Rennes ; administrateur-trésorier : M. Laurent. L'Œuvre a deux foyers de placement, l'un à Bécherel, l'autre à Liffré.

PRÉVENTORIUMS :

PRÉVENTORIUM DE LA MOTTE
A SAINT-COULOMB

Cet établissement est une œuvre privée, située au bord de la mer, près d'une plage étendue.

Mlle de Lehen dirige l'établissement et M. le Dr Grandeul (de Cancale) s'occupe de la surveillance médicale des enfants.

L'établissement compte 25 lits pour les enfants du sexe masculin jusqu'à l'âge de douze ans seulement. La plupart des enfants sont des ganglionnaires, des lymphatiques, ou des enfants ne présentant que des signes de tuberculose occulte. Ils sont envoyés par le Sous-Comité de l'Office d'Ille-et-Vilaine qui paye 80 francs par mois pour chaque enfant.

L'examen médical d'entrée est fait par le médecin du Dispensaire de la rue Kléber, à Rennes.

L'établissement est réservé aux enfants d'Ille-et-Vilaine.

PRÉVENTORIUM DE PONTCHAILLOU
Boulevard Verdun, à RENNES

Situé sur une colline, aux environs de Rennes, cet établissement compte actuellement 48 lits : 24 pour garçons de quatre à douze ans et 24 pour filles de quatre à dix-huit ans. Installation moderne : éclairage électrique, chauffage continu, salles de bains, jardins, galeries de cure, école. Prix de pension : 5 fr. 50 ou 6 francs, suivant que les malades appartiennent ou n'appartiennent pas au département d'Ille-et-Vilaine. Pour les admissions, s'adresser à l'Office d'assistance et de préservation antituberculeuse, 3, rue de la Cochardière, Rennes.

PRÉVENTORIUM DU ROSAIS

A SAINT-SERVAN

Situé au bord de la Rance, dans l'anse du Rosais, cet établissement est installé dans une annexe de l'hôpital municipal de Saint-Servan, mais complètement indépendant des bâtiments d'hospitalisation. Il se trouve sur le penchant d'une vallée, au milieu de grands arbres. Abrité des vents, quoique largement aéré, il jouit pendant l'hiver d'une température particulièrement douce. Il reçoit les filles de quatre à dix-huit ans (40 lits). Prix de pension : 5 francs par jour. Pour renseignements, s'adresser soit à l'économe de l'hôpital, soit à la mairie de Saint-Servan.

SERVICES HOSPITALIERS POUR TUBERCULEUX :

Rennes, à l'Hôtel-Dieu	72 lits.
Rennes, à l'hospice de Pontchaillou	24 —
Saint-Servan, à l'hôpital	10 —
Redon, à l'hôpital	16 —
Jauré, à l'hôpital	6 —
	128 lits.

SANATORIUM MARITIME :

SANATORIUM DE MINIHIC

A MINIHIC-SUR-RANCE

Le Sanatorium maritime de Minihic-sur-Rance est destiné aux adultes des deux sexes atteints de tuberculose osseuse, ganglionnaire ou articulaire.

Il comprend une salle d'opération, une salle de pansement, des salles de bains, avec 47 lits en dortoirs et 8 chambres particulières.

Le prix en salle commune est de 10 francs par jour et de 15 à 20 francs en chambre particulière.

Le chirurgien de l'établissement est le Dr Badin, 27, boulevard Féart, Dinard, et le médecin traitant est le Dr Dufour, de Pleurtuit.

ÉCOLE D'INFIRMIÈRES-VISITEUSES :

École de Rennes, 3, rue de la Cochardière.

INDRE

ORGANISATION DÉPARTEMENTALE :

Association.

Titre : Comité départemental de défense contre la tuberculose. — Siège social : à la Préfecture. Président : Vicomte de Bonneval ; secrétaire : M. Ratouis de Limay.

DISPENSAIRES :

1. — Châteauroux, rue Claude-Pinette ; médecin : Dr Berton.

2. — Issoudun, Stade de la Chaume ; médecin : Dr Guilpin.

3. — Le Blanc, annexe de la mairie ; médecin : Dr Benoist.

4. — La Châtre, maison Baucheron de Lécherolles ; médecin : Dr Chabenat.

PLACEMENT FAMILIAL :

Foyers de placement de l'Œuvre parisienne de Grancher à Chablis et à Ardentes.

PRÉVENTORIUM :

ASILE DES BESSES
A PELLEVOISIN

L'Asile des Besses, qui fait partie des Œuvres de Mlle Bonjean, 185, rue de Rennes, Paris, reçoit des enfants du sexe masculin de santé délicate, mais non tuberculeux, et leur assure les meilleures conditions d'hygiène physique et morale.

Le Préventorium, situé sur une hauteur dans une région jouissant d'un climat sec et vif, possède 80 hectares de bois et de terres dont les produits récoltés sur place fournissent une alimentation de premier choix.

Les enfants sont admis en principe seulement entre quatre et douze ans ; toutefois ils peuvent rester dans l'établissement après cet âge, si leur conduite le permet et s'ils méritent de faire un apprentissage agricole.

L'établissement compte 50 lits ; le prix de journée est de 4 francs ; il faut fournir en outre l'habillement et un droit d'entrée de 50 francs pour la literie.

Les demandes d'admission doivent être accompagnées d'un certificat médical très détaillé fait dans un hôpital ou un dispensaire attestant que l'enfant n'est pas contagieux ; quelques places de faveur peuvent être accordées, selon les ressources de l'Œuvre, aux enfants particulièrement intéressants.

SERVICE HOSPITALIER POUR TUBERCULEUX :
Châteauroux : pavillon de 50 lits.

INDRE-ET-LOIRE

ORGANISATION DÉPARTEMENTALE :

Association.

Titre : Union départementale d'hygiène sociale et de préservation antituberculeuse, fédération des neuf Œuvres qui s'occupent de la lutte contre la tuberculose dans le département. — Siège social : 34, place de la Préfecture, à Tours. Président : Comte P. de Pourtalès, 33, rue de Lisbonne, Paris ; secrétaire général : Dr Pigot, inspecteur de l'Assistance publique.

DISPENSAIRES :

1. — Tours : D. de la Ligue, en annexe de l'Hôtel de Ville ; médecins : Drs Maurice, Magnan, Vernon, Baty.

2. — Tours : D. Colbert, 34, rue Colbert ; médecins : Drs Malet et Ranjard.

3. — Tours : D. Bretonneau, 18, rue Bretonneau ; médecins : Drs Bonnin, Boutin, Esnault, Gaudeau et Bayle.

4. — Chinon : D. de la S. B. M., 2, rue Parmentier ; médecins : Drs Lionet et Mattrais.

5. — Loches : D. de la S. B. M., quai du Grand-Mail ; médecin : Dr Marnay.

6. — Amboise : D. de la S. B. M., rue Rabelais ; médecins : Drs Mahoudeau et Gautier.

7. — Châteaurenault : D. de la S. B. M., route d'Amboise ; médecins : Drs Binet, Jouanneau et Mercat.

8. — Neuillé-Pont-Pierre ; médecin : Dr Bignon.

9. — La Haye Descartes, à la papeterie.

PLACEMENT FAMILIAL :

Œuvre Grancher tourangelle. Président : Comte P. de Pourtalès, château de Cangé, par Saint-Avertin ; secrétaire : Dr Ranjard, 9, boulevard Heurteloup, à Tours.

Foyers de placement de l'Œuvre parisienne de Grancher, à Bléré et à Châteaurenault.

PRÉVENTORIUMS :

PRÉVENTORIUM BEAU SITE
A TOURS

Ce Préventorium, fondé par le Comité de Tours de l'Union des Femmes de France, et dirigé par Mme Dreux, comprend un pavillon avec des baraquements pour une École de plein air, qui peut recevoir 48 enfants ; il est situé au milieu d'une propriété bien ensoleillée, comprenant plus d'un hectare.

On y reçoit des enfants des deux sexes ; l'œuvre est affiliée à l'Union départementale d'hygiène sociale et de préservation antituberculeuse. Le service médical est assuré par le Dr Esnault.

Le prix de pension est de 6 francs par jour, l'été, et de 7 francs par jour, l'hiver.

PRÉVENTORIUM DE VAUVERT
A ROCHECORBON

Ce Préventorium, situé à Rochecorbon, près de Tours, au bord de la Loire, exposé en plein midi, abrité du vent du nord, au milieu d'un vaste jardin avec potager, appartient au Comité central de la S. B. M. et est géré par le Comité de Tours de cette société.

Le nombre de lits est de 55, réservés aux enfants de la ville de Tours (garçons de cinq à dix ans, filles sans limite d'âge), appartenant à des familles dont l'un des membres est tuberculeux, non contagïeux, atteints de tuberculose occulte, ou ne présentant qu'une forme bénigne de la maladie, caractérisée par des adénopathies inactives ou des séquelles de pleurésie.

Les demandes d'admission doivent être adressées à Mme la directrice du Préventorium.

Le prix de pension est de 4 francs ; le Dr Bonnin assure le service médical de l'établissement

SANATORIUMS :

SANATORIUM DE BEL-AIR
LA MEMBROLLE-SUR-CHOISILLE

Le Sanatorium de Bel-Air est situé à 7 kilomètres de Tours, à l'altitude de 75 mètres, au milieu d'un grand parc d'une contenance de 50 hectares, boisé et présentant des conditions exceptionnelles pour la réalisation d'une très bonne cure d'air. En effet, cette région, située à une altitude d'une centaine de mètres, jouit d'un climat tonique qui contraste avec l'atmosphère déprimante et souvent humide des régions basses du département. D'autre part, le parc peut être facilement aménagé pour la cure d'entraînement et il possède une petite ferme qui pourra être utilisée pour la rééducation agricole des tuberculeux.

Cet établissement est un Sanatorium assimilé ; il a été fondé par le Comité de Tours de la S. B. M. qui fait partie de l'Union départementale d'hygiène sociale.

Il comprend actuellement 75 lits répartis en dortoirs de 4 à 12 lits. On a prévu deux étapes de travaux d'agrandissement : 1° la surélévation d'un étage qui donnera 50 lits, et 2° la construction d'une aile qui donnera 100 lits.

Il est destiné exclusivement aux malades du sexe masculin, âgés de plus de dix-sept ans, atteints de tuberculose pulmonaire curable ou améliorable par la cure sanatoriale.

Les malades de Bel-Air se divisent en deux catégories :

1° Militaires réformés pour tuberculose ;

2° Civils soignés soit à leurs frais, soit aux frais d'un tiers : sociétés, patrons, communes, départements, État.

Le service médical est assuré par le Dʳ Bayle.

SANATORIUM DE LA CROIX-MONTOIRE
8 bis, place Choiseul, à TOURS

Cet établissement est un Sanatorium populaire privé, installé dans un site merveilleux, sur les coteaux qui dominent la Loire ; il est réservé aux femmes et jeunes filles atteintes de tuberculose pulmonaire curable.

Un premier pavillon de 34 lits est actuellement ouvert. Le prix de journée est de 15 francs.

Il est administré par un conseil que préside la vicomtesse de la Panouse ; la direction médicale est assurée par le Dr R. Mercier.

SERVICES HOSPITALIERS POUR TUBERCULEUX :

Tours, à l'hôpital : 40 lits.

Un Hôpital-Sanatorium est en voie de construction à l'hôpital général de Tours.

ISÈRE

ORGANISATION DÉPARTEMENTALE :

Association.

Titre : Comité départemental de lutte contre la tuberculose. — Siège social : Chambre de commerce de Grenoble. Président : M. Silvy ; vice-président : M. Bonchayer ; secrétaire : M. Bosse.

DISPENSAIRES :

1. — Grenoble, 15, quai Claude-Bernard ; médecins : Dr Traversier, Dr Lamy.

2. — Saint-Marcellin, boulevard Riondel ; médecin : Dr Vire.

3. — Vienne, 7, montée Saint-Marcel ; médecin : Dr Vivien.

4. — Voiron, rue des Orphelins ; médecin : Dr Perrin.

SANATORIUMS :

SANATORIUM DE SEYSSUEL
Par VIENNE

Le Sanatorium de Seyssuel, propriété des hospices civils de Vienne, est construit dans un parc complètement clos d'une contenance de 7 hectares environ, planté d'arbres de haute futaie avec pelouses et jardins.

Il est éloigné de toute habitation et de toute grande artère de circulation. Il est en surélévation sur les chemins de ronde et se trouve situé sur le bord d'un vaste plateau où est construit le village de Seyssuel. Ce village est distant du Sanatorium d'environ 300 mètres. Il est à 5 kilomètres de la ville de Vienne, à 3 kilomètres de la commune de Chasse (station importante de la ligne Paris-Lyon-Marseille) et à 25 kilomètres de Lyon.

Ce plateau, qui est à une altitude moyenne de 380 à 400 mètres, est orienté du nord au sud. Il domine la vallée du Rhône et ainsi non seulement il échappe aux vents et aux brouillards qui y règnent fréquemment, mais encore il constitue un belvédère d'où l'on jouit d'une vue admirabls sur cette vallée elle-même et sur les montagnes du Lyonnais et du Forez.

Les bâtiments de l'établissement comprennent comme corps central un château, de construction moderne, composé d'un rez-de-chaussée, d'un premier et d'un deuxième étage avec combles spacieux et vastes sous-sols. De chaque côté ont été ajoutées deux grandes ailes. Une longue galerie s'étend tout le long des bâtiments annexes.

Au-devant de cette importante construction existe une terrasse de 27 mètres de largeur.

Au delà de la terrasse, et y faisant suite un peu en contrebas, se trouve une pelouse entièrement close, de 4 hectares environ, dans laquelle sont aménagées les galeries de cure et de repos.

Des galeries de cure d'un développement de 200 mètres ont été aménagées dans une prairie à 30 mètres en avant des bâtiments du Sanatorium ; elles sont couvertes en tuile et ont une profondeur de 4^{m},60 ; leur orientation sud-ouest est la même que celle du Sanatorium ; elles dominent la vallée du Rhône.

Les hospices possèdent une petite ferme contiguë au parc de Sanatorium et un vaste terrain de 3 hectares cultivé en potager et planté d'arbres fruitiers où les malades hommes peuvent être entraînés aux travaux agricoles.

Le nombre total des lits de malades est de 164, répartis

en chambres de 4 lits et en 8 chambres à un lit.

Tous les sols sont en mosaïque, les plinthes sont arrondies ; les murs et les plafonds sont peints ; les W.-C. avec chasse et les lavabos sont à proximité des chambres, dans des pavillons attenant à la galerie qui dessert les chambres ; les colonnes de chute aboutissent à des fosses septiques.

Il existe une chambre d'infirmière par étage ; chacune de ces chambres a sa salle de bain, ses W.-C. et un lavabo.

Les réfectoires sont grands, bien aérés et éclairés largement.

Le sanatorium est chauffé par des radiateurs à eau chaude. Un service spécial d'eau chaude aboutit aux baignoires et lavabos.

L'éclairage et la force motrice sont donnés par une ligne électrique de haute tension.

La grande surface des sous-sols a permis d'y organiser tous les services : cuisine, magasins d'approvisionnement, caves, buanderie.

Un service de désinfection par la vapeur pour la literie est organisé. Le nettoyage des crachoirs est assuré par ébullition dans une solution de carbonate de soude (système Le Blanc).

La buanderie est mécanique avec barboteuse, essoreuses, séchoirs, fers à repasser mécaniques.

La désinfection de la vaisselle est assurée par l'ébullition de celle-ci dans une solution de carbonate de soude, puis elle est lavée dans des bacs d'eau chauffés à la vapeur.

Il existe un laboratoire de bactériologie et un laboratoire radiologie.

Une pièce spéciale est organisée pour les soins d'oto-rhino-laryngologie.

Le Sanatorium est destiné à recevoir les tuberculeux des deux sexes âgés d'au moins quinze ans curables ou améliorables, qui sont soignés dans chacune des ailes de la construction.

Toutes les demandes de renseignements et d'admission doivent être adressées au médecin-directeur du Sanatorium de Seyssuel, par Vienne (Isère). Elles doivent être accompagnée des pièces suivantes :

1º Un extrait de naissance ;

2° Un questionnaire médical (modèle du Sanatorium) rempli et signé par le médecin traitant ;

3° Une copie de la fiche sociale établie par un dispensaire d'hygiène sociale ;

4° Une attestation d'une Société, d'une Œuvre, d'une Préfecture ou d'une personne répondant des frais d'entretien pendant la durée de la cure ou du paiement du prix de journée.

Les admissions sont prononcées par le médecin-directeur après une contre-visite passée à Vienne par lui-même, pour les malades du voisinage, ou sous réserve de la visite que les malades passent à leur arrivée pour ceux que leur éloignement ne permet pas de convoquer à Vienne pour la contre-visite d'admission.

Les malades traités par le pneumothorax artificiel peuvent y continuer leur cure.

Le prix de journée est fixé chaque année par M. le ministre de l'Hygiène.

La Commission administrative a décidé que, pour les malades non indigents qui font eux-mêmes les frais de leur cure, le prix de journée serait augmenté de 5 francs.

Les fonctions de médecin-directeur sont assurées par le Dr Albert Feret, ancien médecin assistant des Sanatoriums de Bligny.

SANATORIUMS DES PETITES-ROCHES
A SAINT-HILAIRE DU TOUVET

Actuellement trois Sanatoriums sont en construction sur le Plateau des Petites-Roches, d'une largeur d'un kilomètre et de six kilomètres de longueur à une altitude de 1 000 à 1 100 mètres. Ce plateau, situé au pied de la Dent de Crolles et abrité par le Massif de la Grande Chartreuse, domine la vallée du Grésivaudan :

1° Sanatorium de l'Association métallurgique et minière contre la tuberculose, construit grâce à un don du Comité des Forges, qui comprendra 300 lits pour les ouvriers de la métallurgie ;

2° Sanatorium des Etudiants construit par la Fédération

nationale des Associations d'étudiants de France et qui comprendra 105 lits ;

3° Sanatorium de l'Union hospitalière du Sud-Est qui comprendra 450 lits destinés aux malades des départements du Rhône, de l'Isère et de la Savoie.

HOPITAL-SANATORIUM :

HOPITAL-SANATORIUM DE LA TRONCHE

Près GRENOBLE

Cet établissement est situé dans la vallée du Grésivaudan, à 220 mètres d'altitude, à 2 kilomètres de Grenoble. Il est administré par la Commission administrative des hôpitaux de cette ville ; il est ouvert aux tuberculeux pulmonaires à tous les degrés, des deux sexes, sans limite d'âge, et compte 280 lits. Il reçoit des tuberculeux de Grenoble et du département de l'Isère, ainsi que des malades des départements voisins.

Les malades étrangers au département de l'Isère, en sollicitant leur admission, qu'ils soient payants ou à la charge de l'Assistance publique, doivent faire parvenir un certificat médical datant de moins d'un mois et indiquant de façon détaillée les antécédents et l'état actuel, l'évolution de la maladie, le résultat de l'examen des crachats et de l'examen radioscopique.

L'admission se fait sur cette pièce, après avis du médecin-chef de service qui juge seul de l'opportunité de la cure sanatoriale. Cette admission n'est définitive qu'après examen médical d'entrée qui permet de classer les malades suivant leur état.

Le prix de journée pour les malades à la charge de l'État et de l'Assistance publique est de 10 fr. 57 et de 20 francs pour les malades payants.

Les médecins-chefs de service sont le Dr Amabert pour les hommes et le Dr Lamy pour les femmes.

Un laboratoire de bactériologie, un laboratoire de radiologie que dirige le Dr Kuentz et une consultation d'oto-rhino-laryngologie assurée par le Dr Detourbet sont annexés à ces services.

JURA

ORGANISATION DÉPARTEMENTALE :

Association.

Titre : Comité départemental d'hygiène et de défense contre la tuberculose. — Siège social : à la Préfecture. Président : le Préfet ; secrétaire-trésorier : M Blanchard.

DISPENSAIRES :

1. — Dôle (U. F. F.), 7, rue Mont-Roland ; médecins : Drs Gonot, Cantenot et Raffour.

2. — Lons-le-Saunier, rue du Regard ; médecin : Dr Vagniot.

3. — Salins, à l'hôpital ; médecin : Dr Bourny.

4. — Saint-Claude ; médecin : Dr Benoit-Jeannin, à la Grenette.

PRÉVENTORIUM :

PRÉVENTORIUM DES ALOUETTES
A BOIS-D'AMONT

Ce petit établissement est situé à 1 080 mètres d'altitude, à Bois-d'Amont, 20, Grande Route, dans la vallée de Joux. Il jouit d'un climat sec et vivifiant près de forêts de sapins.

Il peut recevoir 12 enfants (filles de cinq à treize ans, garçons de cinq à huit ans) non contagieux.

Le prix est de 9 francs par jour, tous frais compris, sauf nécessité de soins spéciaux.

Pour renseignements et admissions, s'adresser à Mlle P. Lacroix, 17, rue Nollet, Paris (XVIIe).

LANDES

ORGANISATION DÉPARTEMENTALE :
Néant.

SANATORIUM MARITIME :

SANATORIUM DE CAP-BRETON
A CAP-BRETON

Le Sanatorium maritime de Cap-Breton, situé en façade sur la mer, dans le fond du golfe de Gascogne, est un établissement privé dû à la libéralité de Mme Desjobert.

Il est ouvert toute l'année aux enfants des deux sexes âgés de quatre ans au moins et quinze ans au plus et compte 230 lits. Il y a 40 lits à tarif réduit pour les enfants du département des Landes et 190 lits payants pour les enfants provenant, soit des Landes, soit des autres départements.

Le prix de la pension est de 6 francs par jour pour les cas non chirurgicaux et de 7 fr. 50 pour les cas chirurgicaux, nécessitant l'immobilisation, pansements, appareils plâtrés, etc.

Les admissions des enfants à tarif réduit sont prononcées par une commission administrative sur l'avis du médecin-directeur, et les demandes doivent être adressées à M. le préfet des Landes (l'établissement appartenant au département). L'admission des enfants payants est prononcée par le médecin-directeur, au vu d'un certificat médical.

Les enfants appelés à profiter du traitement du Sanatorium sont ceux qui sont atteints de lymphatisme, d'anémie, de lupus, de rachitisme et de tuberculose ganglionnaire, osseuse ou articulaire, avec ou sans suppuration, mais curables ou améliorables, à l'exclusion de ceux atteints de tuberculose pulmonaire ou de toute autre maladie contagieuse.

Adresser les demandes au médecin-directeur du Sanatorium maritime, Cap-Breton (Landes).

LOIRE

ORGANISATION DÉPARTEMENTALE :

Service départemental.

Titre : Office départemental d'hygiène sociale. — Siège social : Préfecture de Saint-Étienne. Président : M. le Préfet ; secrétaire général : Dr E. Martin, médecin des dispensaires départementaux.

DISPENSAIRES :

1. — Saint-Étienne 4, rue Victor-Duchamp ; médecin : Dr E. Martin.

2. — Rive-de-Gier, à l'hôpital ; médecin : Dr E. Martin.

3. — Saint-Chamond, boulevard Waldeck-Rousseau ; médecin : Dr E. Martin.

4. — Firmigny, à l'hôpital ; médecin : Dr E. Martin.

5. — Feurs, à l'hôpital ; médecin : Dr E. Martin.

6. — Montbrison, à l'hôpital ; médecin : Dr E. Martin.

7. — Roanne, à l'hôpital ; médecin : Dr Fumoux.

8. — Régny, à la mairie ; médecin : Dr Fumoux.

9. — Veauche, à la Société des Verreries ; médecin : Dr Odin.

10. — Noirétable, à la mairie ; médecin : Dr Riol.

PLACEMENT FAMILIAL :

Œuvre Grancher stéphanoise. Président : Dr Blanc, 5, place du Peuple, Saint-Etienne ; secrétaire : M. Ayel, 30, rue Gambetta.

Le foyer de placement est dans la région de Saint-Bonnet-le-Château.

PRÉVENTORIUM :

MAISON DÉPARTEMENTALE DES ENFANTS
A SAINT-GENEST-LERPT

Cet établissement est édifié à 500 mètres d'altitude, dans un vaste domaine de 80 hectares situé sur la route de Saint-Etienne à Saint-Just-sur-Loire, à 1 800 mètres du village de Saint-Genest-Lerpt. Créé par le Conseil général, il appartient au département, qui en assure la gestion.

Le bâtiment central dispose de 150 lits en dortoirs. Un pavillon séparé contient en outre 24 lits, dont 8 en chambres d'isolement.

Cette institution est destinée aux enfants des deux sexes de cinq à treize ans, dont les parents résidant dans le département sont atteints de tuberculose contagieuse. Les admissions, toutes au compte de l'Assistance médicale gratuite, sont prononcées par le Préfet, sur la proposition des médecins de dispensaire.

La direction médicale est confiée au Dr Edme Martin. L'enseignement et l'entraînement gymnastique sont assurés à l'établissement.

SANATORIUMS :

SANATORIUM DE CHAVANNE
Par SAINT-CHAMOND

Cet établissement utilise des locaux appartenant aux hospices de Saint-Chamond, qui ont été transformés et considérablement augmentés en vue de leur nouvelle affectation. Il est géré par les soins du Comité de la Croix-Rouge (S. B. M.) qui en a la charge entière. Il est situé à 4 kilomètres de Saint-Chamond, dans une région montagneuse ; son altitude est de 540 mètres et son exposition sud-sud-est avec une vue superbe sur le massif du Pilat et les Alpes ; il est abrité contre les vents froids, les poussières et les fumées de l'agglomération.

La Sanatorium de Chavanne comporte 60 lits pour femmes.

Il reçoit des malades payantes, mais surtout des malades de l'Assistance médicale gratuite et est réservé aux malades du département de la Loire. Le service médical est assuré par le Dr Lorcin.

SANATORIUM DE SAINT-JODARD

A SAINT-JODARD

Le Sanatorium public de Saint-Jodard est situé sur la ligne de Paris à Saint-Etienne, à 20 kilomètres au sud de Roanne, sur les contreforts des monts du Lyonnais. Elevé sur le bord sud d'un plateau orienté au sud-ouest, il se trouve protégé contre les vents dominants du nord-est par une légère dénivellation. L'altitude est de 410 mètres; les caractéristiques du climat sont celles du Plateau central atténuées : froid vif en hiver, chaleur modérée en été, variations thermiques fréquentes et brusques.

Le médecin-chef est le Dr Franck-Escandre, assisté de deux médecins adjoints.

Le Sanatorium compte 200 lits pour hommes de dix-sept à soixante ans. Les malades y sont admis pour trois mois et peuvent obtenir des prolongations de séjour. Les admissions sont prononcées par le ministère de l'Hygiène et la Préfecture de la Loire. Les tuberculeux pulmonaires sont admis à tous les degrés, même cavitaires, pourvu qu'ils ne soient pas en évolution aiguë et paraissent susceptibles d'amélioration.

L'examen médical d'entrée se fait aux dispensaires antituberculeux départementaux, qui remplissent une feuille de renseignements confidentiels. Le Ministre juge sur pièces et prononce ou refuse l'admission.

Les examens radioscopiques sont pratiqués par les médecins traitants, assistés, deux fois par mois, d'un médecin radiographe.

Le Sanatorium est en liaison étroite avec les dispensaires antituberculeux de la Loire.

SERVICE HOSPITALIER POUR TUBERCULEUX :

Saint-Étienne, à l'hôpital : 96 lits.

LOIRE (HAUTE-)

ORGANISATION DÉPARTEMENTALE :
Association.
Titre : Comité départemental d'hygiène sociale. —
Siège social : Mairie du Puy. Président : Dr Durand.

DISPENSAIRE :
Le Puy (S. B. M.), rue Vaneau : Dr de Mourgues.

PRÉVENTOR.UM :

PRÉVENTORIUM LAFAYETTE

A CHAVANIAC, par PAULHUGUET

Ce Préventorium, à l'altitude 750 mètres, appartient à
une œuvre privée, le « Lafayette Memorial », avec laquelle
l'Office public d'hygiène sociale de la Seine a contracté
une entente et se réserve dans l'établissement 20 lits de
garçons de six à quinze ans atteints de tuberculose occulte
ou chétifs et susceptibles d'être contaminés, du département de la Seine. Ils y suivent l'école de plein air et se
livrent à de nombreux exercices physiques.

Les frais de séjour sont proportionnés aux ressources des
familles. Pour l'admission, s'adresser au siège social de
l'Œuvre, 115, boulevard Saint-Germain, Paris (VIIIe), à
l'Office public d'hygiène sociale de la Seine ou, mieux, aux
Dispensaires de la Seine appartenant à l'Office ou en liaison
avec lui.

Le nombre de lits est de 175 en hiver et de 250 en été, et
le prix de pension de 7 francs par jour plus 50 francs de
trousseau.

Le Dr Dumontet est médecin-directeur de l'établissement.

LOIRET

ORGANISATION DÉPARTEMENTALE :

Association.

Titre : Office départemental de défense contre la tuberculose. — Siège social : à la Préfecture d'Orléans. Président : M. Gallouédec ; secrétaire général : D^r Le Page-Viger.

DISPENSAIRES :

Médecin chargé du service des Dispensaires : Drs Luizy et Lièvre-Brizard.

1. — Orléans, rue Porte-Madeleine ; médecin : Dr Breton.
2. — Gien, à l'hôpital ; médecin : Dr Lièvre-Brizard.
3. — Montargis, 41, rue du Château ; médecin : Dr Luizy.
4. — Pithiviers, à l'Hôpital ; médecin : Dr Luizy.

PLACEMENT FAMILIAL :

Foyer de l'Œuvre parisienne de Grancher à la Ferté-Saint-Aubin.

Centre de placement l'Œuvre du Placement familial des Tout-Petits à la Ferté-Saint-Aubin, avec poste secondaire à Marcilly.

Par suite d'un contrat passé avec la Préfecture du Loiret, l'Œuvre du Placement familial des Tout-Petits reçoit dans ses centres les enfants de ce département.

SANATORIUMS :

SANATORIUM DE BEAUREGARD

A MARDIÉ

Le Sanatorium de Beauregard est un établissement privé, qui a été inauguré le 20 mai 1920. Il est situé dans un pays boisé, à une altitude de 115 mètres, à 2 kilomètres de la Loire et à 1 200 mètres de la commune de Mardié qui comprend un peu plus de 1 000 habitants.

Le climat est doux avec vents fréquents, mais le Sanatorium est abrité des vents d'ouest, du nord et de l'est par un rideau de bois.

Cet établissement est administré par l'Union antituberculeuse du Loiret, qui provient de la fédération de l'ancienne Ligue contre la tuberculose et des trois Sociétés de Croix-Rouge française. Son budget est constitué par des subventions du département et par des dons particuliers.

Le service médical est assuré par le Dr Debienne.

La maison, qui n'est qu'un baraquement comptant 26 lits, est exclusivement réservée aux malades du sexe féminin atteintes de tuberculose pulmonaire curable ou améliorable (malades du Loiret indigentes ou non).

Le prix de journée est de 12 francs pour les malades du département mais le plus grand nombre y séjournent à titre gratuit.

L'établissement est en étroite liaison avec le Dispensaire d'hygiène sociale d'Orléans.

SANATORIUM DE CHÉCY

A CHÉCY

Le Sanatorium de Chécy est un établissement populaire privé fondé en 1902, administré par la Ligue contre la tuberculose du Loiret. C'est un joli pavillon, à une altitude de 115 mètres, situé dans un parc de 3 hectares protégé des vents de l'ouest par un bois. Bâti selon les règles modernes de l'hygiène avec murs ripolinés, coins ronds, salle de bains, galerie de cure, etc., il compte 26 lits et reçoit les malades du sexe masculin depuis quinze ans, atteints de tuberculose pulmonaire curable, du département du Loiret, à 12 francs par jour ; un certain nombre d'indigents y sont reçus gratuitement.

L'examen médical d'entrée est fait par une commission de cinq médecins : le médecin du Dispensaire, le médecin du Sanatorium, le président de la Ligue contre la tuberculose et deux autres médecins.

Pour les admissions, s'adresser a M. le Dr Geffrier, président de la Ligue contre la tuberculose du Loiret, 6, rue d'Escures, à Orléans.

SANATORIUM DE LA CHAPELLE-SAINT-MESMIN
A SAINT-MESMIN

L'ancienne station sanitaire de la Chapelle-Saint-Mesmin, située à 96 mètres d'altitude dans un pays de plaine, est actuellement en voie de réorganisation pour l'installation d'un Sanatorium de 260 lits.

SERVICE HOSPITALIER POUR TUBERCULEUX :

La Chapelle-Saint-Mesmin : 40 lits.

LOIR-ET-CHER

ORGANISATION DÉPARTEMENTALE :

Association.
Titre : Office départemental de lutte antituberculeuse. — Siège social : 5, rue du Puits-Châtel, à Blois. Président : M Bezard ; secrétaire général : Dr Ansaloni.

DISPENSAIRES :

1. — Blois, 5, rue du Puits-Châtel ; médecin : Dr Girardeau.
2. — Romorantin, rue du Petit-Mail ; médecin : Dr Ferry
3. — Vendôme, 14, rue de la Bretonnerie ; médecin : Dr Girardeau.

PLACEMENT FAMILIAL :

CENTRES DE L'ŒUVRE DU PLACEMENT FAMILIAL DES TOUT-PETITS

Centre de Salbris, avec postes secondaires à Saint-Viatre et à Selles-Saint-Denis.

FOYERS DE PLACEMENT DE L'ŒUVRE PARISIENNE DE GRANCHER

Lamotte-Beuvron, Meung-sur-Beuvron, Nouan-le-Fuselier, Pont-Levoy, Les Montils, Villefranche-sur-Cher, Villiers, Couture, Josnes, Sargé-sur-Braye, Mondoubleau.

CENTRES D'ÉLEVAGE DE L'ŒUVRE PARISIENNE GRANCHER

Couture, Menestreau, Sougé.

SANATORIUMS :

SANATORIUM DES PINS
A LAMOTTE-BEUVRON

Le Sanatorium privé des Pins, fondé en 1900, est situé en pleine Sologne, sur un vaste plateau, à une élévation de 150 mètres. Le climat de cette partie de la Sologne se signale par l'absence de vents violents et l'uniformité de température, permettant les cures d'air à toute heure du jour.

L'établissement se compose de quatre pavillons : le pavillon Villemin (le premier en date), le pavillon Koch, le pavillon Laënnec et le pavillon Pasteur. Il dispose de 100 lits pour malades des deux sexes et de tous âges.

Pour les admissions, adresser les demandes au Dr Hervé, médecin-chef de l'établissement, accompagnées d'un certificat médical établi par le médecin habituel.

Sont admis les malades atteints de tuberculose pulmonaire.

Le prix de journée est de 40 à 60 francs, plus un droit fixe de 30 francs, payés à l'entrée pour frais de désinfection. Les honoraires spéciaux des médecins ne sont pas compris dans le prix de pension.

VILLA JEANNE-D'ARC
ANNEXE DU SANATORIUM DES PINS, à LAMOTTE-BEUVRON

La Villa Jeanne-d'Arc fait partie des établissements du Sanatorium des Pins et est réservée aux enfants de six à dix-huit ans. L'établissement compte 38 lits. Le prix de journée est de 30 francs.

Le service médical est assuré, comme dans tous les autres pavillons, par le Dr Hervé.

La Villa Jeanne-d'Arc reçoit quatre sortes d'enfants malades :

1º Les enfants atteints de tuberculose pulmonaire ;

2º Les enfants atteints de tuberculose chirurgicale auxquels le climat marin est contre-indiqué ;

3º Les rachitiques et les ganglionnaires ;

4º Les enfants de constitution délicate, sans lésions appréciables, mais qui ont besoin de soleil et de grand air.

SERVICE HOSPITALIER POUR TUBERCULEUX :

Blois : 40 lits ; Romorantin : 6 lits.

LOIRE-INFÉRIEURE

ORGANISATION DÉPARTEMENTALE :

Association.

Titre : Office des Œuvres d'hygiène sociale et de préservation antituberculeuse de la Loire-Inférieure. — Siège social : 6, rue Jean-V, Nantes. Président : M. Alexandre Vincent ; secrétaire générale : Mme le Dr Pouzin-Malègue.

DISPENSAIRES :

1. — Nantes, 6, rue Jean-V ; médecins : Drs Viel et Rouiller.

2. — Nantes-Doulon, 4, rue de la Mitrie ; médecin : Dr Lucas.

3. — Nantes-Pirmil, 75, boulevard Victor-Hugo ; médecin : Dr Guérin.

4. — Nantes, 73, boulevard Saint-Aignan ; médecins : Drs Bertin, Dupont et Grimault.

5. — Saint-Nazaire, 127, rue de Nantes.

6. — Trignac, à la mairie ; médecin : Dr Barbin.

7. — Missillac, avenue de l'Hôpital; médecin : Dr Rouand.

8. — Ancenis, 2, rue des Vinaigriers ; médecin : Dr Rousseau.

PLACEMENT FAMILIAL :

Filiale de Nantes de l'Œuvre Grancher. 6 rue Jean-V. Président : Dr Bécigneul ; secrétaire : Mme le Dr Pouzin-Malègue.

PRÉVENTORIUMS :

PRÉVENTORIUM DU COTEAU
A VARADES

Le Préventorium du Coteau est situé sur le territoire de la commune de Varades, à 1 200 mètres à l'ouest de cette localité et à 2 500 mètres de la station du chemin de fer qui la dessert.

Il occupe une propriété d'une superficie de 20 hectares environ, en bordure et au nord de la route nationale de Paris à Nantes, dominant la vallée de la Loire qui, de là, offre un splendide panorama.

Le Préventorium du Coteau est destiné au traitement préventif de la tuberculose pulmonaire chez les jeunes filles délicates, anémiques, convalescentes ou fatiguées, prédisposées à la tuberculose, auxquelles il procure une cure d'air et de repos.

Le service est, comme à Pen-Bron, assuré par les Filles de la Charité de Saint-Vincent-de-Paul.

La direction médicale est confiée à M. le Dr Bécigneul, médecin des hôpitaux de Nantes. Le médecin traitant est le Dr Gabori, de Varades.

La maison est pourvue du confort moderne et compte 100 lits. Les jeunes filles y sont reçues jusqu'à l'âge de vingt-cinq ans (34 lits en chambres, 66 lits en dortoirs).

Avant son admission, chaque jeune fille doit produire :

1º Son acte de naissance ;

2º Un bulletin médical rempli sur imprimé fourni par la maison.

Après examen de ces pièces, les parents ou les administrations sont informés de la date à laquelle les jeunes filles peuvent être reçues.

Chaque jeune fille doit préparer son trousseau, composé à volonté.

Le prix de pension est fixé à 7 francs par jour, tous frais compris, et payable d'avance et par mois.

Adresser les demandes d'admission au secrétariat du Préventorium du Coteau, 8, rue de l'Écluse, Nantes, ou à Mme la Supérieure de l'établissement, à Varades.

MAISON DE REPOS DE GESVRES

La Maison de repos de Gesvres, créée par la Caisse régionale des institutions familiales ouvrières, et située dans un ancien château à 12 kilomètres de Nantes, est installée suivant les règles de l'hygiène avec salles de bains, chauffage central, éclairage électrique et eau de source.

Le domaine comporte une ferme de 16 hectares, avec vacherie et basse-cour importante.

Un potager d'un hectare et demi, avec nombreux arbres fruitiers, permet d'avoir les légumes et les fruits nécessaires à l'approvisionnement de cet établissement.

La Maison de Gesvres, qui comprend 50 lits, est réservée, en principe, aux bénéficiaires de la Caisse régionale des institutions familiales ouvrières et reçoit des enfants de quatre à douze ans. Cependant, un certain nombre de places peuvent être attribuées à d'autres catégories d'enfants.

Les enfants font un séjour de trois mois par équipes composées alternativement de garçons et de filles.

Chaque enfant doit être muni d'un trousseau sommaire.

Le prix de la pension est fixé à 8 francs par jour.

Prière d'adresser les demandes à l'Office central des Œuvres d'hygiène sociale, 6, rue Jean-V, à Nantes.

ÉCOLE DE RÉÉDUCATION PROFESSIONNELLE : FERME-ÉCOLE DE LA PLACELIÈRE

Par CHATEAU-THÉBAUD

La Ferme-École de la ville de Nantes — centre de rééducation agricole subventionné par l'Office national des mutilés et par la ville de Nantes — a été ouverte, en décembre 1919, pour les *blessés du poumon*.

Cette catégorie comprend tous les réformés atteints d'une affection quelconque des voies respiratoires (gazés, bronchitiques, emphysémateux, pleurétiques), réformés auxquels la vie au grand air est désormais nécessaire.

Un certificat médical établissant que le candidat n'est pas bacillifère est exigé pour l'admission, les négatifs étant seuls acceptés.

Dans la mesure des places laissées disponibles par cette catégorie d'élèves, l'école reçoit également les mutilés et réformés de tous ordres désireux de se créer une situation à la campagne, ainsi que les victimes civiles de la guerre et les mutilés du travail.

Dirigée par un ingénieur agronome, elle prépare aux emplois de régisseur, chef de culture, jardinier, garde particulier, basse-courier, berger, aviculteur, apiculteur. Elle facilite l'obtention du prêt agricole aux élèves qui désirent s'installer à leur compte.

La durée des études est d'une année. Le programme d'enseignement comprend un enseignement théorique qui est complété par des démonstrations pratiques et surtout par la pratique agricole journalière. Les élèves sont répartis en trois sections : grande culture, jardinage, petit élevage.

Ils subissent des examens théoriques et des examens pratiques.

Une prime de rééducation et un certificat d'aptitude professionnelle sont délivrés aux élèves méritants qui sont placés à leur sortie.

L'écol. est située dans un superbe domaine de 20 hectares, à 14 kilomètres de Nantes ; elle comporte 45 lits.

Le séjour y est entièrement gratuit. Les élèves entrants ont droit au remboursement de leurs frais de voyage. Ils reçoivent, outre les fournitures scolaires, des vêtements de travail, des sabots, des chaussons et un chapeau de paille en été. Ils doivent se munir de linge de corps que l'école ne fournit pas.

Les soins médicaux sont donnés par le médecin de Château-Thébaud, assisté d'un infirmier. Une infirmerie avec salle de consultations et officine est aménagée pour les malades.

Une salle de bains-douches est mise à la disposition des élèves ainsi qu'une galerie de cure exposée au midi, où ils peuvent se reposer après le repas.

Enfin, des excursions sont organisées au cours de la belle saison (visites d'exploitations agricoles et viticoles, de cultures maraîchères, de laiteries, de porcheries industrielles).

Le recrutement de l'école se fait dans toute la France.

Les candidats doivent adresser leur demande d'admission à M. le directeur de la Ferme-Ecole de la ville de Nantes, château de la Placelière, par Château-Thébaud.

HOPITAL-SANATORIUM :

HOPITAL-SANATORIUM DE CHANTENAY

Rue Paul-Bert, à NANTES

L'Hôpital-Sanatorium de Nantes-Chantenay était autrefois un hôpital de médecine générale qui a été transformé en service spécial de tuberculeux depuis 1909 après l'annexion de la commune de Chantenay à la ville de Nantes.

Bien qu'il y ait encore quelques améliorations à y apporter, il rend de grands services.

Situé dans un quartier excentrique de Nantes, sur le point le plus élevé de la ville, loin des usines, il est administré par la Commission administrative des hospices civils.

Le service médical est assuré par le Dr Bécigneul, médecin en chef des hôpitaux, secondé par un interne et deux externes, avec la collaboration des religieuses et infirmières.

Sont reçus à l'Hôpital-Sanatorium les tuberculeux pulmonaires des deux sexes et les enfants de Nantes et du département,. La majorité des lits est réservée aux malades de l'Assistance médicale gratuite ; il est reçu cependant quelques malades payants en salle commune au prix de 13 francs par jour, et il existe 6 lits de pensionnaires à 18 francs par jour, plus les honoraires médicaux. L'établissement compte 120 lits.

SANATORIUMS MARITIMES :

HOPITAL MARITIME DE PEN-BRON
A PEN-BRON

L'hôpital maritime de Pen-Bron a été fondé par M. Pallu, inspecteur des Enfants-Assistés de la Loire-Inférieure, le 8 septembre 1887. Grâce au concours de quelques philanthropes, on put acheter les maisons d'un vieil établissement de conserves de sardines où furent reçus les premiers malades.

L'hôpital actuel a été construit au moyen de sommes provenant du Pari mutuel et de diverses libéralités dues à Mme Furtado-Heine, à MM. Beer et Ephrussi. Les bâtiments ont une forme rectangulaire dont les grands côtés sont dirigés sensiblement du nord au sud. Situé en face de la ville du Croisic, l'hôpital apparaît sur la carte à la pointe d'une mince presqu'île ayant pour base Piriac, la Turballe et Guérande.

L'hôpital maritime de Pen-Bron appartient à une Société civile privée, reconnue d'utilité publique le 3 juillet 1893.

Il est administré par un Conseil d'administration comprenant un président, un vice-président, un administrateur délégué, six administrateurs et un directeur du bureau administratif.

L'hôpital a pour but d'assurer aux enfants de faible constitution ou atteints de tuberculose osseuse articulaire ou ganglionnaire le bienfait du climat marin.

Sont donc reçus à Pen-Bron ceux qui peuvent être améliorés ou guéris par l'air marin ; le bulletin délivré par le médecin qui a donné ses soins à l'enfant est déjà une garantie sérieuse de cette aptitude, mais l'admission définitive n'a lieu qu'après un examen à l'hôpital.

Les enfants des deux sexes sont reçus à partir de l'âge de quatre ans. Ne peuvent être admis les enfants atteints de tuberculose pulmonaire et d'incontinence d'urine. Les filles peuvent y séjourner jusqu'à dix-huit ans, les garçons jusqu'à quinze ans seulement.

L'établissement peut recevoir environ 600 enfants. Son aménagement répond aux conditions les plus exigeantes de confort, de salubrité et d'hygiène modernes : service d'eau de source abondant et de bonne qualité, électricité, chauffage central, radiographie, laboratoire de bactériologie, soins chirurgicaux assurés par plusieurs spécialistes, service régulier avec le Croisic au moyen d'une vedette automobile.

Au delà des bâtiments de l'hôpital se trouve la ferme avec les chevaux pour l'exploitation, une dizaine de vaches qui approvisionnent de lait le Sanatorium, une basse-cour et des jardins potagers.

Le régime de la maison est surtout fortifiant ; les enfants y vivent de la vie de famille, dans une grande liberté, toutefois sous une surveillance active. On leur fait la classe quatre heures par jour ; les bains leur sont donnés soit dans la mer, soit à la maison, selon l'ordonnace du médecin.

Le médecin en chef voit les enfants trois fois par semaine, le chef de clinique les voit tous les jours ; de plus, deux internes sont chargés des pansements et habitent dans l'établissement.

Le service des soins est assuré par les religieuses de Saint-Vincent-de-Paul, auxquelles a été confiée également la direction morale de Pen-Bron.

Avant son admission, chaque enfant doit produire :

1º Son acte de naissance ;

2º Le bulletin médical délivré par son médecin ;

3º Une promesse de paiement de la pension.

Après l'examen de ces pièces, les parents sont informés de la date à laquelle l'enfant peut être reçu ; on les engage à venir de préférence les jours de visite des médecins.

Chaque enfant doit apporter un trousseau composé selon la volonté des familles, mais qui doit contenir le linge de corps, les vêtements, plusieurs paires de chaussures et un costume de bain en laine.

Pen-Bron ne reçoit que des malades payants. Le prix de pension est fixé à 6 francs par jour ; les appareils plâtrés et les radiographies sont payés à part.

Les demandes d'admission doivent être adressées soit à l'hôpital même, soit au directeur du bureau administratif de Nantes, 8, rue de l'Écluse.

SANATORIUM DE SAINT-JEAN-DE-DIEU

Au CROISIC

Propriété de la Société civile de Saint-Jean-de-Dieu, ce Sanatorium a une contenance de 200 lits.

Il admet exclusivement les garçons de six à dix-huit ans atteints d'anémie, lymphatisme, débilité de toutes causes, neurasthénie et nervosisme consécutifs au surmenage ; toutes formes de tuberculose (pulmonaire exceptée).

Les prix sont de 6, 7 et 8 francs par jour suivant l'âge.

Le médecin de l'établissement est le Dr Durbin, au Croisic.

Les demandes d'admission doivent être adressées à M. le Directeur du Sanatorium.

ÉCOLE D'INFIRMIÈRES-VISITEUSES :

ÉCOLE DE NANTES

Dirigée par l'Office central des Œuvres d'hygiène sociale et de préservation antituberculeuse de la Loire-Inférieure, cette École, créée en 1919, est reconnue par le ministère du Travail et de l'Hygiène.

La durée de la scolarité est de deux ans, se décomposant en une année préparatoire et une année de spécialisation. La durée des études peut, dans des cas spéciaux, être réduite à l'année de spécialisation.

Les études comportent un enseignement théorique et un enseignement pratique.

Les stages sont accomplis dans les différents services hospitaliers et consultations des hospices civils de Nantes, ainsi que dans les différents servic es sociaux (dispensaires, crèches, consultations de nourrissons).

Pour tous renseignements, écrire ou s'adresser au siège de l'École, 17, rue Arsène-Leloup, Nantes.

LOT

ORGANISATION DÉPARTEMENTALE :

Association.

Titre : Comité départemental d'hygiène sociale et de préservation antituberculeuse. — Siège social : Préfecture de Cahors. Président : Dr Bénech ; secrétaire général : M. Veyssière.

DISPENSAIRES :

1. — Cahors, rue Joachim-Murat ; médecin : Dr Calvé.
2. — Gourdon, rue du Cardinal Farinié ; médecin : Dr Coulon.
3. — Figeac, à l'hôpital ; médecin : Dr Pezet.

SANATORIUM :

SANATORIUM DE MONTFAUCON

A MONTFAUCON-SUR-LOT

Le Sanatorium de Montfaucon, organisé dans les locaux de l'ancien séminaire diocésain transformés et agrandis, est situé à 330 mètres d'altitude, sur le versant occidental du causse de Gramat, à 20 kilomètres de cette ville, à 18 kilomètres de Gourdon et à 45 kilomètres de Cahors ; les communications avec ces trois villes sont assurées par un service quotidien d'autobus.

Pendant presque toute l'année le climat reste assez chaud et sec ; on y constate très peu de brouillards ; le printemps se montre précoce et l'été se prolonge très tard.

La station compte actuellement 180 lits, avec possibilité d'hospitaliser 250 malades. On utilise tous les moyens thérapeutiques que nécessite la vie sanatoriale : galeries intérieures vitrées pour cure de repos et prome-

menade, galerie pour cure en plein air, salles d'héliothérapie, appareil pour pratiquer le pneumothorax artificiel ; cabinet de radioscopie, laboratoire d'analyses bactériologiques. Elle comporte encore des salles de jeux, de cor-
respondance, des services de désinfection, salle de formolisation, salles de bains et de douches.

L'établissement est entouré d'un parc clôturé, de 3 hectares environ, ombragé, avec allées à pentes diversement
graduées.

Une exploitation de 25 hectares existe en annexe de la
station.

La plupart des locaux occupés par les malades ont leur
exposition au midi ou est-ouest. Les fenêtres, disposées en
double rangée se faisant face, rendent possible une aération
continue, quelle que soit la direction du vent.

Le matériel de désinfection comprend deux autoclaves de
stérilisation, une salle de formolisation et un four à inciné-
ration. La vaisselle subit l'ébullition dans l'eau carbonatée.
Le linge est traité par une buanderie mécanique. Les chasses
d'eau évacuent les résidus dans un champ d'épandage. Cinq
chaudières de chauffage central à vapeur permettent de distribuer de l'eau dans tous les lavabos et à tous les étages. Le
moteur à gaz pauvre activant la génératrice d'électricité,
doublée de batteries d'accumulateurs, fournit un courant
continu à 140 volts, utilisé pour la lumière, l'électro-
pompe, le pétrin, la scie, etc.

Le médecin-directeur est le Dr Graveline, qui est assisté
d'un médecin adjoint et de plusieurs infirmières, à raison
d'une pour 30 malades.

Sont reçus à la station les anciens militaires réformés
pour tuberculose pulmonaire, et les tuberculeux indigents
du sexe masculin.

Les réformés sont admis par le service technique du
ministère de l'Hygiène ; ils proviennent des diverses régions
de la France, selon les demandes adressées au ministère.

Les tuberculeux provenant de l'Assistance publique doivent adresser leur demande à M. le Préfet du Lot.

Le dossier médico-administratif doit être soumis à l'examen du médecin-directeur.

LOT-ET-GARONNE

ORGANISATION DÉPARTEMENTALE :

Association.

Titre : Comité départemental de défense contre la tuberculose. — Siège social : Préfecture. Président : Dr de Nazaris.

DISPENSAIRES :

1. — Agen, 14, rue Barleine ; médecins : Drs Delteil et
Arès-Lapoque.

2. — Villeneuve-sur-Lot ; médecin : Dr Delteil.

PLACEMENT FAMILIAL :

Filiale de l'Œuvre Grancher du Lot-et-Garonne, 62, rue
Lamourou-Montesquieu. Président : Dr Langlade ; secrétaire général : Dr Auricombe.

SANATORIUM :

SANATORIUM DE MONBRAN

A MONBRAN, par AGEN

Le Sanatorium de Monbran, établissement public et
départemental, est situé dans un climat tempéré et peu
humide, à 130 mètres d'altitude, dans une région vallonnée.

L'établissement possède une installation radiologique et
un service d'oto-rhino-laryngologie ; on y pratique le traitement par le pneumothorax artificiel ; il dispose de grands et
petits dortoirs, d'une galerie de cure, éclairage électrique,
chauffage central, buanderie mécanique, bains et douches.

Le nombre de lits est de 75, et l'on y reçoit les tuberculeux pulmonaires adultes du sexe masculin, susceptibles
de guérison ou d'amélioration. Le certificat médical d'entrée

est établi par le médecin du Dispensaire où le malade est pris en charge.

La plupart des malades sont envoyés par les départements.

Le médecin-chef est le D^r Le Bayon.

LOZÈRE

ORGANISATION DÉPARTEMENTALE :

Titre : Comité départemental d'hygiène sociale. — Siège social : à la Préfecture de Mende. Présidente : marquise de Chambrun ; secrétaire général : Dr de Framond.

DISPENSAIRES :

1. — Mende, à la mairie ; médecin : Dr de Framond.

2. — Marvéjols, à l'ancienne mairie ; médecin : Dr de Framond.

3. — Florac, à la mairie ; médecin : Dr Maury.

MAINE-ET-LOIRE

ORGANISATION DÉPARTEMENTALE :

Association.

Titre : Comité départemental de lutte antituberculeuse. — Siège social : à la Préfecture. Président : M. de la Guillonière ; secrétaire général : Dr Papin ; secrétaire permanent : M. Franco.

DISPENSAIRES :

Médecin des Dispensaires : Dr Amsler.

1. — Angers, 15, rue des Cordeliers.

2. — Saumur, 2, rue Pasteur.

3. — Cholet, à l'hôpital civil.
4. — Trelazé, 1, rue de Buhaut.
5. — Segré.

PLACEMENT FAMILIAL :

Œuvre Grancher angevine. Siège social : 71, rue Plantagenet, à Angers. Président : Dr Boquel ; secrétaire : Mme Bordier.

PRÉVENTORIUMS :

PRÉVENTORIUM DE CHAMBELLAY

Cet établissement, situé à Chambellay, à 9 kilomètres du Lion d'Angers, au milieu d'un domaine formé par des champs cultivés et des herbages, d'une contenance de 18 hectares, est installé dans un chalet de bois et comprend 12 lits ; on y reçoit gratuitement des enfants sains du sexe masculin, menacés de contagion familiale.

PRÉVENTORIUM DE CHAMPTOCÉ
A CHAMPTOCÉ

Cet établissement, situé sur une hauteur dominant la vallée de la Loire, permet de recevoir 20 fillettes de cinq à seize ans, qui y sont admises après examen médical pratiqué dans les dispensaires.

L'établissement est dirigé par les Sœurs de la Sagesse et le prix de journée est de 5 francs par jour.

SANATORIUM :

SANATORIUM DU BOIS-GROTTEAU
Près CHOLET

Cet établissement privé, aménagé dans un château historique, est situé au milieu d'une jolie propriété, à 800 mètres de la gare de Cholet, sur une hauteur d'où l'on découvre un large horizon sur le Poitou et la Vendée et dans un climat particulièrement sédatif.

Il possède des galeries de cure, une terrasse pour l'hélio-thérapie, un laboratoire de radiologie et de bactérioscopie et un service de désinfection.

Le nombre de lits est de 30, répartis en 20 chambres dont quelques-unes à deux lits ; toutes sont pourvues de l'éclairage électrique, du chauffage central et la plupart de lavabos à eau courante.

On y reçoit les tuberculeux pulmonaires des deux sexes, atteints de lésions curables ; le prix de pension est au minimum de 30 francs par jour.

Le service médical est assuré par le Dr Coubard et le Dr Ballot, auxquels il convient de s'adresser pour les admissions.

MANCHE

ORGANISATION DÉPARTÉMENTALE :

Service départemental.

Titre : Office départemental de lutte contre la tuberculose. — Siège social : Préfecture de Saint-Lô. Président : M. le Préfet.

DISPENSAIRES :

1. — Cherbourg, rue Gibert (4 médecins).
2. — Valognes, 52, rue des Capucines (2 médecins).
3. — Saint-Lô, route de Coutances (4 médecins).
4. — Avranches, rue Bremesnil, 14 ; médecin : Dr Béatrix.
5. — Granville, à l'hôpital-hospice (8 médecins).

MARNE

ORGANISATION DÉPARTEMENTALE :

Service départemental.

Titre : Office public d'hygiène sociale et de préservation antituberculeuse. — Siège social : Préfecture de Châlons-sur-Marne. Président : M. le Préfet.

DISPENSAIRES :

1. — Châlons-sur-Marne, 38, rue du Général-Féry ; médecin : Dr Fragne.

2. — Épernay, rue de la Cité, 6 ; médecins : Drs Janvier et Bleirad.

3. — Sezanne, rue des Récollets ; médecin : Dr Mathieu.

4. — Reims, 17, rue de Louvois (S. B. M.) ; médecins : Drs Perrin, Dubois de Montreynaud.

5. — Reims, 86, rue Belin (U. F. F.) ; médecin : Dr Brissard.

6. — Vitry-le-François, 37, avenue du Colonel-Moll (6 médecins).

PRÉVENTORIUM :

PRÉVENTORIUM DE VILLERFRANQUEUX
Près REIMS

Situé à flanc de coteau, à proximité des bois qui bordent cette localité et sur la route d'Hermonville, ce Préventorium est réservé aux enfants de la Marne. Il est à la charge du budget du ministère de l'Hygiène (dépenses recouvrables non permanentes).

Il contient 50 lits en dortoirs : 20 pour garçons de cinq à dix ans, et 30 pour filles de cinq à treize ans. Le prix de pension est de 7 fr. 50 par jour et il est gratuit pour les enfants nécessiteux du département.

Pour les admissions, s'adresser à Mme l'inspectrice délé-
guée du ministère de l'Hygiène, 42, rue Carnot, à Châlons-
sur-Marne.

SANATORIUMS :

SANATORIUM DU MONT-HÉRY
A CHALONS-SUR-MARNE

Ce Sanatorium appartient au département de la Marne.

Il est situé au pied du mont Héry (116 mètres), entre
les routes de Suippes et de Bouy, à environ 2 kilomètres de
Châlons.

Le nombre de lits est de 80 (réservés à des femmes et
jeunes filles).

Il est réservé de préférence aux malades de la Marne, mais
un certain nombre de lits sont mis à la disposition des
autres départements avec lesquels un contrat a été passé.

SANATORIUM SAINTE-MARTHE
A ÉPERNAY

Le Sanatorium Sainte-Marthe, à Epernay, est un établissement privé, fondé par M. et Mme Thomas Van Bomber-
ghem, situé à 80 mètres d'altitude, à flanc de coteau, et qui
dépend de l'Œuvre de Villepinte.

Le service médical est assuré par le Dr Chapt, aidé des
Sœurs de Marie auxiliatrice de Villepinte. Cet établissement constitue une annexe de Villepinte, au même titre
que Champrosay. Il contient 40 lits pour jeunes filles de
quinze à trente ans atteintes de tuberculose pulmonaire
fermée.

Pour les conditions d'admission, s'adresser aux services
administratifs de l'Œuvre de Villepinte, 25, rue de Maubeuge, Paris (IXe). Les malades de la Seine peuvent s'adresser à l'Office d'hygiène sociale, 9, place de l'Hôtel-de-Ville,
à Paris, qui dispose d'un certain nombre de lits au Sanatorium
Sainte-Marthe, ou aux Dispensaires de la Seine appartenant à l'Office ou en liaison avec lui.

SERVICES HOSPITALIERS POUR TUBERCULEUX :
Reims, à l'hôpital............................ 26 lits.
Vitry-le-François, à l'hôpital.................. 38 —
Epernay, à l'hôpital.......................... 36 —
Sézanne, à l'hôpital .... 12 —
                                             ――――――
                                             112 lits.

MARNE (HAUTE-)

ORGANISATION DÉPARTEMENTALE :

Service départemental.
Titre : Office public d'hygiène sociale de la Haute-Marne.
Siège social : Préfecture de Chaumont. Président : M. le Préfet.

DISPENSAIRES :

Médecin des Dispensaires : Dr Lemoyne.
1. — Chaumont, 1, avenue du 14-Juillet.
2. — Saint-Dizier, annexe de l'hôpital.
3. — Joinville.
4. — Chalindrey.

PLACEMENT FAMILIAL :

Filiale de Chaumont de l'Œuvre Grancher. Siège
social : à la Préfecture ; président : M. le Préfet.

SERVICE HOSPITALIER POUR TUBERCULEUX :
Saint-Dizier, à l'hôpital : 20 lits.

MAROC

ORGANISATION CENTRALE :

Service public.

Titre : Direction de la Santé et de l'Hygiène publique du Protectorat (prophylaxie de la tuberculose). — Chef du Service prophylactique du Maroc : Dr Lapin, à Rabat.

DISPENSAIRES :

1. — Fez (S. B. M.) ; médecin : Dr Mansouri.
2. — Casablanca (U. F. F.) ; médecin : Dr François.
3. — Rabat-Salé ; médecin : le médecin du Bureau d'hygiène.

PRÉVENTORIUM :

JARDIN DE SOLEIL
A SALÉ

Cet établissement comprend 30 lits pour garçons de six à quatorze ans, qui y suivent des cours d'apprentissage agricole.

MAYENNE

ORGANISATION DÉPARTEMENTALE :

Association.

Titre : Office départemental d'hygiène sociale et de préservation antituberculeuse. — Siège social : Préfecture de Laval. Président : Dr Jouis ; secrétaire général : Dr Amaudrut.

DISPENSAIRES :

Médecin des Dispensaires : Dr Férouelle.

1. — Laval, à l'hôpital mixte.
2. — Mayenne, à l'hôpital mixte.
3. — Château-Gontier, à l'Hôtel-Dieu.
4. — Pré-en-Pail, près de la mairie.

PRÉVENTORIUMS :

Il n'y a pas de préventoriums dans le département ; deux petits établissements pour le placement d'enfants en contact sont utilisés :

L'Orphelinat de Saint-Georges de l'Isle à Saint-Fraimbault de Prières (près de Mayenne) : 100 lits, dans une aile bien séparée du reste de l'Orphelinat.

La Chardonnière près Loigné (à 4 kilomètres de Château-Gontier).

Ces établissements sont tenus par des Sœurs de Saint-Vincent-de-Paul.

SANATORIUM :

SANATORIUM DE CLAVIÈRES

A CLAVIÈRES, par MESLAY-DU-MAINE

Le Sanatorium de Clavières, géré par l'État, est installé dans une propriété isolée, à 90 mètres d'altitude, située à 3 kilomètres des villages du Bignon et de Villiers-Charlemagne.

Il est desservi par la gare de Meslay-du-Maine (ligne de Laval à Château-Gontier), où la voiture de l'établissement se rend trois fois chaque semaine.

La maison se compose de trois salles communes (une pour les bacillaires avancés, une pour les bacillaires, une autre pour les négatifs) et peut recevoir 90 malades.

Il y a deux galeries de cure neuves bien aménagées, l'une pour les positifs, l'autre pour les négatifs ; ceux-ci sont également séparés au réfectoire.

La cure d'air ambulatoire des malades se fait dans le parc entourant le Sanatorium et dans le joli bois annexé à l'établissement.

Il y a salle de jeux, billard, salle de lecture, et bibliothèque.

Il existe un service de bactériologie et de laryngologie.

L'établissement ne possédant pas encore les rayons X, le pneumothorax thérapeutique ne peut y être pratiqué.

Au point de vue médical, les tuberculeux à forme bronchitique et emphysémateuse ne peuvent être reçus à Clavières, le climat leur étant nocif.

Au point de vue administratif, le Sanatorium de Clavières est en principe réservé aux seuls réformés de guerre pour tuberculose pulmonaire, bénéficiaires, à ce titre, de l'article 64 de la loi du 31 mars 1919. Il peut toutefois recevoir, au titre de la loi du 7 septembre 1919, les malades domiciliés dans la Mayenne, exceptionnellement, en cas de places disponibles, et par autorisation spéciale de M. le ministre de l'Hygiène, ceux des autres départements.

Le service médical est assuré par le Dr Esnault, médecin-directeur.

SERVICES HOSPITALIERS POUR TUBERCULEUX :

Laval : 40 lits.
Mayenne : 20 lits.
Château-Gontier : 20 lits.

MEURTHE-ET-MOSELLE

ORGANISATION DÉPARTEMENTALE :

Association.

Titre : Office départemental d'hygiène sociale et de défense antituberculeuse. — Siège social : 45 et 47, rue de Nabécor, Nancy. Président : Dr Gross ; secrétaire général : Dr Jacques Parisot.

DISPENSAIRES :

1. — Dispensaire Villemin (dispensaire central du département), rue de Nabécor, à Nancy ; médecin-chef : Dr J. Parisot ; médecins assistants : Drs Simonin, Saleur et Gamaléia.

2. — Nancy ; médecin-chef : Dr J. Parisot ; médecin assistant : Dr Saleur.

3. — Toul, à l'hôpital Saint-Charles ; médecin : Dr Dupont.

4. — Lunéville, 2, rue Girardet ; médecin : Dr Ducret.

5. — Briey, à l'hôpital ; médecin : Dr Lavaux.

6. — Longwy, hôtel des Récollets ; médecin : Dr Colliez.

7. — Jœuf ; médecin : Dr Avenq.

8. — Pont-à-Mousson, hôpital civil ; médecin : Dr Mariot.

9. — Baccarat, hôpital civil ; médecin : Dr Arnoult.

10. — Mancieulles, mines de Saint-Pierremont ; médecin : Dr Giry.

11. — Crusnes, Société anonyme d'Errouville ; médecin : Dr Meymiel.

PRÉVENTORIUM :

PRÉVENTORIUM DE FLAVIGNY

Le Préventorium de Flavigny reçoit des enfants des deux sexes de six à treize ans.

Le nombre des lits est de 400, dont 200 réservés aux Pupilles de la Nation.

Il est situé à 17 kilomètres de Nancy, dans la vallée de la Moselle, à une altitude de 230 mètres.

La propriété, d'une surface de plus de 10 hectares, comprend un jardin potager, un verger et de vastes terrains de jeux.

Il existe un service quotidien d'autobus entre Nancy et Flavigny. L'établissement est dirigé et administré par un Comité directeur nommé par l'Office d'hygiène sociale de Meurthe-et-Moselle. Un médecin spécialisé en assure la direction technique, et il est assisté d'un autre médecin résidant à Flavigny.

Quatre instituteurs ou institutrices assurent le service

scolaire et, sous le contrôle des médecins, la gymnastique médicale.

Le séjour normal des enfants y est de trois mois ; toutefois des prolongations de séjour peuvent, dans certains cas, être accordées.

Le prix de la journée de pension est de 7 fr. 50.

SANATORIUM :

SANATORIUM DE LAY-SAINT-CHRISTOPHE

Le Sanatorium de Lay-Saint-Christophe construit en 1900 par une Société privée, aujourd'hui dissoute, « l'Œuvre lorraine d'assistance aux tuberculeux », qui en 1919 le céda aux Hospices civils de Nancy, a été remis en état par la Commission administrative des hospices qui l'agrandit. Il a été réouvert en 1924.

Situé en pleine campagne, à 7 kilomètres de Nancy, à flanc de coteau, à 250 mètres d'altitude, il est dans un site extrêmement riant. Il s'élève au milieu d'un vaste parc, entouré de collines qui le protègent contre les vents du nord et de l'est, tandis que sa façade principale, exposée en plein sud-ouest, reçoit le maximum de soleil.

Il est doté de vastes cures d'air, d'un laboratoire, d'un service de radiologie, d'un service de désinfection complet et de superbes jardins anglais.

Un unique pavillon forme actuellement le centre d'hospitalisation dont la capacité est de 150 lits pour les malades des deux sexes. Chaque sexe est hospitalisé séparément, le pavillon étant sectionné dans sa partie verticale, pour rendre les deux services indépendants.

Le Sanatorium est également pourvu de tous les services généraux indispensables (cuisine, dépense, buanderie, lingerie, etc.). Une petite ferme située à 200 mètres de l'établissement fournit le lait et les œufs frais pour les malades.

Les malades ne peuvent être admis qu'après avoir été acceptés par le médecin-chef du dispensaire Villemin.

Un téléphone particulier et un service d'ambulance automobile relient l'établissement à l'hôpital-sanatorium Villemin.

Le ravitaillement est assuré par l'Administration centrale des hospices civils de Nancy.

Le service médical est confié à un médecin-chef, Mme le Dr Bouin, et à un médecin suppléant, le Dr Saleur.

Les infirmières sont fournies par la Congrégation des Sœurs de Saint-Charles de Nancy, qui ont à leur disposition tout un personnel d'exploitation suffisant.

Les prix de journée actuellement en cours au Sanatorium sont les suivants :

Malades indigents au compte de l'Assistance médicale gratuite (loi Honnorat) : 13 francs.

Malades payants du département de Meurthe-et-Moselle, traités en salles communes : 14 francs.

Malades payants étrangers au département deMeurthe-et-Moselle, traités en salles communes : 14 fr. 50.

HOPITAL-SANATORIUM :

HOPITAL-SANATORIUM VILLEMIN

A NANCY

L'Hôpital-Sanatorium Villemin est réservé aux malades des deux sexes atteints de tuberculose pulmonaire.

Sa construction, effectuée par les soins de la Commission administrative des hospices civils de Nancy et de ses services, fut commencée en novembre 1911. Interrompue à la déclaration de guerre, elle fut achevée en 1919, et l'établissement ouvrait tous ses services aux malades le 1er mars 1920.

Il est réservé aux malades tuberculeux du département de Meurthe-et-Moselle et à ceux des départements voisins ayant passé un contrat, pour l'hospitalisation de leurs malades, avec l'Administration des hospices civils de Nancy.

L'Hôpital-Sanatorium Villemin est situé à une extrémité de la ville de Nancy, à l'angle du quai de la Bataille et de la rue de Nabécor, et jouit d'une exposition excellente

Il est composé d'abord de deux petits pavillons d'entrée ; celui de droite est affecté, au rez-de-chaussée, à la conciergerie et au bureau des mouvements des malades ; le premier et le second étage sont affectés à des logements pour le personnel ; celui de gauche est affecté en entier au dispensaire de prophylaxie antituberculeuse, qui porte le nom de Dispensaire Villemin.

Ce Dispensaire, qui est le plus important de tous ceux de la région lorraine, a été agrandi par la Commission administrative des hospices avec le concours de l'Office départemental d'hygiène sociale, dont il dépend, en tant que fonctionnement technique.

Au rez-de-chaussée de ce pavillon, sont installées les salles de consultations et d'examens du Dispensaire ; au premier étage, se trouvent les bureaux et les salles de travail des infirmières-visiteuses attachées au Dispensaire, ainsi que le secrétariat administratif de l'Office départemental d'hygiène sociale ; au troisième étage, se trouvent les magasins du Dispensaire.

Outre les services généraux (cuisine, dépense, magasins, buanderie, lingerie) dont il est doté, l'Hôpital-Sanatorium Villemin possède deux grands pavillons d'hospitalisation de quatre étages, reliés entre eux par de magnifiques cures d'air bien exposées au midi. L'un de ces pavillons (celui de droite) est réservé aux hommes ; la direction médicale en est confiée au Dr J. Parisot ; l'autre (celui de gauche) est réservé aux femmes ; la direction médicale en est confiée au Dr M. Perrin. Chaque pavillon, de 125 lits chacun, est doté de chambres de pensionnaires, de chambres d'isolement, de réfectoires, de salles de jour et d'ascenseurs.

En sous-sols, formant rez-de-chaussée d'un côté, sont installés des laboratoires bien outillés et un service de radiologie.

Un radiographe, des assistants, des internes et des externes en médecine sont également attachés à l'établissement.

Les infirmières sont fournies par la Congrégation des Sœurs de Saint-Charles de Nancy et sont aidées par tout un personnel d'exploitation suffisant.

L'Hôpital-Sanatorium est enfin doté d'un service de stérilisation et d'un service de désinfection complet, tant pour le service des salles que pour les crachoirs, le linge et la literie.

Les prix de journée actuellement en cours à l'Hôpital-Sanatorium sont les suivants.

a. Malades en salles communes :

Malades indigents au compte de l'Assistance médicale gratuite : 13 francs par jour.

Malades payants, habitant le département de Meurthe-et-Moselle : 14 francs par jour.

Malades payants, étrangers au département de Meurthe-et Moselle : 14 fr. 50 par jour.

b. Malades en chambre particulière :

• Malades payants, habitant le département de Meurthe-et-Moselle : 20 francs par jour.

Malades payants, étrangers au département de Meurthe-et-Moselle : 25 francs par jour.

SERVICES HOSPITALIERS POUR TUBERCULEUX :

Lunéville, Toul, Briey, Pont-à-Mousson, Baccarat, Jœuf, Longwy : 80 lits.

ÉCOLE D'INFIRMIÈRES-VISITEUSES :

ÉCOLE DE NANCY
29, rue de STRASBOURG.

MEUSE

ORGANISATION DÉPARTEMENTALE :

Service départemental.

Titre : Office public d'hygiène sociale et de préservation antituberculeuse. — Siège social : à la Préfecture de Bar-le-Duc. Président : le Préfet.

DISPENSAIRES :

1. — Bar-le-Duc, à l'hôpital ; médecin : Dr Gelly.
2. — Saint-Mihiel, à l'hôpital ; médecin : Dr Pierson.

3. — Verdun, à l'hôpital ; médecin : Dr Pelas.
4. — Stenay, à l'hôpital ; médecin : Dr Ginestet.

PLACEMENT FAMILIAL :

Filiale de Bar-le-Duc de l'Œuvre Grancher. Président :
M. le Préfet de la Meuse.

PRÉVENTORIUM :

PRÉVENTORIUM DE CLERMONT-EN-ARGONNE

Ce Préventorium, créé par le ministère des Régions
libérées, est situé à Clermont, sur le flanc d'une colline qui
le protège contre les vents du nord ; sa façade est exposée
au midi ; il est tout proche de la forêt de l'Argonne.

Il se compose de trois grandes baraques, revêtues inté-
rieurement de plaques de fibro-ciment et d'amiante qui les
rendent confortables et propres. Il comprend trois séries
de dortoirs, des bains-douches, une grande salle de jeux,
une salle de classe, une galerie de cure, une infirmerie
permettant l'isolement des malades ; le chauffage central
complète cette installation.

Il peut recevoir 60 enfants des deux sexes, âgés de sept à
douze ans, non contagieux, atteints de tuberculose latente,
ou ne présentant qu'une forme bénigne de la maladie, caractérisée par des adénopathies inactives, ou par des séquelles
de pleurésie séro-fibrineuse, sujets chétifs avec teint pâle,
thorax insuffisamment développé, anorexie, instabilité
thermique et pondérale, et appartenant le plus souvent
à une famille dont l'un des membres est tuberculeux.

Une directrice-économe et trois infirmières dépendant du
ministère des Régions libérées assurent, sous la direction
du Dr Cuny, le fonctionnement de l'établissement, dont la
gestion est confiée à une société civile qui a la responsabilité
financière de l'Œuvre. Une institutrice détachée au préventorium par M. le Préfet de la Meuse est chargée du service
scolaire.

Le dossier d'admission doit comprendre :

1º Une lettre des parents demandant l'admission de
l'enfant et s'engageant à se conformer au règlement ;

2º Un certificat médical rédigé sur les fiches spéciales de l'établissement ;

3º Un bulletin de naissance ;

4º Un certificat de bonne conduite délivré par l'instituteur.

Une visite médicale complémentaire a lieu à l'arrivée, dont sont dispensés les enfants envoyés par un dispensaire antituberculeux.

· Le prix de pension est de 7 francs par jour ; les enfants des Régions libérées peuvent profiter de la subvention de 2 francs par jour accordée par le Ministère ; enfin les enfants nécessiteux peuvent solliciter auprès de l'Œuvre l'obtention d'une bourse ou d'une demi-bourse sur les fonds donnés à cet effet par la Croix-Rouge américaine.

Pour tous renseignements, s'adresser à Mme la directrice du Préventorium de Clermont-en-Argonne.

SERVICE HOSPITALIER POUR TUBERCULEUX :
Bar-le-Duc : 20 lits.

MORBIHAN

ORGANISATION DÉPARTEMENTALE :

Association.

Titre : Comité départemental de défense contre la tuberculose. — Siège social : 28, rue Jeanne-d'Arc, Vannes. Président : M. Lebert ; secrétaire général : Dr Illiaquer.

DISPENSAIRES :

1. — Vannes, rue de la Garenne, 14 ; médecins : Drs Audic et Motel.

2. — La Roche-Bernard ; médecin : Dr Cornudet.

3. — Auray, rue Barré ; médecin : Dr Waquet.

4. — Lorient, rue Colbert ; médecin : D^r Le Moal.

5. — Ploërmel, rue de Rennes ; médecins : Drs Lorieux, Daversin, Garçon.

6. — Hennebont, rue Trottier ; médecin : Dr Boyer.

PRÉVENTORIUMS :

PRÉVENTORIUM ULYSSE-ISABELLE
A TUMIAC

Le Préventorium de Tumiac, dans la presqu'île de Rhuys, est un établissement privé, fondé en 1911 par M. et Mme Thirion, situé au bord de la mer, dans un climat très doux. Il compte 30 lits, dont 15 sont réservés à l'Office public d'hygiène sociale de la Seine et reçoit des garçons de cinq à douze ans inclus, atteints de tuberculose occulte ou chétifs et susceptibles d'être contaminés.

L'examen médical d'entrée est fait par le Dr Mallet, 17, rue Delambre, à Paris. Le médecin du Préventorium est le Dr Selou, à Sarzeau.

Pour les admissions, s'adresser au Siège social, 92, rue du Moulin-Vert, Paris, ou à l'Office public d'hygiène sociale de la Seine, 9, place de l'Hôtel-de-Ville, à Paris, ou mieux aux Dispensaires de la Seine appartenant à l'Office ou en liaison avec lui.

Le prix de pension est de 7 francs par jour.

PRÉVENTORIUM DE SUCINIO
PRESQU'ILE DE RHUYS

Cet établissement, situé au bord de la mer, dans la presqu'île de Rhuys, est destiné à recevoir des ménages, des femmes seules ou avec leurs enfants ; il est divisé en petits pavillons, où les familles, tout en bénéficiant des avantages de la vie collective, gardent cependant leur indépendance et leur foyer.

Il comprend 60 chambres. Les prix de pension sont déterminés suivant chaque cas particulier ; ils varient entre 12 et 18 francs par jour ; des remises totales ou partielles peuvent être accordées selon les ressources de l'Œuvre.

Ce Préventorium appartient à l'Œuvre du Retour à la santé, siège social : 92, rue du Moulin-Vert, Paris.

L'admission est prononcée par une commission choisie par le Conseil d'administration, après avis du médecin désigné par la Société.

SANATORIUM :

SANATORIUM DE MONCAN
A AURAY

La « Maison de cure de Moncan », à Auray, a été créée par le Comité départemental d'assistance aux militaires réformés pour tuberculose qui s'est transformé en Comité départemental de défense contre la tuberculose, et fonctionne comme station sanitaire. Elle est à proximité d'Auray, sur la route de Crach à Auray, et jouit d'un climat tempéré plutôt doux.

Le siège social est à Vannes, à l'Inspection de l'Assistance publique.

M. Illiaquer, inspecteur de l'Assistance et de l'hygiène publiques, secrétaire général du Comité départemental, est chargé de la direction de la Maison de cure. Les malades sont entretenus aux frais de l'État, moyennant un prix de journée fixé à forfait. Les admissions sont prononcées par M. le ministre de l'Hygiène. Y sont admis les anciens militaires réformés pour tuberculose, les malades de l'Assistance médicale gratuite et les payants, considérés comme curables, non atteints de complications extrapulmonaires, et de préférence domiciliés dans le département du Morbihan.

La Maison compte 37 lits au total.

Le service médical est assuré par le Dr Waquet.

SANATORIUM MARITIME :

SANATORIUM DE KERPAPE
A KERPAPE-EN-PLŒMEUR

Le Sanatorium de Kerpape, à 11 kilomètres à l'ouest de Lorient, est une œuvre privée, propriété de l' « Union mutualiste du Morbihan », fondée avec les concours financiers de certaines municipalités, du Conseil général du Morbihan et de l'État.

Cette station maritime est très bien exposée, à proximité d'une pointe rocheuse battue par l'Océan et coupée de criques de sable diversement orientées, permettant de mettre les malades à l'abri relatif des vents.

A 1 700 mètres, vers l'intérieur, il existe un deuxième centre de bâtiments groupés au milieu des bois de pins de Kerlir, à l'abri de tous les vents, où sont placés les malades non encore acclimatés ou ne supportant pas la cure marine du Sanatorium principal.

Il y a quatre divisions dans les services : adultes hommes, adultes femmes, enfants : garçons, filles, en quartiers distincts.

Chaque dortoir a une capacité moyenne de 30 lits.

Le pavillon médical comprend salle de visite, salle de radiologie, salle de plâtres, salle de pansements, des galeries de cure, et des pavillons d'isolement avec chauffage central.

L'établissement compte 800 lits, dont 140 lits de préventorium ; le prix de pension est fixé à 8 francs pour les enfants de quatre à treize ans, 10 francs pour ceux de quatorze à dix-sept ans et 14 francs pour les malades âgés de dix-huit ans et plus. La pension des indigents est payée par les communes, le département, l'Office des pupilles de la Nation, les Sociétés de secours mutuels, toutes autres collectivités, ou par les familles.

Les malades, selon les cas, y sont traités par la cure marine ou la cure forestière, l'aérothérapie et l'héliothérapie, la rééducation respiratoire.

On y reçoit les malades atteints de rachitisme, de lymphatisme, d'anémie et de tuberculoses non suppurées, osseuses, articulaires et ganglionnaires.

Pour tous renseignements et pour les admissions, s'adresser à M. le directeur du Sanatorium à Plœmeur.

FORMATION DU SERVICE DE SANTÉ MILITAIRE :

HOPITAL SANITAIRE DE VANNES

Cet établissement, situé dans un ancien séminaire, au milieu d'un grand parc, reçoit les militaires atteints de tuberculose pulmonaire. On y fait de la rééducation agricole ; il comprend 250 lits.

L'Hôpital sanitaire de Vannes reçoit aussi les malades tuberculeux chirurgicaux atteints de tuberculose pulmonaire active et en évolution.

MOSELLE

ORGANISATION RÉGIONALE :

Association.

Titre : Association alsacienne et lorraine contre la tuberculose. — Siège social : 22, rue de l'Université, à Strasbourg. Cette association étend son action aux trois départements de la Moselle, du Bas-Rhin et du Haut-Rhin. Président : Dr Holtzmann ; secrétaires généraux : Drs Vaucher et Schmutz.

DISPENSAIRES :

1. — Metz, 4, rue Mozart ; médecin : Dr Job.

2. — Sarraguemines, 53, rue Clemenceau ; médecin : Dr Eidesheim.

3. — Thionville, clinique Sainte-Elisabeth ; médecin : Dr Cayet.

4. — Forbach (A. D. F.) ; médecins : Drs Ahreiner et Volpert.

5. — Bitche, annexe de l'hôpital ; médecin : Dr Ohlmann.

6. — Château-Salins, hospice ; médecin : Dr François.

7. — Sarrebourg, 24, rue du Maréchal-Pétain ; médecin : Dr Nilus.

8. — Crentzwald ; médecin : Dr Zammert.

9. — Algrange ; médecin : Dr Grimault.

PLACEMENT FAMILIAL :

Œuvre Grancher de Metz. Président : Dr Lentz, 24, avenue du Maréchal-Foch ; secrétaire : Dr Boulangier, 22, avenue du Maréchal-Foch, Metz.

PRÉVENTORIUM :

PRÉVENTORIUM DE QUEULEU-LES-METZ

Cet établissement est situé dans une vaste propriété, située au point culminant de la colline de Queuleu-les-Metz, à une altitude de 198 mètres. Il dépend du Comité de l'A. D. F. et la présidente, Mme M. de Wendel, en est la propriétaire.

Le nombre de lits est de 48 ; des travaux d'agrandissement sont prévus pour recevoir 60 enfants, des deux sexes, âgés de trois à quatorze ans, au prix de 6 francs par jour ; quelques places sont réservées gratuitement par l'Œuvre. Ne peuvent être admis que les enfants prédisposés à la tuberculose ou atteints de tuberculose torpide, de séquelles pleuro-pulmonaires ou ganglionnaires, non fébriles, non contagieux, ne présentant aucun signe d'évolution.

SANATORIUM :

SANATORIUM D'ABRESCHWILLER

Cet établissement départemental est à une altitude de 300 mètres, dans la vallée de la Sarre, près du village d'Abreschwiller. Il est dirigé par le Conseil d'assistance publique du département de la Moselle et le médecin-directeur est le Dr Nilus.

Il comprend 58 lits ; le prix de pension est de 15 francs pour les malades assurés par les caisses d'invalidité et de 18 francs pour les malades non assurés. Le Sanatorium reçoit les tuberculeux du sexe masculin curables.

L'O. P. H. S. de la Seine y dispose, par contrat, de 30 lits.

Pour les admissions, s'adresser à la Direction et, pour les malades du département de la Seine, à l'Office public d'hygiène sociale, 9, place de l'Hôtel-de-Ville, à Paris, ou aux Dispensaires de la Seine appartenant à l'Office ou en liaison avec lui.

SERVICE HOSPITALIER DE TUBERCULEUX :

Metz, à l'hôpital Notre-Dame de Bon Secours : 25 lits.

NIÈVRE

ORGANISATION DÉPARTEMENTALE :

Association.

Titre : Comité d'hygiène sociale de la Nièvre. — Siège social : 1, rue Charles-Roy, à Nevers. Président : M. Chomet, sénateur ; secrétaire : Dr Caillard.

DISPENSAIRES :

1. — Nevers, 1, rue Charles-Roy ; médecin : Dr Talon.
2. — Imphy, cantonnement de la Gare ; médecin : Dr Cros.
3. — Cosne, 98, rue de Paris ; médecin : Dr Ripart.
4. — Clamecy, rue de l'hospice ; médecin : Dr Subert.
5. — Château-Chinon, à l'hospice ; médecin : Dr Peyronie.

PLACEMENT FAMILIAL :

CENTRES DE PLACEMENT FAMILIAL DE VILLAPOURÇON ET DE LORMES

Situés dans le Morvan, ces centres fonctionnent suivant les principes de l'Œuvre Grancher, pour enfants de deux à treize ans, sains et menacés de contagion familiale ; ils sont réservés aux enfants du département présentés par les Dispensaires.

Par suite d'un contrat passé avec le Comité d'hygiène sociale de la Nièvre, l'Œuvre du Placement familial des Tout-Petits reçoit dans ses centres les enfants de ce département

SANATORIUM :

SANATORIUM DE PIGNELIN
A VARENNE-LES-NEVERS

Le Sanatorium de Pignelin est situé sur le haut d'un coteau, à 240 mètres d'altitude, et domine toute la vallée de la Loire, à mi-chemin de Nevers et de Pougues-les-Eaux, dans une contrée riche et fertile, jouissant du climat tempéré du centre de la France. L'agglomération la plus voisine est la petite commune de Varenne, située à 5 kilomètres de Nevers.

Le Sanatorium est départemental ; il reçoit les malades du département de la Nièvre et des autres départements.

Il est exclusivement réservé aux enfants des deux sexes de cinq à quinze ans atteints de tuberculose pulmonaire curables ou améliorables, qui peuvent y être reçus au nombre de 150.

Le prix de journée est de 11 fr. 50.

Le médecin-directeur est le Dr Casella.

NORD

ORGANISATION DÉPARTEMENTALE :

Association.

Titre : Ligue du Nord contre la tuberculose. — Siège social : 24, boulevard Louis-XIV, à Lille. Président : Dr Com bemale ; secrétaire général : Dr Lemière ; inspecteur du service médical : Dr Vansteenberghe.

DISPENSAIRES :

1. — Lille : D. Emile-Roux, 24, boulevard Louis-XIV; médecin-chef : Dr Vansteenberghe ; médecins : Drs Bernard,

J. Brarois, Pierret, Razemon, Auguste, Crampon et Spiliart.

2. — Lille : D. Louise-de-Marillac, 18 *bis*, rue de la Barre ; médecins : Drs David, Bataille et Didier.

3. — Lille : D. Villemin, 148 *ter*, boulevard Victor-Hugo ; médecin : Dr Wannebroucq.

4. — Cambrai : D. Paul-Bersez, 47, avenue de Dunkerque ; médecins : Drs Timal et Mollet.

5. — Douai, rue du Gros-Sommier, 4 ; médecins : Drs Baude, Bouchez et Monnier.

6. — Roubaix : D. de Fontenoy, rue de Cassal, 43 ; médecins : Drs Delahaye et Picot.

7. — Roubaix : D. Pierre de Roubaix, rue des Longues-Raies, 90 ; médecin : Dr Vannieuwenhuyse.

8. — Valenciennes, rue Capron, 20 ; médecin : Dr Cuisset.

9. — Hazebrouck, rue de l'Ermite ; médecins : Drs Hémery et Dubus.

10. — Dunkerque : D. Alexis-Joffroy, 58, quai des Hollandais ; médecins : Drs Huyhe et Dubus.

11. — Aniche : D. de l'Ostrevent, rue du Marais ; médecins : Drs Brasseur et Lenclos.

12. — Fourmies, 30, rue Jean-Jaurès ; médecins : Drs Dubois et Dumas.

13. — Avesnes, rue du Château-Gaillard · médecins : Drs Piérart et Naveau.

PLACEMENT FAMILIAL :

Œuvre Grancher de Lille, rattachée à la Ligue du Nord. — Siège social : 24, boulevard Louis-XIV, Lille. Président : Dr Combemale.

PRÉVENTORIUMS :

LE COTEAU DE SAINT-JANS-CAPPEL
Près BAILLEUL

Cet établissement, organisé par l'Union des Femmes de rance, comprend 60 lits, et est destiné à des enfants sains, appartenant à des familles dont l'un des membres est tuberculeux.

Le séjour, qui est au minimum de trois mois, peut être prolongé aussi longtemps que le danger de contagion n'a pas disparu du foyer familial.

LA MAISON DES ENFANTS

A TRELON

Cet établissement, installé près d'Avesnes, au château de la Huda, sur le revers d'un plateau, est un établissement privé.

Il comprend 40 lits pour enfants des deux sexes, les garçons de cinq à treize ans, et de cinq à quinze ans pour les filles.

Le prix de pension est de 6 francs par jour.

Le service médical est assuré par le Dr Eloy et la direction par Mme Rousselle, administrateur-déléguée.

SANATORIUM MARITIME :

SANATORIUM VANCAUWENBERGHE

A ZUYDCOOTE

Le Sanatorium maritime de Zuydcoote est une fondation privée, devenue établissement national sous le titre de Sanatorium Vancauwenberghe depuis 1924.

Il est situé en bordure de mer, à quelques kilomètres de Dunkerque, à quatre heures de chemin de fer de Paris, à deux heures de Lille.

Zuydcoote est desservi par la halte de ce nom, sur la ligne de Dunkerque à Furnes.

Ses vastes bâtiments s'étendent sur 500 mètres de front de mer et sur 300 mètres de profondeur. Ils sont conçus en vue de leur destination et non moins remarquables par leur aménagement intérieur que par leur architecture. Les larges pavillons, séparés par des cours et des jardins, ont été édifiés dans le style flamand, en briques blanches et rouges dont l'alternance les rend, sous le soleil, accueillants et gais.

L'intérieur répond à toutes les exigences de l'hygiène et du confort moderne. Aérés de toutes parts, largement ouverts à la lumière, tous les locaux ont leur sol carrelé, leurs murs enduits au ripolin.

Les pavillons et les salles, qui constituent l'hôpital proprement dit, se suffisent à eux-mêmes avec leurs lavabos, salles de bains et tisanerie. Ils sont complétés par les installations de salles d'opérations, de radiographie, de gymnastique, de cabinet dentaire.

Grâce aux lits roulants, les malades sont conduits soit sur la digue, en bordure de mer, qui s'étend sur une longueur de 400 mètres, soit à la salle de pansements, à la salle d'opérations, à la salle des plâtres.

Les services annexes de la buanderie, de la désinfection, le tout-à-l'égout et l'épuration ont été installés avec les systèmes et les appareils les plus perfectionnés.

Le Sanatorium reçoit les enfants atteints de tuberculoses externes (osseuses, articulaires, ganglionnaires) et les rachitiques. Son traitement s'applique aux affections osseuses chroniques, aux luxations congénitales de la hanche et aux scolioses.

Il est contre-indiqué d'envoyer les tuberculoses viscérales, les affections cardiaques et nerveuses (sclérose cérébrale, maladie de Little, paralysie infantile, épilepsie, hystérie, chorée).

Le nombre de lits mis à la disposition des malades du Sanatorium est de 900.

L'âge d'admission est compris entre deux ans et vingt-cinq ans.

Une école de garçons et une école de filles permettent aux valides de poursuivre leurs études primaires tout en bénéficiant du traitement.

Les prix de journée sont de 8 fr. 50 pour les enfants en dessous de quinze ans et de 11 fr. 50 pour les adultes au-dessus de quinze ans, et comprennent tous les frais d'hospitalisation, de nourriture, de traitement, de blanchissage, de chauffage.

Aucun supplément n'est réclamé pour les fournitures d'appareils plâtrés, pour les opérations, les radiographies, les soins spéciaux.

Le Sanatorium a passé des contrats avec plusieurs départements. Les demandes d'admission au titre de l'Assistance médicale gratuite doivent être adressées à MM. les Préfets. Les demandes formulées par les Hospices, Bureaux de bienfaisance autonomes, Associations, Œuvres ou familles, doivent être envoyées directement au Sanatorium.

Les demandes doivent être accompagnées d'un extrait de l'acte de naissance et d'un certificat médical. Après examen des dossiers et avis du médecin-chef, les admissions sont prononcées par le président du Conseil d'administration et elles ne deviennent définitives qu'après examen des malades à l'entrée.

Médecin-chef : Dr Baudelot ; chirurgien : Dr Le Fort, professeur à la Faculté de médecine de Lille ; oto-rhino-laryngologiste : Dr Piquet, chef de clinique chirurgicale à la Faculté de médecine de Lille. Médecins assistants : Dr Bachmann, Dr Blankoff.

SERVICES HOSPITALIERS POUR TUBERCULEUX :

Lille, 42 lits. — Roubaix, 64 lits. — Cambrai, 8 lits. — Dunkerque, 20 lits. — Douai, 24 lits. — Fourmies, 6 lits. Au total : 164 lits.

ÉCOLE D'INFIRMIÈRES-VISITEUSES :

ÉCOLE D'INFIRMIÈRES-VISITEUSES DE LILLE
24, boulevard LOUIS-XIV

Cette École, fondée en 1919 par la Ligue du Nord contre la tuberculose, donne un enseignement théorique et pratique conforme au programme adopté par l'École du Comité national et le ministère de l'Hygiène.

La durée des études est de deux années et comprend un cours de première année, comprenant un enseignement théorique et des stages hospitaliers, et un cours de seconde année avec enseignement théorique et stages sociaux.

Pour tous renseignements, s'adresser à la Directrice.

OISE

ORGANISATION DÉPARTEMENTALE :

Association.

Titre : Office départemental d'hygiène sociale et de préservation antituberculeuse. — Siège social : 40, rue Saint-Jean, Beauvais. Président : Baron R. de Rothschild ; secrétaire générale : Baronne Edgard Lejeune ; secrétaire général adjoint : Comte de Ribes.

DISPENSAIRES :

Médecins spécialisés des dispensaires : Dr Lavaux ; Doctoresse Janicot ; Dr Loyer.

1. — Beauvais, rue Philippe-de-Beaumanoir ; médecin : Dr Lavaux.

2. — Clermont, rue Frédéric-Raboisson ; médecin : D^{sse} Janicot.

3. — Compiègne, rue Le Féron ; médecin : Dr Théry.

4. — Creil, Cour. du Château ; médecin : Dr Loyer.

5. — Mouy, rue Cayeux ; médecin : Dr Grange.

6. — Senlis, rue Saint-Joseph ; médecin : Dr Corpechot.

7. — Chambly, rue de Neuilly-en-Thelle ; médecin : Dr Loyer.

8. — Chantilly, avenue Bouteiller ; médecin : Dr Loyer.

9. — Noyon, à l'Exposition ; médecin : D^{sse} Janicot.

10. — Breteuil, rue Adrien-Maître ; médecin : D^{sse} Janicot.

11. — Grandvilliers, à l'hôpital ; médecin : Dr Lavaux.

12. — Crépy-en-Valois, à l'hospice ; médecin : Dr Loyer.

13. — Saint-Just, à la mairie ; médecin : D^{sse} Janicot.

14. — Méru, à l'hôtel de ville ; médecin : Dr Lavaux.

15. — Crèvecœur, à l'hôpital ; médecin : Dr Lavaux.

PLACEMENT FAMILIAL :

L'Office départemental est en liaison avec l'Œuvre des

Tout-Petits et a créé à Beauvais, à l'instar de la crèche du Pr Léon Bernard à l'hôpital Laënnec, une *Crèche de prévention antituberculeuse* pour nourrissons de un jour à deux ans, comprenant sept lits, qui fonctionne comme centre de triage et d'observation préalable au placement familial et en liaison avec les dispensaires.

Le médecin-chef de cette crèche est le Dr Lavaux.

PRÉVENTORIUMS :

PRÉVENTORIUM JEAN-NICOLLE

A CHEVRIÈRES

Ce Préventorium, situé à 70 kilomètres de Paris, sur la route de Compiègne, se compose d'une grande maison exposée au midi, avec deux pavillons annexes, et d'un lazaret, au milieu d'un jardin de 2 hectares et dans le voisinage de grands bois.

Cette Œuvre privée, fondée par M. et Mme Harlé-d'Ophove, est en liaison avec l'Office public d'hygiène sociale de la Seine et les Comités antituberculeux de l'Oise, de l'Aisne et de la Marne.

Le nombre de lits est de 120, réservés aux filles de quatre à quinze ans, en danger de contamination tuberculeuse, non contagieuses, atteintes de tuberculose occulte, ou ne présentant qu'une forme bénigne de la maladie caractérisée par des adénopathies inactives ou des séquelles de pleurésie. Peuvent être admis, exceptionnellement, les petits garçons âgés de moins de six ans, dont les sœurs sont au Préventorium.

Les demandes d'admission doivent être adressées à la présidente de l'Œuvre à Chevrières. Les malades de la Seine doivent s'adresser à l'Office public d'hygiène sociale, 9, place de l'Hôtel-de-Ville, à Paris, ou mieux aux Dispensaires de la Seine appartenant à l'Office ou en liaison avec lui.

Le prix de journée est de 6 francs ; le Dr La Tour de Brie, au Grand Frénoy, assure la surveillance médicale de l'établissement.

PRÉVENTORIUM DE LA FAISANDERIE
A COMPIÈGNE

Ce Préventorium, situé à 4 kilomètres de Compiègne, en pleine forêt, sur la route de Pierrefonds, se compose :

1º D'un vaste pavillon central constituant le Préventorium proprement dit, qui comprend trois dortoirs très aérés ; une salle de douches et de bains, avec lavabos ; un réfectoire attenant à une grande cuisine, une salle de repos bien éclairée, une lingerie, une buanderie perfectionnée, une salle de classe gaie et spacieuse, une infirmerie avec lazaret ; des water-closets pourvus d'effet d'eau et de fosses septiques ; un préau couvert et clos, de 30 mètres de longueur sur 7 mètres de largeur, le tout attenant à une immense pelouse de 2 hectares servant de terrain de jeux;

2º D'une petite ferme pour les cultures agricole et horticole et la production du lait ;

3º D'un établissement avicole, dont l'installation est toute moderne. Le tout formant un clos de 30 hectares entouré de murs, faisant lui-même partie du parc de « La Faisanderie », de 300 hectares de superficie.

L'établissement, remis complètement à neuf, est éclairé à l'électricité, avec le chauffage central et distribution d'eau potable à tous les étages.

Il appartient à l'Office d'hygiène sociale et de préservation antituberculeuse du département de l'Oise.

Il comprend 75 lits pour jeunes garçons de sept à quinze ans en danger de contamination tuberculeuse, non contagieux, anémiés ou déprimés. Le séjour minimum y est de trois mois. Ils y reçoivent des leçons pratiques d'apprentissage agricole, horticole et avicole.

Le service médical est assuré par le Dr Théry.

Le prix de journée est de 6 francs pour les enfants âgés de sept à douze ans et pour les Pupilles de la Nation ; de 7 francs pour les adolescents âgés de douze à quinze ans.

Pour l'admission, s'adresser à M. Fournier-Sarlovèze, au château des Sablons, à Compiègne, ou au directeur du Préventorium de La Faisanderie, à Compiègne.

SANATORIUM :

SANATORIUM VILLEMIN

A ANGICOURT, par LIANCOURT

Le Sanatorium populaire d'Angicourt appartient à l'Administration de l'Assistance publique de Paris. Ses 150 lits sont réservés aux malades indigentes du sexe féminin âgées de quinze ans au moins, de nationalité française, ayant leur domicile de secours à Paris.

Cet établissement a toutes les caractéristiques d'un Sanatorium de cure : installation matérielle parfaitement adaptée au traitement des tuberculeux ; climat vif et stimulant qui exerce une action très favorable sur les formes de tuberculose apyrétique susceptibles de guérison ou de régression, mais ne convient nullement aux formes avancées ou fébriles de la maladie, pour lesquelles il est nocif ; présence d'un médecin résidant ne faisant pas de clientèle, qui, sans avoir la charge de la direction matérielle ou administrative, est investi néanmoins de l'autorité nécessaire pour exercer son influence prépondérante de médecin et d'hygiéniste. L'expérience a montré qu'on peut obtenir au Sanatorium d'Angicourt, chez la grande majorité des malades convenablement choisis, des résultats immédiats et éloignés, excellents, qui justifient largement les sacrifices pécuniaires qu'entraîne le fonctionnement de l'établissement.

Situé dans l'Oise, à 5 kilomètres des gares de Liancourt (ligne d'Amiens) et de Rieux-Angicourt (ligne de Compiègne), à 60 kilomètres de Paris, le Sanatorium se trouve à l'extrémité sud d'un vaste plateau calcaire, lequel domine d'une soixantaine de mètres la vallée de l'Oise ; il est entouré de trois côtés par de grands espaces boisés, inhabités ; aussi l'air y est-il d'une pureté remarquable et sans cesse renouvelé.

Le pavillon des malades, complètement séparé des services généraux, orienté au sud-est, baigné d'air et de soleil, très bien ventilé en profondeur, réalise les conditions les plus propices à une asepsie permanente par les agents naturels ; les chambres de 1 à 8 lits, spacieuses, claires, à parois lisses, lavables, à sol imperméable, disposées au premier et au deuxième étage, le long de la façade méridionale, avec de larges fenêtres munies de persiennes, permettent par tous les temps une aération intensive. Une galerie de cure longe tout le bâtiment au rez-de-chaussée. Grâce à un don généreux du Dr Garvin, chef du bureau de la tuberculose de la Croix-Rouge américaine, au centre du pavillon, une terrasse en ciment armé a été récemment construite.

Le service médical, très complet, occupe une partie du rez-de-chaussée, avec cabinet médical, grande salle d'attente, déshabilloirs, radiologie, laryngologie, et, à proximité, salle de bains, pharmacie et laboratoire.

Un parc de 35 hectares enclos, couvert en grande partie de sapins et de pins, est organisé tout spécialement en vue des promenades, des jeux en plein air, des marches ou montées d'entraînement.

Le Sanatorium d'Angicourt fonctionne en liaison avec les centres de triage et dispensaires de l'Assistance publique (Voir p. 236, la répartition des quartiers de Paris entre les centres de triage).

Les demandes d'admission doivent être adressées au Directeur de l'Assistance publique ou aux Dispensaires et centres de triage ci-dessus nommés ; les visiteuses sont chargées de faire à domicile les enquêtes sociales concernant les propositions d'admission. Les malades sont ensuite convoqués pour la visite de la Commission d'examen.

Le médecin-chef du Sanatorium est le Dr Buc, assisté du Dr Reumaux

HOPITAL-SANATORIUM :

HOPITAL-SANATORIUM DE CRÈVECŒUR-LE-GRAND.

Installé dans le bel hôpital moderne de Crèvecœur, ce service, créé par le département et qui fonctionne en liaison avec l'Office d'hygiène sociale, comprend 50 lits d'hommes répartis en deux dortoirs de 10, 4 et 3 lits, et 10 chambres individuelles avec galeries de cure.

Il est muni d'une installation radiologique et laryngologique et d'un laboratoire bactériologique. Le traitement par le pneumothorax artificiel y est pratiqué et son fonctionnement est assuré par un personnel spécialisé.

On y reçoit :

1º Les malades suspectés tuberculeux pour y être mis en observation ;

2º Les tuberculeux chroniques en poussée évolutive ;

3º Les tuberculeux fébriles, susceptibles d'être proposés pour une cure sanatoriale après amélioration ;

4º Les tuberculeux curables qui ne peuvent attendre chez eux leur admission en sanatorium pour des raisons d'ordre social ou prophylactique.

Le service est géré par la Commission des hospices de Crèvecœur.

SERVICES HOSPITALIERS POUR TUBERCULEUX :

Beauvais, à l'hôpital	32 lits.
Compiègne, à l'hôpital	24 —
Senlis, à l'hôpital	18 —
Grandvilliers, à l'hôpital	10 —
	84 lits.

ORAN

ORGANISATION DÉPARTEMENTALE :

Titre : Dispensaire public d'hygiène et de préservation antituberculeuse. — Siège social : 9, boulevard d'Iéna, à Oran. Président : Dr Glatard ; secrétaire général : M. Roy.

DISPENSAIRE :

Oran ; médecin : Dr Duffau.

ORNE

ORGANISATION DÉPARTEMENTALE :

Association.

Titre : Association d'hygiène sociale et de défense contre la tuberculose. — Siège social : 46, rue du Jeudi, à Alençon. Présidente : Comtesse Le Marois ; secrétaire général : Dr Demirleau.

DISPENSAIRES :

Médecin des dispensaires : Dr Doisy.
1. — Alençon, 6, rue du Jeudi.
2. — Argentan, 33, rue de la Poterie.
3. — Laigle, à l'hôpital.
4. — Flers, à l'Hôtel de Ville.

PRÉVENTORIUM :

MAISON MATERNELLE DE GLAYE

A GLAYE

La Maison maternelle de Glaye contient 140 lits, pour garçons de quatre à dix ans et pour fillettes de quatre à treize ans, et deux infirmeries avec 10 lits d'isolement. 130 lits sont réservés à l'Office public d'hygiène sociale de la Seine.

Cet établissement fait partie des œuvres de Mlle Koppe.

Pour les admissions, s'adresser à l'Office public d'hygiène sociale de la Seine, 9, place de l'Hôtel-de-Ville, Paris (IVe), ou mieux, aux Dispensaires de la Seine appartenant à l'Office ou en liaison avec lui.

SERVICES HOSPITALIERS POUR TUBERCULEUX :

Alençon, à l'hôpital : 32 lits.
Mortagne, à l'hôpital : 8 lits.

PAS-DE-CALAIS

ORGANISATION DÉPARTEMENTALE :

Association.

Titre : Comité départemental d'hygiène sociale et de préservation antituberculeuse du Pas-de-Calais. — Siège social : rue des Agaches, à l'Inspection des services d'hygiène, à Arras. Président : M. de Beaumont ; secrétaire général : Dr Vaillant.

DISPENSAIRES :

1. — Calais, boulevard Edgard-Quinet ; médecins: Dr Guyot et Dr Drujon.

2. — Saint-Omer, enclos Notre-Dame ; médecin : Dr Duchâteau.

3. — Arras, rue des Agaches ; médecins : Drs Capron et Lestocquoy.

4. — Boulogne-sur-Mer, 24, rue Montigny ; médecin : D^r X.

5. — Béthune, rue de l'Esplanade ; médecins : Drs Thillier, Corgnon et Devalder.

SERVICES HOSPITALIERS POUR TUBERCULEUX :

Calais, hôpital Pasteur : 60 lits.

Béthune : 15 lits.

PRÉVENTORIUM :

PRÉVENTORIUM DE CAMIERS
Par ÉTAPLES.

Cet établissement, qui couvre une superficie totale de plus de 50 hectares, est situé à moins de 3 kilomètres de la mer et en est séparé par un rideau de dunes couvertes de pins qui le protège contre les vents.

Il reçoit les enfants justiciables de la cure préventoriale, à l'exception formelle des sujets présentant des lésions même légères de tuberculose pulmonaire ; ils y sont répartis dans l'une des sections suivantes :

1º Le préventorium maternel pour enfants de quatre à neuf ans, qui comprend 50 garçons et 40 filles, au total 90 enfants ;

2º Le préventorium scolaire pour enfants de neuf à treize ans, qui comprend 250 garçons et 100 filles, au total 350 enfants ;

3º Le préventorium professionnel pour enfants de treize à quinze ans, comprenant 14 garçons et 6 filles, au total 20 enfants.

Le prix de journée est de 8 fr. 25, y compris l'habillement ; il n'y a donc pas lieu de fournir un trousseau à l'enfant.

Les demandes d'admission doivent être adressées au médecin-directeur, le Dr Wibaux, auditeur au Conseil supérieur d'hygiène publique de France, accompagnées de l'engagement à payer les frais du séjour et d'une fiche scolaire et médicale.

SANATORIUMS MARITIMES : _

Berck-sur-Mer peut être considéré comme le plus important centre de traitement des tuberculoses chirurgicales. Son climat, qui est excellent pour les tuberculoses ostéo-articulaires, ganglionnaires et péritonéales, ne permet pas d'y recevoir des malades atteints en même temps de tuberculose pulmonaire. Plus de 6 000 malades y sont traités, et l'installation de cette ville est telle qu'elle répond aux exigences les plus diverses.

Il nous est impossible de donner les noms de tous les établissements dont le nombre atteint une soixantaine ; nous indiquerons tous les hôpitaux, c'est-à-dire les formations appartenant aux Assistances publiques, municipales et départementales, ou qui sont en liaison avec elles, et les plus importants des établissements privés. Ces derniers peuvent être divisés en maisons de santé et en maisons de famille. Les maisons de santé possèdent les installations nécessaires aux actes chirurgicaux (pansements, ponctions, plâtres, opérations) ; les maisons de famille ne possèdent pas cette organisation, et les malades qui y séjournent, et dont l'état nécessite un acte chirurgical, doivent se rendre dans ces cliniques ou maisons de santé.

HOPITAL MARITIME DE LA VILLE DE PARIS
A BERCK-PLAGE

L'Hôpital maritime de la Ville de Paris dépend de l'Administration générale de l'Assistance publique à Paris ; il ne reçoit que des malades indigents de la ville de Paris, enfants ou adultes.

C'est le plus vaste hôpital spécialement affecté au traitement des tuberculoses chirurgicales qui soit au monde. Fondé en 1869, il comprend actuellement 1 100 lits d'enfants (Hôpital maritime proprement dit) et 400 lits d'adultes (Hôpital maritime annexe); galeries de cure et d'héliothérapie, en façade de mer, pour 750 malades ; organisation médico-chirurgicale répondant aux données les plus modernes, salles d'opérations aseptiques et septique, salle de plâtres, laboratoire d'anatomie pathologique et de bactériologie, laboratoire de radiologie et d'électrothérapie ; lazaret d'isolement pour les enfants à l'arrivée de Paris ; pavillon d'isolement pour les contagieux ; balnéothérapie et piscine d'eau de mer.

Le service médical est assuré par un chirurgien des hôpitaux de Paris (Dr E. Sorrel, chirurgien-chef), trois chirurgiens assistants (Drs Andrieu, Bouquier et Delahaye, anciens internes des hôpitaux de Paris) ; un chef de laboratoire de bactériologie, un chef de laboratoire de radiologie (Drs Mozer et Parin, anciens internes des hôpitaux de Paris) ; huit internes en exercice des hôpitaux de Paris.

Des cours de perfectionnement, reconnus par la Faculté de médecine de Paris comme enseignement complémentaire libre, et donnant droit à des certificats signés par le Doyen de la Faculté, ont lieu deux fois par an (à Pâques et en juillet). Ils sont destinés aux étudiants et médecins français et étrangers.

L'Administration de l'hôpital est la même que celle des autres hôpitaux de l'Assistance publique. Les infirmières sont des infirmières de l'Assistance publique. Il existe une École d'infirmières à l'hôpital.

Les demandes d'admission sont faites par les chefs des différentes consultations et services des hôpitaux de l'Assistance publique de Paris. L'admission est prononcée par une Commission siégeant chaque mois, pour les enfants à l'hôpital des Enfants-Malades, pour les adultes à l'hôpital Lariboisière.

HOPITAL BOUVILLE ET HOPITAL VICTOR-MÉNARD

A BERCK-PLAGE

L'hôpital Bouville et l'hôpital Victor-Ménard sont des Sanatoriums maritimes, le premier réservé aux malades du sexe masculin, le second aux malades du sexe féminin.

Les malades sont admis sur la production d'un questionnaire médical, dont un exemplaire à remplir est envoyé sur demande adressée aux directeurs respectifs des établissements.

L'hôpital Bouville et l'hôpital Victor-Ménard assurent un service journalier de bains de mer, spécialement surveillé, pendant la belle saison.

Ils reçoivent les malades soignés à leurs frais, et ceux envoyés par les Administrations départementales ou communales.

Pour tous renseignements et conditions de séjour, s'adresser aux directeurs respectifs des établissements.

L'hôpital Bouville comprend 325 lits destinés aux malades du sexe masculin.

Il a pour directeur M. Marcel Philippe, et pour chirurgien-chef le Dr P. Tridon, ancien chef de clinique à la Faculté de Paris.

L'hôpital Victor-Ménard comprend 250 lits destinés aux malades du sexe féminin.

Il a pour directeur M. Pierre Bouville et pour chirurgien-chef le Dr Loze.

HOPITAL ROTHSCHILD

A BERCK-PLAGE

Le Sanatorium Rothschild est situé en face de la mer et un peu éloigné de l'agglomération de Berck. Il peut recevoir environ 80 enfants atteints de tuberculose externe. L'hospitalisation est complètement gratuite et les enfants y sont même entretenus de linge et de vêtements.

Il a été fondé par le baron James de Rothschild et est plus particulièrement réservé aux enfants malades de Paris.

Les médecins de l'établissement sont les Drs Calot, Loze et Fouchet.

L'examen médical d'entrée se fait à l'hôpital Rothschild, rue Santerre, à Paris, où il faut s'adresser pour les admissions.

HOPITAL CAZIN-PERROCHAUD

A BERCK-PLAGE

L'hôpital de Cazin-Perrochaud est administré par les Franciscaines de Calais. Il occupe un ancien hôtel qui fait face à la mer et peut recevoir 450 enfants : garçons de trois à douze ans, filles de trois à quatorze ans.

Le médecin est M. le Dr Cayre. Le prix de pension est de 165 francs par mois.

Pour l'admission, s'adresser directement à Mme la Supérieure de l'hôpital, en envoyant l'extrait de naissance et un certificat médical détaillé.

SANATORIUM FRANCO-AMÉRICAIN

A BERCK-PLAGE

Cet établissement, de construction récente et bien aménagé, est ouvert à tous les malades pouvant produire un certificat d'indigence, du sexe féminin de tout âge, et garçons jusqu'à quinze ans.

Le prix de pension est de 14 francs, tout compris, ces frais étant à la charge du département, de l'État ou de celui qui a envoyé le malade.

Le service chirurgical est assuré par les Drs Calvé et Galland.

SANATORIUM DES ABEILLES

A BERCK-PLAGE

Cet établissement, fondé par un Comité franco-américain, compte 32 lits, et reçoit les enfants des deux sexes. Le prix de pension est de 14 francs.

La Fondation franco-américaine a fondé une école d'apprentissage agricole. Cette ferme-école dispose de 80 lits destinés à la rééducation des convalescents, mais elle reçoit également les petits malades (ganglionnaires, paralysies infantiles, scolioses, etc.) ainsi que les enfants débiles auxquels le climat de Berck peut être favorable. L'apprentissage est obligatoire.

Cette école n'est ouverte qu'aux garçons de onze à quinze ans.

Le prix de pension est de 7 fr. 75.

Médecins attachés à ces établissements : Drs Jacques Calvé et Marcel Galland.

SANATORIUM DE L'OISE ET DES DÉPARTEMENTS

A BERCK-PLAGE

Cet établissement privé, fondé il y a vingt ans pour hospitaliser les enfants assistés du département de l'Oise, reçoit actuellement des malades des deux sexes (garçons jusqu'à seize ans, jeunes filles jusqu'à vingt ans), de toutes provenances (municipalités, Assistance publique et départementale, sociétés diverses, malades particuliers).

Il est situé sur une plage de sable fin, à 50 mètres de la mer, et occupe un terrain de 6 hectares ; il est protégé des vents par une immense dune et possède des galeries de cure bien exposées ; le service médical est assuré par le Dr J. Fouchon.

Il comprend 400 lits, et le prix de pension varie de 7 francs par jour à 7 fr. 50. Pour les admissions, s'adresser à la Direction.

SANATORIUM REGINA ET VILLA DE LA SANTÉ

38 et 40, rue de Lhomel, à BERCK-PLAGE

Ces établissements appartiennent à la Société des établissements climatériques de Berck-Plage.

Le nombre des lits dans les deux établissements est de 200, qui sont réservés aux malades des deux sexes. Les enfants ne sont admis qu'à partir de cinq ans.

Le prix de pension est pour les enfants depuis 15 francs par jour ; pour les adultes, depuis 30 francs.

Le service médical est assuré par les médecins de Berck, qui peuvent venir donner leurs soins à leurs malades.

Ces établissements possèdent des chambres avec salles de bains et water-closets privés, un jardin, un solarium,et un laboratoire radiologique.

Pour les admissions, s'adresser au directeur de Regina et de la Villa de la Santé, 38 et 40, rue de Lhomel, à Berck-Plage.

COTTAGE DES DUNES

A BERCK-PLAGE

Le Cottage des Dunes avec ses deux annexes, la Villa normande et la Villa Raymond, comprend 200 lits.

Il possède deux salles d'opération avec salle de pansement, plusieurs salles de bains, une cure de soleil sur le toit. La clinique est ouverte à tous les médecins de Berck.

Le prix de pension pour les enfants valides jusqu'à onze ans est de 12 francs par jour ; pour les adultes, le prix de journée à la Villa normande varie de 18 à 25 francs et au Cottage des Dunes de 30 à 40 francs. Les honoraires des médecins et les frais de clinique ne sont pas compris dans le prix de pension.

MAISON ET INSTITUT NOTRE DAME

A BERCK-PLAGE

Ces deux établissements séparés l'un de l'autre sont consacrés, la Maison aux femmes et jeunes filles, l'Institut au sexe masculin. Ils sont en vue de la mer ; il y a 350 lits ; chaque maison possède une salle de pansements, de plâtres et d'opérations et des salles de bains.

Les prix sont de 12 à 20 francs par jour pour les malades en chambre, et de 200 à 250 francs par mois pour les enfants en dortoir, selon qu'ils sont debout ou immobilisés. Tous les médecins de Berck peuvent venir donner leurs soins aux malades de l'établissement.

Pour l'admission, s'adresser à la directrice de la Maison Notre-Dame, ou au directeur de l'Institut.

VILLA SAINT-HILAIRE

32 *bis, rue Aristide-Danvin, à BERCK-PLAGE*

Très proche de la mer, cette maison, qui compte 100 lits, reçoit les femmes et jeunes filles ; les garçons ne sont admis que jusqu'à treize ans.

Il y a une salle d'opérations, de pansements et de plâtres, et des salles de bains.

Tous les médecins peuvent venir donner leurs soins dans l'établissement.

Le prix de la pension est de 10 à 25 francs par jour suivant l'âge, l'habitation en chambre ou en dortoir, selon que les malades marchent ou sont immobilisés.

Pour l'admission, s'adresser au directeur de l'établissement.

INSTITUT SAINT-FRANÇOIS-DE-SALES

A BERCK-PLAGE

Cet établissement, bâti en bordure de mer avec une terrasse en façade, comprend 450 lits, dont 300 chambres avec cabinet de toilette et balcon sur la mer.

L'Institut reçoit les enfants et les adultes. Les enfants

accompagnés sont en chambre avec leur famille ou des gardes religieuses ou laïques ; les enfants non accompagnés de leurs parents sont confiés à des religieuses et installés dans un pavillon spécial.

Les médecins attachés à l'Institut sont le Dr Calot, chirurgien en chef, et le Dr Fouchet, chirurgien adjoint.

Il existe une installation moderne et complète d'électricité médicale, une organisation de balnéothérapie complète avec salles de douches, salles de massages, bains de soleil, bains d'air marin, bains de sable marin.

Le prix de pension pour les enfants en dortoir est de 220 francs par mois ; pour les adultes, il varie à partir de 20 francs par jour, selon le luxe des chambres choisies.

Pour l'admission, s'adresser au directeur de l'établissement.

L'ÉTOILE DE LA MER

Situé à quelques centaines de mètres de la mer, cet établissement comprend 150 lits. Il possède une salle de pansements, de plâtres et d'opérations, des salles de bains

Le prix de la pension est de 6 à 15 francs par jour.

Tous les médecins peuvent y traiter leurs malades, femmes et enfants.

Pour l'admission, s'adresser à la directrice de l'établissement.

VILLA SYLVIA

106, *rue de* ROTHSCHILD

Cet établissement comprend 63 lits. Il possède salles de pansements, de plâtres et d'opérations.

Le prix de pension est de 9 à 15 francs par jour.

On n'y admet que des femmes et enfants des deux sexes (garçons jusqu'à douze ans).

SANATORIUM VINCENT

Ce Sanatorium est un établissement privé. Il dispose de 400 lits en dortoirs et infirmerie, et reçoit les enfants des deux sexes, à partir de trois ans, jusqu'à dix ans pour les garçons, sans limite d'âge pour le sexe féminin.

Le prix de journée est de 6 fr. 50 de trois à douze ans ; 7 fr. 50 de douze à dix-huit-ans ; 9 francs de dix-huit à trente ans ; 10 francs au-dessus de trenté ans et pour les femmes.

Le service médical est assuré par le Dr E. Cayre.

Pour les demandes d'admission, s'adresser à M. Gressier, directeur.

INSTITUT HÉLIO-MARIN

Ouvert en 1925, il comprend 185 lits. Pour les deux sexes, sans limite d'âge.

Le prix de pension est de 9 à 11 francs par jour.

Chirurgien : Dr Andrieu, ancien interne des hôpitaux de Paris, chirurgien assistant de l'Hôpital maritime.

Pour l'admission, s'adresser à M. le directeur de l'Institut hélio-marin.

PRINCIPALES MAISONS DE FAMILLE (1)

Villa Cantoria, avenue Cazin, possédant 20 lits. Pension : de 8 à 20 francs par jour.

Chalet Le Réveil, rue du Phare, possédant 27 lits. Pension : de 6 à 12 francs par jour.

Villa Andalousa, rue de Paris, possédant 25 lits. Pension : de 6 à 12 francs par jour.

Villa Angelus, Esplanade maritime, possédant 30 lits. Pension : 5 à 12 francs par jour.

Villa Ringois, avenue Cazin, possédant 25 lits. Pension : 6 à 15 francs par jour.

Chalet Bergeronnette, rue de Paris, possédant 35 lits. Pension : 6 à 15 francs par jour.

Chalet Franklin, rue Lavoisier, possédant 25 lits. Pension : 8 à 20 francs par jour.

Villa Renaissance, rue de Rothschild, possédant 25 lits. Pension : 10 à 20 francs par jour.

---

(1) Les Maisons de famille ne possèdent pas d'installation chirurgicale.

Villa Eugénie, rue Cachelou, possédant 25 lits. Pension :
10 à 25 francs par jour.

Villa Saint-Pierre, Esplanade maritime, possédant 30 lits
Pension : 5 à 12 francs par jour.

Villa Sainte-Odile, rue de l'Entonnoir, possédant 25 lits.

Le Grand Saint-Georges, place Saint-Georges, possédant
25 lits.

Les Maisons de famille sont extrêmement nombreuses à
Berck et nous ne prétendons pas les citer toutes.

Il est prudent, lorsqu'on veut faire soigner un malade à
Berck-Plage, de s'adresser à un médecin local et de lui
demander conseil ; celui-ci, selon le genre de maladie et les
possibilités pécuniaires du malade, fournira tous les renseignements nécessaires

FORMATION DU SERVICE DE SANTÉ MILITAIRE :

HOPITAL MILITAIRE DE BERCK-PLAGE

Cet hôpital, qui dépend du Service de santé et est géré par
l'Union des Femmes de France, est destiné aux militaires
de l'armée active et aux anciens militaires ayant droit aux
soins, en vertu de l'article 64 de la loi de 1919, atteints de
tuberculose chirurgicale ; il contient 85 lits, deux salles
d'opérations et une terrasse d'insolation.

Le médecin-chef est le Dr Cayre.

Les admissions sont prononcées par le ministre de la
Guerre.

PUY-DE-DOME

ORGANISATION DÉPARTEMENTALE :

Association.

Titre : Office central d'hygiène sociale et de préservation antituberculeuse du Puy-de-Dôme. — Siège social : Institut d'hygiène sociale, 11, rue Sainte-Rose, Clermont-Ferrand. Président : M. Baudry ; secrétaire général : Dr de Cisternes.

DISPENSAIRES :

1. — Riom, 73, rue Lafayette ; médecin : Dr Brodiez.

2. — Clermont-Ferrand, 11, rue Sainte-Rose ; médecin : Dr de Cisternes.

3. — Thiers, rue Marcel-Chabot ; médecin : Dr Martin.

4. — Issoire, aux hospices ; médecin : Dr Monghéal.

5. — Saint-Eloy-les-Mines, quartier de la Roche ; médecin : Dr Michel.

6. — Messeix-aux-Mines, au Puits Teyras ; médecin : Dr Eymard.

7. — Ambert, boulevard du Nord ; médecin : Dr Eymard.

PRÉVENTORIUM :

PRÉVENTORIUM DES ROCHES

A CHAMALIÈRES

Cet établissement public, installé dans l'ancienne station sanitaire des Roches, a été créé et est géré par le département du Puy-de-Dôme. A 3 kilomètres de Clermont, à flanc de coteau (430 mètres) d'où la vue s'étend comme d'un promontoire au-dessus de la ville, le Préventorium est admirablement installé dans une belle propriété close de murs, avec un grand parc ombragé. Il dispose de toutes les installations nécessaires (douches, terrains de jeux, écoles de plein air), d'un service médical des plus sérieux, assuré par le Dr Grasset, directeur ; deux infirmières, deux instituteurs-moniteurs constituent le personnel. Une école primaire élémentaire fonctionne dans l'établissement, tandis que l'éducation physique est assurée par un moniteur spécial.

Ce Préventorium reçoit les enfants des deux sexes (filles de six à quinze ans, garçons de six à treize ans) chétifs, malingres, porteurs de lésions occultes et latentes, débiles, mais non fébriles et non contagieux.

Le nombre de lits est de 80.

Le prix de pension tout compris est de 12 francs par jour.

Pour les admissions, s'adresser à la Préfecture du Puy-de-dôme, mais l'admission n'est définitive qu'après examen de l'enfant par le médecin du Préventorium.

SANATORIUMS :

SANATORIUM D'ENVAL

A ENVAL, près RIOM

Ce Sanatorium privé est situé au pied des derniers chaînons des monts Dômes, dont les cimes boisées l'entourent en demi-cercle. L'altitude y est de 450 mètres.

L'établissement a un aspect riant ; entouré d'un parc et de jardins, il peut recevoir 42 malades. Les chambres sont largement aérées et prolongées au dehors par des galeries particulières qui permettent la cure d'air sans quitter l'appartement. Plusieurs salles de bains sont réparties dans l'immeuble. Il y a une installation radiographique et un laboratoire bactériologique.

On y accepte les adultes des deux sexes, tuberculeux pulmonaires curables ou améliorables.

Le prix de journée est de 36 à 52 francs.

Les traitements modernes y sont appliqués, notamment le pneumothorax artificiel.

Le Dr Brodiez est médecin-chef de l'établissement.

SANATORIUM DE DURTOL

A DURTOL

Le Sanatorium de Durtol est un établissement privé, fondé par le Dr Sabourin ; il reçoit des malades atteints de tuberculose pulmonaire curables ou améliorables. Situé à 3 kilomètres de Clermont-Ferrand, dans une verdoyante vallée que dessinent les contreforts de la chaîne des Dômes et d'où l'on jouit d'une vue superbe sur la plaine à l'altitude de 520 mètres, il est établi dans un parc de 7 hectares, orienté en pente au midi et à l'est et abrité au nord-ouest ; il comprend un corps de bâtiment principal formé par le château, doublé dans ses dimensions par des pavillons annexes reliés par des galeries.

Il y a 56 chambres de malades, hygiéniquement meublées, un outillage technique complet, en particulier un service de radiologie, un laboratoire, et sept vérandas ou galeries de cure.

Le Sanatorium de Durtol est une maison essentiellement médicale où la direction appartient aux médecins et où tout est installé et réglé pour que la cure s'y fasse sous la surveillance médicale constante.

Le prix de pension est de 40 à 65 francs par jour ; les malades ont à payer un droit fixe de 100 francs. Les soins médicaux, de même que les examens radioscopiques et les examens courants de laboratoire, sont compris dans le prix de pension.

Le service médical est assuré par le Dr Labesse, médecin-directeur.

SERVICES HOSPITALIERS POUR TUBERCULEUX :
Clermont-Ferrand : 40 lits.
Riom : 20 lits.

PYRÉNÉES (BASSES-)

ORGANISATION DÉPARTEMENTALE :

Association.

Titre : Association départementale de lutte contre la tuberculose. — Siège social : à la Préfecture. Président : Dr Henri Meunier ; secrétaire général : Dr Rozier.

DISPENSAIRES :

1. — Pau, 9, rue Serviez (dispensaire régional) ; directeur médical : Dr H. Meunier ; médecins : Drs Fayon, Minvielle et Rozier.

2. — Bayonne, 5, rue des Écoles ; médecin : Dr Harriague.

3. — Orthez, route de Dax

4. — Biarritz, 18, rue Peyrouloubin ; médecin : Dr Harriague.

5. — Oloron.

6. — Hasparren ; médecin : Dr Harriague

PLACEMENT FAMILIAL :

Filiale des Basses-Pyrénées de l'Œuvre Grancher. Président : Dr Colbert ; secrétaire général : Dr Camino, de Cambo.

CENTRE DE PLACEMENT D'ORTHEZ

A ORTHEZ

Le Centre d'Orthez a été fondé en 1919 par l'Office public d'hygiène sociale de la Seine, suivant les principes de l'Œuvre Grancher et conformément à la formule du centre de placement familial surveillé, avec Dispensaire central et surveillance exercée par des médecins et des infirmières-visiteuses attachés au Dispensaire. Il réalise par ailleurs les meilleures conditions exigées, et particulièrement en ce qui concerne la salubrité du climat, la tradition d'hospitalité des habitants, l'éloignement de Paris.

Il a actuellement en placement à la campagne, dans des familles de paysans sains, environ 500 enfants des deux sexes du département de la Seine, de trois à treize ans, sains et exposés à la contagion familiale.

Le nombre d'enfants placés dans ce centre depuis le début est de près de deux mille.

Pour les admissions, s'adresser à l'Office public d'hygiène sociale de la Seine ou, mieux, aux Dispensaires de la Seine appartenant à l'Office ou en liaison avec lui.

Les frais de séjour sont gratuits ou proportionnés aux ressources des familles.

PRÉVENTORIUMS :

AÉRIUM DE LA ROSÉE
A BANCA

L'Aérium de Banca, par Saint-Etienne-de-Baigorry, est un établissement privé, ouvert toute l'année ; il reçoit les enfants des deux sexes et les jeunes filles anémiques, convalescentes ou menacées de tuberculose, justiciables du climat de faible altitude ; il dispose de 22 lits.

Les demandes d'admission doivent être accompagnées d'un certificat médical constatant que la malade n'est atteinte d'aucune affection contagieuse.

Le prix de la pension, non compris les honoraires médicaux et les suppléments en dehors du régime ordinaire, est de 10 à 14 francs par jour suivant l'âge pour les enfants en dortoir, et de 18 francs pour les personnes en chambre particulière.

Pour tous renseignements, s'adresser à Mme la Directrice de l'Aérium, à Banca.

Des religieuses sont attachées à l'établissement ; le service médical est assuré par le Dr Etcheverry.

PRÉVENTORIUM DU NID BÉARNAIS
A JURANÇON-PAU

Fondé sur les coteaux de Jurançon par l'Union des Femmes de France (Comité de Pau), le Préventorium dit « le Nid

Béarnais», situé en face de Pau, à 3 kilomètres de cette ville, est établi à l'abri des vents dans un site particulièrement pittoresque, boisé et ensoleillé ; il est destiné aux enfants des deux sexes : garçons de six à dix ans, filles de six à douze ans.

Un certificat médical doit être joint à la demande d'inscription. Il reçoit les enfants justiciables de cure de repos, les convalescents d'affections pleuro-pulmonaires. Il ne reçoit pas de tuberculeux contagieux.

Le service médical est assuré par le Dr Andral.

La maison est dirigée par une infirmière diplômée et placée sous la surveillance d'infirmières de l'Union des Femmes de France.

Deux institutrices sont attachées à l'établissement. La maison dispose de 75 lits.

Le prix de pension est de 6 francs par jour et par enfant

Pour tous renseignements, s'adresser au siège social de l'U. F. F. (Comité de Pau), 6, rue Gachet, à Pau.

PRÉVENTORIUM DU NID MARIN

A HENDAYE

Fondé à Hendaye-Plage par le Comité de Pau de l'Union des Femmes de France, le Préventorium dit « le Nid Marin », situé sur la côte basque et dominant la mer, est destiné aux enfants des deux sexes, garçons de six à dix ans, filles de six à douze ans ; un certificat médical doit être joint à la demande d'inscription ; il reçoit les enfants justiciables de la cure d'air marin, les convalescents, les anémiques, les débiles menacés de tuberculose ; il ne reçoit pas de tuberculeux contagieux. Le service médical est assuré par le Dr Morancé.

La maison dispose de 130 lits.

Le prix de pension est de 5 francs, réduit à 4 fr. 50 pour les Pupilles de la Nation.

Pour tous renseignements, s'adresser au siège social de l'Union des Femmes de France (Comité de Pau), 6, rue Gachet, à Pau.

LA MAISON MAURICE-PIERRE

A BIDART, près BIARRITZ

Cet établissement privé, fondé par Mme André Lebon, fonctionne sous le patronage de l'Union des Femmes de France et est situé à Bidart, sur la plage entre Biarritz et Saint-Jean-de-Luz.

Il comprend 30 lits qui sont réservés aux enfants des deux sexes (garçons de six à dix ans, filles de six à treize ans) non contagieux, non fébricitants, et présentant des formes latentes et curables de tuberculose justiciables du climat marin.

Les demandes d'admission doivent être adressés à Mme du Vivier de Streel, 42, avenue Wagram, Paris, et être accompagnées de :

1° Bulletin indiquant l'état civil de l'enfant, et le lieu de résidence des parents ou protecteurs ;

2° Certificat médical, indiquant l'état de l'enfant et constatant qu'il n'est atteint d'aucune maladie contagieuse.

La durée du séjour ne peut être inférieure à quatre mois:
Le prix de journée est de 7 fr. 50.
Le service médical est assuré par le Dr Peyret.

PRÉVENTORIUM D'ARBONNE

Par BIDART

Le Préventorium d'Arbonne a été fondé par l'Œuvre du Secours d'urgence dans les régions libérées ; il s'élève sur une colline, à 6 kilomètres de Biarritz, dans un domaine de 50 hectares, comprenant des bois, des prairies et une ferme.

Il comprend des dortoirs bien aérés, un pavillon d'isolement, des salles de gymnastique et de récréation, des bains-douches, un vaste terrain de jeux où une monitrice surveille et enseigne les sports, et une école de plein air avec cours d'enseignement ménager.

Cet établissement est principalement destiné aux fillettes de six à seize ans, non atteintes de tuberculose pulmonaire, et justiciables de la cure préventoriale. Le dossier d'admission doit comprendre une fiche administrative et médicale, dont la formule sera envoyée par l'Œuvre, un bulletin de naissance et un certificat de bonne conduite donné par l'instituteur, et sera adressé au secrétariat de l'Œuvre des Secours d'urgence dans les régions libérées, au ministère des Affaires étrangères, 2, boulevard Lannes, Paris (XVIe). Le prix de journée est de 4 fr. 50 pour les enfants des régions dévastées, et de 6 fr. 50 pour les autres fillettes. Le service médical est assuré par les Drs Peyret et Mercier des Rochettes.

L'ABRI MONTAGNARD D'OSSE

Par BEDOUS

Fondé en 1923 par le comité des Colonies de vacances de Pau, l' « Abri montagnard d'Osse » est une maison de repos située dans un village de la vallée d'Aspe, canton de Bedous, à 420 mètres d'altitude, abrité des vents du nord et jouissant des meilleures conditions du climat de montagne. Osse est à 2 kilomètres de la gare de Bedous.

Cet établissement, qui dispose de 20 lits, reçoit d'octobre à juillet les enfants justiciables de la cure préventoriale.

Ne peuvent être admis les enfants atteints de tuberculose avérée, d'affections contagieuses, de péritonite, d'adénopathies suppurées, d'incontinence d'urine, d'affections osseuses, de maladies de cœur et d'épilepsie.

Une directrice, diplômée d'enseignement ménager, et une surveillante sont chargées de la garde des enfants.

Les médecins de Bedous assurent le service médical.

L'Abri montagnard reçoit les enfants des deux sexes âgés de six à douze ans ; ils sont admis à fréquenter l'école du village, sauf contre-indication.

Le prix de pension est de 150 francs par mois.

Pour tous renseignements, s'adresser à Mlle Clouchet, secrétaire des Colonies de vacances, 6, rue Pasteur, à Pau.

SANATORIUMS :

SANATORIUM DE TRESPOEY
A PAU

Ce Sanatorium privé est situé à 220 mètres d'altitude, au bord de la vallée de l'Ousse qu'il surplombe de 35 mètres, à environ 3 kilomètres du centre de la ville de Pau.

Abrité du nord et de l'ouest par d'épais rideaux d'arbres, il est largement ouvert au sud, et, de la terrasse située devant les galeries de cure, on jouit d'une vue merveilleuse sur la chaîne des Pyrénées.

L'établissement, situé au milieu d'un vaste parc à 200 mètres de toute grande route, peut recevoir 36 malades et se compose d'un bâtiment principal de 30 mètres et d'une annexe de même dimension.

La désinfection des chambres au départ de chaque malade, la désinfection totale en fin de saison, la désinfection hebdomadaire du linge sont faits par le service municipal de désinfection de la ville de Pau.

Le Sanatorium de Trespoëy jouit de tous les avantages reconnus depuis longtemps au climat essentiellement sédatif de Pau.

Les indications sont celles de tout sanatorium de plaine pour tuberculeux pulmonaires curables ou incurables.

Les malades qui retirent le meilleur bénéfice du traitement au sanatorium de Trespoëy sont les tuberculeux au début, particulièrement ceux dont les lésions peu avancées ne se manifestent encore que par de petites hémoptysies et un peu de fièvre.

Il en est de même pour ceux dont la maladie s'accompagne de troubles nerveux légers, palpitations, insomnies.

Le Sanatorium, qui reçoit les malades des deux sexes à partir de seize ans, est ouvert du 1er octobre au 1er juillet. Le prix varie de 30 à 40 francs par jour suivant l'étage et la grandeur de la chambre occupée. Prix moyen pour une bonne chambre : 32 à 35 francs.

La cure hygiéno-diététique est complétée, s'il y a lieu,

par la tuberculinothérapie, la sérothérapie antituberculeuse et le pneumothorax thérapeutique.

Les demandes d'admission et de renseignements doivent être adressées au Dr Crouzet (1).

SANATORIUM DE BEAULIEU

A CAMBO

Le Sanatorium privé de Beaulieu est installé sur le dernier contrefort de l'Ursuya, qui le protège des vents du sud, dans une des meilleures situations de la région.

De ses terrasses, on aperçoit un panorama des plus beaux avec, au premier plan, le plateau de Cambo et à l'horizon un cercle de montagnes.

On y reçoit des malades des deux sexes, atteints de tuberculose, curables ou améliorables.

Il comprend 75 chambres, la plupart avec cabinet de toilette, eau chaude et cure particulière, plusieurs appartements avec petit salon privé et salle de bains.

Les malades ont à leur disposition plusieurs salles de réunion, billards et cinéma.

Le service médical comprend deux cabinets de consultation, deux postes radiologiques, des laboratoires et une chambre à désinfection.

Le prix des chambres varie de 30 à 40 francs par jour tout compris ; celui des appartements est de 60 à 75 francs.

Le médecin-directeur est le Dr Dieudonné, et le médecin assistant le Dr Sibot.

SANATORIUM DES TERRASSES

A CAMBO

Le Sanatorium des Terrasses, établissement privé, est situé sur un coteau dominant la Nive.

Il contient 32 chambres, avec eau chaude et eau froide. La plupart possèdent une galerie de cure particulière et

---

(1) Il existe en outre à Pau des villas bien aménagées pour tuberculeux pulmonaires et dont les prix de pension sont relativement peu élevés; pour renseignements complémentaires, s'adresser aux médecins de Pau.

cabinet de toilette, salle de bains, électricité, téléphone.

Le prix de pension varie, suivant l'étage et la chambre, depuis 28 francs par jour.

Se paient à part la création du pneumothorax, les visites et veilles de nuit, les fournitures pharmaceutiques ou autres, les suppléments ou changements apportés dans le menu, le blanchissage, le bois de chauffage.

Chaque malade peut avoir à son service exclusif une garde-malade qui couche dans son appartement, moyennant une rétribution payée à la garde. En cas d'hémoptysie ou de soins continus, la présence d'une garde particulière est obligatoire.

La maison ne reçoit jamais de malades pour une durée de moins de huit jours.

Exceptionnellement, les accompagnants sont reçus à partir de 26 francs par jour.

Une indemnité de désinfection de 30 francs est due au départ ou en cas de changement de chambre.

Le Dr Colbert est médecin-directeur de l'établissement.

On y reçoit des malades adultes des deux sexes atteints de tuberculose pulmonaire et pourvus d'un certificat médical constatant que leur état est curable ou tout au moins améliorable.

SANATORIUM GRANCHER
A CAMBO

Ce Sanatorium privé, situé sur la plaine du Haut-Cambo, dans des conditions climatiques particulièrement favorables et entouré d'un grand parc, est installé avec tout le confort moderne (eau chaude, eau froide, cabinets de toilette, salles de bains).

Les chambres de malades sont toutes exposées au sud et au sud-est.

Un certain nombre sont pourvues de galerie de cure individuelle.

L'établissement comprend un poste de radiologie et une installation photothérapique pour rayons ultra-violets.

On y pratique le traitement par le pneumothorax artificiel.

On n'y reçoit que des malades du sexe féminin atteintes de tuberculose curable ou améliorable.

Le nombre des chambres est de 20.

Le prix minimum est de 40 francs par jour, comprenant, outre la pension, les soins médicaux.

Le médecin-chef est le Dr A. Camino, propriétaire de l'établissement et auquel il convient d'adresser les demandes d'admission.

Etablissements particuliers de Cambo recevant des malades :

Prix de pension par jour.

Hôtel Bellevue..........................	28 à 35 francs.
Pension Cyrano........................	25 à 50 —
Villa Sainte-Élisabeth................	20 à 28 —
Pension Assantza....................	Depuis 25 —
Villa Saint-Pierre....................	22 à 35 —
Villa Harotchena-Daniel..............	22 à 30 —
Hôtel d'Angleterre..................	30 à 60 —

SANATORIUM FRANCLET

A CAMBO

Ce Sanatorium populaire privé, dirigé par le Dr Dieudonné, comprend 66 lits pour adultes femmes atteintes de tuberculose pulmonaire. La pension est de 12 francs par jour.

Les malades de toutes les parties de la France peuvent y être admises, pourvu que leur état soit curable ou au moins améliorable. Les unes sont envoyées par les communes, les départements, les œuvres d'assistance ou les sociétés de secours, les autres par les familles elles-mêmes.

SANATORIUM DE LARRESSORE

A LARRESSORE

Le Sanatorium de Larressore, qui fonctionne comme Sanatorium public départemental depuis le 1er août 1921, a continué sans interruption, avec une nouvelle administration et un simple changement de rubrique, l'hôpital sanitaire que le Service de santé utilisait pour militaires tuberculeux depuis juillet 1916.

Il est situé à 16 kilomètres de Bayonne, dans le voisinage immédiat (4 kilom.) de la station climatique de Cambo.

Il est desservi par la gare de Halsou (ligne de Bayonne à Cambo et Saint-Jean-Pied-de-Port), petite halte située à 800 mètres de l'établissement.

Cet établissement est administré par le Dr Jacquemin, médecin-directeur, assisté d'un médecin-adjoint. Il possède un laboratoire de bactériologie, un laboratoire de radiologie, un appareil pour le pneumothorax artificiel, un service de laryngologie, un cabinet dentaire, une salle de chirurgie où sont faits tous traitements et manipulations nécessités par la présence de tuberculeux mixtes (osseux et pulmonaires).

Le Sanatorium est actuellement réservé aux hommes âgés de plus de treize ans, mais un pavillon de 80 femmes est en construction et sera sous peu en état de fonctionner.

Il peut recevoir 120 malades (hommes) répartis en six salles.

Le prix de journée est de 15 francs pour les tuberculoses pulmonaires, de 16 francs pour les tuberculoses mixtes.

Au point de vue administratif, le Sanatorium reçoit les malades des Basses-Pyrénées et, dans la mesure de ses disponibilités, ceux des autres départements. Dix lits y sont réservés à l'Office public d'hygiène sociale de la Seine.

Au point de vue médical, cet établissement, situé dans une région de plaine, jouit d'un climat tiède et humide. Il convient spécialement aux tuberculeux congestifs et hémoptoïques, à l'exclusion des hypotendus.

Les demandes d'admission à Larressore doivent être adressées à M. le Préfet des Basses-Pyrénées, accompagnées d'un certificat médical concluant à la nécessité et à l'opportunité d'une cure sanatoriale. La décision préfectorale est notifiée à l'intéressé dans un délai maximum de huit jours. Les malades de la Seine peuvent s'adresser à l'Office d'hygiène sociale de la Seine ou aux Dispensaires de la Seine appartenant à l'Office ou en liaison avec lui.

Les malades admis doivent s'engager à faire un séjour de trois mois au moins au Sanatorium et à se soumettre au règlement intérieur de l'établissement.

SANATORIUM D'ARESSY, OU SANATORIUM DEVAUX

Près PAU

Cet établissement départemental est situé à 5 kilomètres de Pau, au château d'Aressy, dans un parc de 6 hectares. Il comprend 60 lits et est ouvert toute l'année. Il reçoit des malades du sexe féminin, âgées de seize ans au moins, curables ou améliorables par la cure sanatoriale.

Prix de la journée : 14 francs.

Médecin : Dr Verdenal ; médecin assistant : Dr Minvielle.

Pour tous renseignements, s'adresser à Mme Devaux, villa des Lauriers, à Pau.

HOME DU DISPENSAIRE D'HYGIÈNE SOCIALE DE PAU ET DU BÉARN

3, rue Nolibos, PAU

Le Home du Dispensaire se compose de huit logements de une à trois chambres. Les malades payent un loyer très réduit et vivent à leurs frais, mais reçoivent les soins médicaux gratuits des médecins du Dispensaire.

L'établissement est réservé aux tuberculeux pulmonaires et contagieux inscrits au Dispensaire.

Il se compose d'une maison isolée comprenant le rez-de-chaussée et deux étages avec balcons au midi, galeries de cure et jardins ; elle est en bordure de la ville, desservie par le tramway et entourée d'espaces libres.

Pour tous renseignements, s'adresser à l'infirmière en chef du Dispensaire d'hygiène sociale de Pau, 9, rue Serviez, à Pau.

SANATORIUMS MARITIMES :

SANATORIUM D'HENDAYE

Construit en 1899, agrandi en 1906 par l'Assistance publique de Paris pour remédier à l'insuffisance de l'hôpital de Berck, et destiné aux enfants âgés de cinq à quinze ans avec séjour moyen de cinq mois, il comprend 658 lits pour garçons et filles. Tandis que l'hôpital maritime de Berck tend de plus en plus à devenir un établissement de chirurgie, l'asile de la Ville de Paris à Hendaye prend le caractère exclusivement médical.

Les enfants susceptibles d'être envoyés à Hendaye sont :

1º Les convalescents d'affections aiguës devant profiter d'un séjour au bord de la mer, avec exclusion absolue des affections cardiaques, même minimes, et des choréiques ;

2º Les enfants atteints d'adénopathies périphériques, particulièrement cervicales non suppurées et ne paraissant pas évoluer vers la suppuration, susceptibles de guérir par un climat marin et sans intervention chirurgicale ;

3º Ceux atteints d'adénopathies trachéo-bronchiques, pourvu que les lésions paraissent limitées aux ganglions lymphatiques et que les poumons ne présentent pas de signes de tuberculose ;

4º Ceux atteints de péritonite tuberculeuse après la période fébrile initiale ;

5º Accessoirement les rachitiques sans appareils.

Les candidats sont pris en grande partie, les deux tiers au moins, parmi les enfants fréquentant les consultations hospitalières ; les autres sont de petits malades présentés à l'hôpital ou y ayant séjourné ; dans ce cas, la proposition est faite le jour même de la sortie.

Sur les 658 lits, 40 ont été réservés aux pupilles de l'Assistance publique de Paris ; les autres sont répartis entre les hôpitaux suivants de Paris : Enfants-Malades, Enfants-Assistés, Trousseau, Bretonneau, Hérold, Saint-Louis.

Le service médical est assuré par le Dr Morancé, médecin-chef, assisté d'internes. Il existe un service de gymnastique orthopédique qui comprend un pavillon spécial de 50 lits pour filles. Le traitement héliothérapique prend depuis plusieurs années une importance de plus en plus considérable dans cet établissement, et un service de radiologie vient d'y être créé.

VILLA DES EMBRUNS

A BIDART

Cet établissement privé, situé au voisinage immédiat de la mer, sur la route de Biarritz à Saint-Jean-de-Luz, est destiné au traitement des tuberculoses externes et comprend 36 lits répartis en deux dortoirs, l'un pour les garçons, l'autre pour les filles, avec deux chambres à deux lits et deux chambres à un lit. Des galeries permettent l'application de la cure hélio-marine. Un étage de la villa est réservé aux adultes.

Le prix de journée est de 25 à 35 francs par jour en chambre, et 18 francs en dortoir, tous frais compris, sauf les frais médicaux et pharmaceutiques ; s'adresser au Dr Peyret, médecin-directeur du Sanatorium.

SANATORIUM DE BIDART

Annexe de la Villa des Embruns.

Le Sanatorium populaire de Bidart, annexe de la Villa des Embruns, est un établissement privé. Il comprend 60 lits (55 en dortoirs, 5 en deux chambres). Il reçoit des adultes hommes et des jeunes gens de quatorze à vingt ans (pavillon spécial de 12 lits). Trente lits sont réservés aux bénéficiaires de l'article 64.

Le prix de pension est de 16 francs par jour, tous frais compris.

Le service médical est assuré par le Dr Peyret, à qui sont adressées les demandes d'admission.

VILLA RITA

A BIARRITZ

Cet établissement privé, propriété de Mlle Bonnecarrière, dispose de 50 lits en chambres de 2 à 3 lits. Il est destiné à recevoir des adultes du sexe masculin, à partir de seize ans, atteints de tuberculose osseuse, ganglionnaire, et pouvant bénéficier du traitement marin.

Le service médical est assuré par le Dr de Saint-Pierre.

Les demandes d'admission doivent être adressées à Mlle Bonnecarrière.

SERVICE HOSPITALIER POUR TUBERCULEUX :
Pau, Pavillon Laherrère : 20 lits.

PYRÉNÉES (HAUTES-)

ORGANISATION DÉPARTEMENTALE :

Association.
Titre : Comité départemental d'hygiène sociale et de préservation antituberculeuse. — Siège social : Préfecture de Tarbes. Président : Dr Cazin ; secrétaire général : Dr Ramès.

DISPENSAIRES :

1. — Tarbes, rue des Francs-Maçons ; médecins : Drs Carrère, Dasque, Castets.
2. — Bagnères-de-Bigorre, 28, rue de la République ; médecins : Drs Bénézech, Castay et Lacoste.
3. — Lourdes, à l'hôpital ; médecins : Drs Bouriot et Salsac.

PRÉVENTORIUMS :

PRÉVENTORIUM D'ARGELÈS
A ARGELÈS-GAZOST

Cet établissement privé, fondé en 1873, comprend 30 lits pour fillettes de cinq à treize ans, appartenant à des familles dont l'un des membres est décédé tuberculeux ; on les garde jusqu'à dix-huit ans ou vingt et un ans. Outre leur travail scolaire, on les initie aux travaux du jardinage et du ménage.

L'examen médical d'entrée est pratiqué par le Dr Pissavy, 2, rue Villersexel, à Paris.

La pension est de 80 francs par mois et le droit d'entrée

de 200 francs ; à partir de quinze ans, la pension est réduite à 50 francs.

La maison est tenue par les Sœurs de Saint-André.

Les demandes d'admission doivent être adressées à Mme Félix Bonnet, présidente du Comité de l'Œuvre, 198, boulevard Saint-Germain, Paris.

PYRÉNÉES-ORIENTALES

ORGANISATION DÉPARTEMENTALE :

Établissement public.

Titre : Dispensaire public d'hygiène sociale et de préservation antituberculeuse. — Siège social : à la Préfecture. Président : M. Romeu.

DISPENSAIRE :

1. — Perpignan, rue Petite-de-la-Monnaie, caserne Sainte-Claire ; médecin : Dr Argeliès.

SANATORIUM :

SANATORIUM DES ESCALDES
Par ANGOUSTRINE

Ce Sanatorium privé pour tuberculeux pulmonaires a été installé aux Escaldes, ancienne station thermale sulfureuse située à 1 400 mètres d'altitude sur le versant méridional de la chaîne pyrénéenne, en pleine Cerdagne française. Il convient aux malades dont l'état réclame une cure d'altitude et est contre-indiqué pour les fébricitants.

Situé au flanc d'une crique des Pyrénées. largement exposé au midi et protégé par la montagne des vents du nord et de l'ouest, l'établissement reçoit le maximum d'insolation ; le brouillard y est inconnu et l'air est particulièrement sec. L'exposition des bâtiments sud-sud-est, la présence d'une galerie spéciale aménagée pour l'héliothérapie et de sources thermales sulfureuses qui peuvent rendre de grands services dans certaines formes de tuberculose pulmonaire et surtout dans les tuberculoses articulaires, ganglionnaires et laryngées, le voisinage d'un parc de 52 hectares, l'aménagement des pavillons avec salles de réunion et de fêtes, concourent heureusement à rendre le séjour agréable en même temps qu'utile à la santé.

L'établissement comprend 110 chambres avec lumière électrique et chauffage central ; 40 sont pourvues de cabinets de toilette et 20 ont leur salle de bains. Le prix de journée est de 35 à 65 francs pour frais de pension, de chambre et d'honoraires médicaux. Les boissons ainsi que le chauffage et le blanchissage sont comptés séparément. On se rend de Paris aux Escaldes par la gare d'Orsay (ligne de Paris-Barcelone) en seize heures.

Pour les admissions, s'adresser au Dr Hervé, Sanatorium des Pins, Lamotte-Beuvron (Loir-et-Cher), ou à la Direction du Sanatorium, aux Escaldes, par Angoustrine.

SANATORIUM MARITIME :

SANATORIUM DE BANYULS

A BANYULS-SUR-MER

Le Sanatorium maritime de Banyuls fait partie de l'Œuvre des Sanatoriums marins pour enfants. L'établissement est situé sur la plage de Banyuls-sur-Mer, en face de la Méditerranée, où il profite en même temps d'une grande insolation et des brises salines du large.

Il compte 240 lits ; le prix de journée est de 7 francs, et comprend, en outre, le trousseau que les parents ou bienfaiteurs doivent s'engager à payer par mois et d'avance. Les admissions sont réservées aux enfants secourus par les ministères, l'Administration générale de l'Assistance publique à Paris, les départements, les municipalités, les sociétés de secours mutuels, les bureaux de bienfaisance, les hôpitaux, les hospices, les œuvres de bienfaisance privées, les bienfaiteurs particuliers, et aux enfants dont les familles peuvent payer une pension.

Les demandes d'admission doivent être adressées au secrétariat général de l'Œuvre, 62, rue de Miromesnil, à Paris

Chaque demande sera appuyée des pièces suivantes, savoir :

1º Un bulletin administratif indiquant l'état civil complet des enfants, ainsi que le lieu de résidence de leurs parents ou correspondants ;

2º Un certificat médical relatant l'origine, l'espèce et la marche de la maladie dont les enfants sont atteints. Ce bulletin spécifiera d'une manière précise qu'ils ne sont ni affectés, ni convalescents d'aucune maladie contagieuse. Il portera distinctement le nom et le domicile du médecin ;

3º Pour les enfants secourus, un arrêté ou une décision administrative établissant leur placement au Sanatorium.

Les bulletins médicaux sont communiqués à la Commission médicale de l'Œuvre, qui donne son avis sur l'admission proposée, et le titre d'admission est ensuite adressé aux postulants.

Le médecin-directeur pourra exceptionnellement recevoir les pensionnaires amenés par leurs parents et présentant les conditions exigées pour l'admission. Il établira lui-même les bulletins médicaux et administratifs, et les adressera immédiatement au siège du Comité de l'Œuvre.

Sont appelés à profiter du traitement marin les enfants atteints de rachitisme, de lymphatisme et d'anémie, d'adénopathies, de lupus, de tuberculose osseuse ou articulaire non suppurée, permettant la marche

Ne peuvent être admis les enfants atteints de tuberculose ouverte des os ou des articulations et de tuberculose des poumons, de teigne, de syphilis, d'ophtalmie, d'idiotie, d'épilepsie et de paralysie infantile.

ÉTABLISSEMENTS HÉLIOTHÉRAPIQUES :

SANATORIUM HÉLIOTHÉRAPIQUE
D'ODEILLO

Cet établissement, situé à une altitude de 1 800 mètres sur le massif du Carlitte, au milieu d'une vaste forêt de pins, a été créé par la Fédération des pupilles de l'École publique, orphelins et victimes de la guerre. Ce Sanatorium héliothérapique est situé dans une région privilégiée, très riche d'insolation, au climat méditerranéen, et où la pureté et la sécheresse de l'air unissent leurs effets à ceux des émanations balsamiques de la forêt.

Il comprend : un bâtiment principal et une aile. Le bâtiment principal est réservé à la cure de 150 enfants et adolescents des deux sexes ; un couloir est-ouest le divise, desservant au midi des dortoirs de huit lits chacun séparés par les chambres de garde des infirmières ; au nord, des salles d'isolement, lavabos, laboratoires de chimie et bactériologie, pharmacie, etc. Le rez-de-chaussée et les premier et deuxième étages sont compris de telle sorte que chacun des dortoirs communique de plain-pied avec une vaste galerie de cure ; le troisième est réservé au logement du personnel et surmonté d'une grande terrasse où l'œil peut faire un tour d'horizon complet.

L'aile contient le groupe chirurgical (salles d'examens de plâtres et d'opérations, rayons X), les dortoirs d'acclimatation et d'isolement. Les services de cuisine, de buanderie, de désinfection et de chauffage sont installés en sous-sol.

Construit et aménagé, grâce à un don primitif d'un million de Mme Ernest Stern, à l'aide de subventions de l'État, de l'Office central des pupilles de la Nation, et de la Fédération des pupilles de l'École publique, l'établissement d'Odeillo reçoit des enfants âgés de six à vingt et un ans atteints de localisations non pulmonaires de la tuberculose. Les pupilles de la Nation y sont admis par priorité, mais les enfants proposés par d'autres collectivités ayant contracté un accord avec l'Œuvre peuvent également y trouver place.

Le service médical est assuré par les Drs Carrive et Cappelle secondés par des infirmières spécialisées dans la surveillance de la cure héliothérapique et de l'appareillage que comporte cette cure.

Le prix de journée est fixé à 20 francs par jour. Les demandes d'admission doivent être adressées soit au directeur de l'établissement, soit à la Fédération des pupilles de l'École publique, 41, rue Gay-Lussac, Paris. Elles comportent toûjours un certificat d'examen médical indiquant le siège des lésions et spécifiant l'absence de toute poussée évolutive pulmonaire.

CLINIQUE HÉLIOTHÉRAPIQUE DE L'ESPÉRANCE

A ODEILLO

Cet établissement privé est situé à Font-Romeu, à l'altitude de 1 800 mètres, sur les pentes méridionales du haut plateau qui sépare les vallées de la Têt et de la Sègre, à proximité de la route qui dessert le Grand-Hôtel de Font-Romeu ; il est relié à la gare d'Odeillo, sur la ligne du chemin de fer électrique de Villefranche à Bourg-Madame, par un service régulier. Il jouit des conditions climatiques de la station de Font-Romeu : climat vif, sec, ensoleillé.

L'établissement comprend 15 chambres avec 18 lits pour malades des deux sexes et de tout âge ; les chambres sont claires, exposées au midi, largement aérées et communiquent avec des galeries de cure ; un laboratoire radiologique y est installé.

On y traite par cure d'air, de soleil et d'altitude, les malades atteints de tuberculoses locales (ostéo-arthrites, adénopathies, péritonites) et les séquelles non contagieuses des affections des voies respiratoires.

Le prix de journée est, frais médicaux non compris, de 23 francs pour les enfants, de 30 à 35 francs pour les adultes (frais médicaux non compris).

La clinique est la propriété du Dr Cappelle, médecin adjoint de l'Établissement héliothérapique des Pupilles à Odeillo

RHIN (BAS-)

ORGANISATION RÉGIONALE :

Association.

Titre : Association alsacienne et lorraine contre la tuberculose. — Siège social : Strasbourg, 22, rue de l'Université. Président : Dr Holtzmann ; secrétaires généraux : Drs Vaucher et Schmutz.

Cette Association étend son action aux trois départements de la Moselle, du Haut-Rhin et du Bas-Rhin.

DISPENSAIRES :

1. — Strasbourg, 15, rue de l'Écarlate ; médecin : Dr Belin.

2. — Schiltigheim, 18, route de Bischwiller ; médecin : Dr Sorgius.

3. — Bouxwiller (A. D. F.), à l'hôpital ; médecin : D^r Hœffel.

4. —. Haguenau-Niederbronn (S. B. M.), rue du Maréchal-Foch ; médecin : Dr Schneider.

5. — Saverne (S. B. M.), palais Rohan.

6. — Bischwiller, à la mairie.

7. —' Molsheim (S. B. M.), rue Jenne

8. — Erstein, à l'hôpital ; médecin : Dr Badina.

9. — Illkirch-Graffenstaden (U. F. F.).

10. — Sélestat (A. D. F.), rue Saint-Fey ; médecin : Dr Schaller.

11. — Wissembourg (A. D. F.), à l'hôpital ; médecin : Dr Schalk.

12. — Brumath (A. D. F.), mairie ; médecin : Dr Bostetter.

13. — Obernai, à la mairie.

14. — Sarre-Union, à la mairie.

15. — Barr (A. D. F.), à la mairie

PLACEMENT FAMILIAL :

Filiale de Strasbourg de l'Œuvre Grancher. Président :
Dr Vaucher, 22, rue de l'Université, à Strasbourg.

PRÉVENTORIUM :

PRÉVENTORIUM DE LA FORÊT DE NEUHOF
(LA FAISANDERIE)

A NEUHOF. près STRASBOURG

Le Préventorium de Neuhof est un établissement municipal situé à 7 kilomètres au sud de Strasbourg, dans un
bois de sapins. Il est administré par l'Office d'hygiène
sociale de la ville de Strasbourg. L'établissement ne reçoit
que des femmes et des enfants de la ville ; il sert d'une part
de station de cure d'air pour les personnes qui n'y passent
que la journée et qui rentrent le soir, et il compte d'autre
part 20 lits pour les malades faisant des cures complètes
de jour et de nuit et 40 lits d'enfants. En hiver, la maison
ne reçoit que des enfants au nombre de 50. Le prix de journée
pour la cure de jour des adultes est de 9 francs, pour la
cure de jour et de nuit 11 fr. 50, pour les enfants 5 fr. 50.

La durée de séjour des adultes est en moyenne de six
semaines, mais les enfants passent plusieurs mois à l'établissement, où ils suivent le régime de l'école en plein air.
Sont admises les femmes et jeunes filles convalescentes,
anémiques ou atteintes de tuberculose ganglionnaire. Les
enfants admis sont ceux provenant exclusivement de familles
tuberculeuses, mais ne présentant pas eux-mêmes des symptômes d'affection pulmonaire. L'examen médical d'entrée
se fait à l'établissement même ou au Dispensaire antituberculeux de Strasbourg. La majorité des malades sont des
assurés de l'Institut d'assurances sociales, et lorsque les
malades ne sont pas assurés, c'est tantôt le Dispensaire,
tantôt le Bureau de bienfaisance qui se charge des frais
de cure ; un très petit nombre seulement de malades payent
avec leurs propres ressources.

Le service médical est assuré par le Dr Belin, directeur
de l'Office municipal d'hygiène de Strasbourg, à qui les
demandes doivent être adressées (15, rue de l'Écarlate).

SANATORIUMS :

SANATORIUM DE SCHIRMECK

Le Sanatorium de Schirmeck est un sanatorium populaire privé pour les tuberculeux pulmonaires justiciables de la cure sanatoriale, et appartient à l'Institut d'assurances sociales. Il est situé à une altitude de 386 mètres, dans un climat montagneux et entouré de sapins.

Le médecin-chef est M. le Dr Schmittbühl. L'établissement comprend 170 lits et reçoit les malades des deux sexes à partir de quinze ans. L'hospitalisation y est gratuite pour les assurés de l'Institut d'assurances sociales, et 18 francs par jour pour les autres malades, y compris les frais médicaux.

SANATORIUM DE SAALES

Le Sanatorium de Saales, sanatorium populaire privé, propriété de l'Institut d'assurances sociales, invalidité-vieillesse, est destiné aux tuberculeux pulmonaires au début; les malades, pour la plupart des assurés, pour leur admission, doivent être examinés par le médecin du Sanatorium ; les frais de séjour sont payés par la Caisse d'assurance contre l'invalidité. Il existe un certain nombre de lits mis à la disposition des malades non assurés. Il est situé à une altitude de 655 mètres.

Le médecin-directeur est le Dr Eber. Le nombre de lits est de 150, exclusivement réservés aux hommes. Le séjour est gratuit pour les malades assurés ; les malades non assurés paient 18 francs par jour. Les demandes d'admission doivent être adressées à l'Institut d'assurances sociales, 22, rue de l'Université, à Strasbourg, et accompagnées d'un certificat du médecin traitant

HOPITAL-SANATORIUM :

HOPITAL-SANATORIUM DE SAINT-FRANÇOIS

A la ROBERTSAU, STRASBOURG

L'Hôpital-Sanatorium Saint-François est un établissement public, situé dans la banlieue de Strasbourg, à 150 mètres d'altitude. Il est dirigé par le Dr Albert Brion et administré par la Commission administrative des hospices civils de Strasbourg, à qui il appartient.

L'établissement compte 120 lits ; il hospitalise les adultes des deux sexes et les enfants à partir de dix ans tuberculeux à tous les degrés, à l'exception des cas avancés. Le prix de journée est de 15 francs. L'examen médical d'entrée est fait par le médecin traitant ou par les médecins du Dispensaire antituberculeux de Strasbourg. Le service d'infirmières est assuré par des sœurs de Saint-Vincent-de-Paul.

Pour l'admission, s'adresser directement à la direction de l'Hôpital-Sanatorium et joindre à la demande un certificat du médecin traitant.

SERVICES HOSPITALIERS POUR TUBERCULEUX :

Strasbourg, à l'hôpital : 80 lits (deux services de tuberculeux dans les cliniques médicales A et B).

ÉCOLE D'INFIRMIÈRES-VISITEUSES :

ÉCOLE D'INFIRMIÈRES-VISITEUSES DE STRASBOURG

1, rue des Greniers.

Cette École, ouverte en janvier 1921, a été fondée par l'Association alsacienne et lorraine contre la tuberculose, avec l'appui de la Mission Rockefeller et des pouvoirs publics, en collaboration avec la Faculté de médecine, les Hôpitaux et les Croix-Rouges.

Son but est de former des infirmières gardes-malades pour les hôpitaux, les cliniques, les sanatoriums et les soins à domicile, et des infirmières-visiteuses d'hygiène pour la lutte contre la tuberculose et les œuvres de protection de l'enfance.

L'École est administrée par un Conseil d'administration qui délègue ses pouvoirs à un Comité directeur. La gestion de l'École est assurée par l'Association alsacienne et lorraine contre la tuberculose.

Un foyer d'infirmières est aménagé à proximité de l'hôpital pour les élèves internes.

L'enseignement pratique et théorique est placé sous la direction du Comité directeur de l'École et est conforme au programme fixé par le ministère de l'Hygiène. Les études sont sanctionnées par un diplôme universitaire délivré après examen par la Faculté de médecine de Strasbourg.

Ce n'est qu'après l'introduction en Alsace et en Lorraine du décret du 27 juin 1922 que l'École pourra obtenir la reconnaissance administrative qui lui permettra de présenter ses élèves aux examens d'État.

Pour les demandes d'inscription ou de renseignements, s'adresser à Mme la directrice de l'École, 1, rue des Greniers, à Strasbourg.

RHIN (HAUT-)

ORGANISATION RÉGIONALE :

Association.

Titre : Association alsacienne et lorraine contre la tuberculose. — Siège social : Strasbourg, 22, rue de l'Université. Président : Dr Holtzmann ; secrétaires généraux : Drs Vaucher et Schmütz.

Cette Association étend son action aux trois départements de la Moselle, du Haut-Rhin et du Bas-Rhin.

DISPENSAIRES :

1. — Mulhouse, 12, rue du Runtz ; médecin : Dr Mutterer.

2. — Guebwiller, place Saint-Léger ; médecin : Dr Keese.

3. — Colmar (S. B. M.), 12, rue du Moulin ; médecin : Dr Schwartz.

4. — Sainte-Marie-aux-Mines ; médecin : Dr Degrais.

5. — Thann ; médecins : Drs Winter et Kern.

6. — Altkirch.

7. — Cernay.

8. — Munster.

9. — Muntzenhein ; médecin : Dr Spinder.

10. — Saint-Louis, 47, rue de Mulhouse ; médecin : Dr Wallart.

11. — Neuf-Brisach (A. D. F.), 259, rue de l'Hôtel-de-Ville ; médecin : Dr Conrath.

12. — Ribeauvillé (S. B. M.), hôpital protestant , médecin : Dr Haag.

13. — Wintzenheim, mairie ; médecin : Dr Pfimlin.

SANATORIUMS :

SANATORIUM LALANCE
A LUTTERBACH, près MULHOUSE

Le Sanatorium Lalance est un établissement privé, fondé grâce à la générosité de M. Lalance, industriel de Mulhouse. Il est situé à Lutterbach, à une altitude de 275 mètres. Le médecin-chef est le Dr Mutterer. L'établissement compte 75 lits et reçoit les enfants des deux sexes, principalement de la classe ouvrière, de deux à douze ans, atteints de tuberculose pulmonaire au début, ainsi que de tuberculose externe ne nécessitant pas d'autre traitement que la cure d'air et de soleil. Le prix de journée est de 12 francs par jour. L'examen médical d'entrée est fait au Dispensaire antituberculeux de Mulhouse. Pour les admissions, s'adresser au médecin-chef.

Il y a, à côté du Sanatorium, un Préventorium de 40 lits pour jeunes filles de douze à seize ans, au prix de 12 francs par jour.

SANATORIUM D'AUBURE

A AUBURE

Le Sanatorium d'Aubure est un sanatorium populaire privé. Il appartient à l'Institut d'assurances sociales. Les malades sont examinés pour leur admission par le médecin de cet Institut. Les frais sont payés par l'Assurance contre l'invalidité. Il existe en outre un certain nombre de lits mis à la disposition des malades non assurés.

Cet établissement est situé à une altitude de 800 mètres, dans un climat tempéré, avec très peu de brouillards, à dix minutes du village, à 12 kilomètres de la station du chemin de fer de Ribeauvillé. Le médecin-directeur est le Dr Heitzmann. Ce Sanatorium compte 140 lits et est exclusivement réservé aux femmes ou jeunes filles atteintes de tuberculose pulmonaire au début

Le séjour est gratuit pour les malades assurés ; les malades non assurés paient 18 francs par jour.

Il y a un service radiologique, un petit laboratoire pour examen de crachats. Le service hospitalier est assuré par des infirmières de l'Association des Dames françaises.

SANATORIUM SALEM

Près d'AUBURE

Le Sanatorium Salem est un sanatorium populaire privé. Il a été aménagé par l'Assurance en faveur des employés privés ; il est situé au-dessus d'Aubure, à 900 mètres d'altitude, au milieu des sapins, et comprend 80 lits. Le Dr Heitzmann en assure la direction et un médecin assistant réside en permanence au Sanatorium.

Cet établissement reçoit exclusivement des malades à partir de seize ans, du sexe masculin, atteints de tuberculose pulmonaire ; l'admission est prononcée par le médecin-inspeeteur du service de l'Assurance. Le prix de journée est de 26 à 30 francs. Un certain nombre de lits sont mis à la disposition des malades non assurés, dans la limite des places disponibles.

SANATORIUM DE L'ALTENBERG
Par MUNSTER

Cet établissement, assimilé aux Sanatoriums publics, situé à l'altitude de 1 060 mètres, appartient à la Caisse d'assurance des employés de Strasbourg. Il comprend 125 lits en chambres de 4 à 1 lit et est destiné aux tuberculeux du sexe masculin à partir de seize ans pulmonaires et extra-pulmonaires.

Le prix de pension est de 30 francs par jour. Le service médical est assuré par le Dr H. Fath et un médecin assistant.

Pour les admissions, s'adresser au Comité de direction de la Caisse d'assurance des employés, 9, rue de Lausanne, à Strasbourg.

SANATORIUM SAINTE-ANNE
A THANNENKIRCH

Cet établissement privé, situé à l'altitude de 600 mètres en face de la chaîne montagneuse du Tœnchel, et entouré de montagnes et de forêts de pins, est aménagé suivant les exigences modernes avec électricité, chauffage central, eau courante, froide et chaude, vastes terrasses avec vue splendide.

Il comprend 50 lits répartis dans des chambres à 1 lit, à 2 lits et à 3 lits, destinés à des tuberculeux pulmonaires curables ou du moins améliorables, des deux sexes, à partir de quatorze ans.

Le prix de pension est de 25 à 30 francs par jour ; le service médical est assuré par le Dr Haag, à qui il convient d'adresser les demandes d'admission.

SERVICES HOSPITALIERS POUR TUBERCULEUX :

Colmar, à l'hôpital : 18 lits.

Mulhouse, à l'hôpital Hasenrain : 48 lits.

RHONE

ORGANISATION DÉPARTEMENTALE :

Association.

Titre : Comité départemental du Rhône pour la lutte contre la tuberculose. — Siège social : 23, rue Chevreul, Lyon. Président : Dr Mouisset.

DISPENSAIRES :

1. — Lyon : D. Jules-Courmont (dispensaire central), 23, rue Chevreul ; médecins : Drs Bertoye et Billa ; circonscription : VIIe arrondissement.

2. — Lyon : D. Saint-Vincent, 3, place Saint-Vincent ; médecin : Pr Arloing ; circonscription : Ier et V^e arrondissements.

3. — Lyon : D. des Brotteaux, boulevard des Brotteaux, 30 ; médecin : Dr Thévenot ; circonscription : VIe arrondissement.

4. — Lyon : D. Gambetta, 9, rue Rochais ; médecins : Drs Tolot et Boissel ; circonscription : IIIe arrondissement.

5. — Lyon : D. de la Croix-Rousse, 50, boulevard de la Croix-Rousse ; médecin : Dr Dumas ; circonscription : IVe arrondissement.

6. — Lyon : D. des Charmettes, rue des Charmettes, 84 ; médecin : Dr Dufourt ; circonscription : Villeurbanne et VIe arrondissement.

7. — Lyon : D. du IIe arrondissement, 23, rue Chevreul ; médecin : Dr Gaté ; circonscription : IIe arrondissement.

Ces sept dispensaires dépendent de l'Institut bactériologique de Lyon (directeur : Pr P. Courmont).

8. — D. rural, 23, rue Chevreul ; médecin : Dr Blanc-Perducet ; circonscription : les communes suburbaines et toutes les communes non pourvues de dispensaires.

9. — D. de Villefranche, 15, rue Auguste-Aucour, médecin : Dr Beuf ; circonscription : 134 communes de l'arrondissement de Villefranche.

10. — D. de Givors, 6, quai du Gier ; médecin : Dr Lau-rençon ; circonscription : canton de Givors.

11. — D. de Tarare, 2, boulevard Voltaire.

12. — D. d'Oullins, 23, rue Chevreul ; médecin : Dr Bour-rat ; circonscription : canton de Saint-Genis-Laval.

Ces cinq derniers dispensaires dépendant du Comité départemental du Rhône (directeur : Dr Mouisset).

PLACEMENT FAMILIAL :

Filiale de Lyon de l'Œuvre Grancher. Siège social : 12, place de la Bourse, à Lyon. Président : Pr Mouriquand , secrétaire : Dr Nové-Josserand

PRÉVENTORIUMS (1) :

PRÉVENTORIUM DE CUIRE
A CUIRE

Le Préventorium de Cuire, 15, rue de Margnolles, à Cuire, créé par le Comité départemental, est situé sur le prolon-gement du plateau de la Croix-Rousse, à une altitude de 280 mètres ; le médecin-chef administrateur en est le Dr Tolot.

L'établissement compte 60 lits pour garçons du départe-ment du Rhône de cinq à treize ans, et le prix de journée est de 6 francs.

Il reçoit les enfants sains en contact de cohabitation avec des parents tuberculeux, et ceux justiciables de la cure préventoriale. Ces enfants sont recrutés dans les familles inscrites dans les dispensaires du département.

Adresser les demandes d'admission au Comité départe-mental, 23, rue Chevreul, à Lyon.

PRÉVENTORIUM DE LA MAISON DES ENFANTS
A CHARLY

La Maison des Enfants, à Charly, est un Préventorium créé par le Comité départemental, situé en pleine campagne

---

(1) Ces établissements sont utilisés à la fois comme préventoriums et comme établissements de placement collectif pour enfants sains en contact.

à 15 kilomètres de Lyon, dans un climat tempéré, à une altitude de 280 mètres et à 2 kilomètres du petit village de Charly, qui compte un millier d'habitants.

Le Dr Durand, de Charly, assure le service médical d'urgence, et le Dr Mouisset, médecin des hôpitaux de Lyon, est chargé de la direction médicale.

L'établissement compte 60 lits pour filles de cinq à treize ans, et le prix de journée est de 6 francs.

Il reçoit les enfants en contact de cohabitation avec des parents contagieux, et ceux justiciables de la cure préventoriale. Ces enfants sont recrutés dans les familles inscrites dans les dispensaires du département.

Des institutrices sont attachées à l'établissement ; la couture, les travaux manuels figurent dans le programme de la journée ; les enfants s'occupent des soins du ménage.

Au sortir du Préventorium, on cherche à placer les enfants à la campagne.

Adresser les demandes d'admission au Comité départemental, 23, rue Chevreul, à Lyon

PRÉVENTORIUM DE L'AUBE-ROSE

A VAUGNERAY

Le Préventorium de l'Aube-Rose (fondation Marcel Rogniat), à Vaugneray, dans le Rhône, est un établissement privé situé dans un climat sec, à une altitude de 400 mètres. Il compte 20 lits et reçoit les fillettes du département du Rhône exclusivement, de six à treize ans, saines, en contact de cohabitation avec des parents tuberculeux ou bien justiciables de la cure préventoriale.

Adresser les demandes d'admission à Mme Mouisset, 1, place des Jacobins, à Lyon.

PRÉVENTORIUM PIERRE-POLOT

A DENICÉ

Situé à 6 kilomètres de Villefranche, en pleine campagne, ce Préventorium, créé par le Comité départemental du Rhône, dispose de 30 lits en dortoirs, pour enfants des deux sexes, de cinq à treize ans, appartenant à des familles du département incrites au Dispensaire de Villefranche.

Il reçoit les enfants sains en contact de cohabitation avec des parents tuberculeux et ceux justiciables de la cure préventoriale.

Le prix de pension est de 6 francs.

Le service médical est assuré par le Dr Beuf (de Villefranche), à qui doivent être adressées les demandes d'admission.

PRÉVENTORIUM DE L'ARBRESLE

Ce Préventorium, qui fonctionne comme colonie agricole, appartient à la Société protectrice de l'enfance de Lyon, rue Sala, dont le président est le Pr Gayet.

Cet établissement est situé dans un parc de 17 hectares, au milieu de bois de chênes, à une altitude de 400 mètres. Il se compose de trois grandes maisons et dispose d'une grande ferme. Il accueille les enfants des deux sexes de dix mois à neuf ans, spécialement ceux appartenant à des familles nombreuses dont l'un des membres est tuberculeux, atteint d'adénopathies, de formes bénignes de tuberculose non pulmonaires et non fébriles. Le nombre de lits est de 100.

Le service médical est assuré par le Dr de Lambert. L'établissement est ouvert toute l'année. Le prix de pension est de 180 francs par mois. Les familles nombreuses indigentes peuvent bénéficier d'une réduction ou même de la gratuité. La durée de séjour est en moyenne de six semaines ; elle est indéfinie pour certains cas spéciaux (enfants abandonnés).

Les pièces à fournir consistent en : 1° demande des parents ; 2° certificat médical ; 3° dossier d'enquête de la société.

Pour les admissions, s'adresser à Mlle Fontenoy, au Préventorium).

SANATORIUMS :

SANATORIUM DE BAYÈRE
Par CHARNAY

Le Sanatorium de Bayère est un sanatorium populaire privé, à l'altitude de 400 mètres, à 25 kilomètres de Lyon, ouvert depuis 1918 ; il est administré par le Comité du Rhône pour la lutte contre la tuberculose. Le médecin est le Dr Nové-Josserand, médecin des hôpitaux.

Il comprend 50 lits pour hommes du département du Rhône, entre dix-huit et quarante ans.

Adresser les demandes au Comité départemental, 23, rue Chevreul, à Lyon.

SANATORIUM MANGINI
A HAUTEVILLE (Ain)

Il dépend de l'Œuvre lyonnaise des tuberculeux indigents (Voir page 1).

HOPITAUX-SANATORIUMS :

HOPITAL-SANATORIUM DU PERRON
A PIERRE-BÉNITE

Cet établissement, qui dépend des Hospices civils de Lyon, comprend 160 lits, dont 85 pour les hommes, 42 pour les filles de cinq à quinze ans et 33 pour les garçons.

HOPITAL-SANATORIUM DE SAINTE-EUGÉNIE
A SAINT-GENIS-LAVAL

Cet Hôpital-Sanatorium, qui dépend des Hospices civils de Lyon, comprend 100 lits pour femmes, en cinq pavillons isolés.

Le service médical est assuré par le Dr Cordier

ASILE DE NOTRE-DAME-DE-LOURDES
Au Point-du-jour, à LYON.

Cet établissement, qui dépend de l'Association lyonnaise pour la lutte contre la tuberculose par l'hospitalisation, reçoit des femmes et des jeunes filles atteintes de tuberculose pulmonaire à toutes les périodes de la maladie. Il comprend 48 lits, destinés à des malades du sexe féminin de quinze à quarante ans, à tous les degrés de tuberculose pulmonaire. Le prix de journée est de 10 francs.

Adresser les demandes d'admission avec un certificat du médecin-traitant au président du Conseil d'administration de l'Association, 7, avenue de la Bibliothèque, à Lyon. La priorité est toujours accordée aux malades lyonnais.

VILLA SAINT-JOSEPH
A SAINT-GENIS L'ARGENTIÈRE

Cet établissement dépend, comme le précédent, de l'Association lyonnaise pour la lutte contre la tuberculose ; il est situé à Saint-Genis l'Argentière, à l'altitude de 550 mètres, et comprend 27 lits destinés à des jeunes filles et à des femmes entre quinze et quarante ans, atteintes de tuberculose pulmonaire à toutes les périodes de la maladie. Les conditions d'admission et les frais de séjour sont les mêmes que pour l'Asile de Notre-Dame-de-Lourdes.

Adresser les demandes d'admission au président du Conseil d'administration de l'Association, 7, avenue de la Bibliothèque, à Lyon.

SANATORIUM MARITIME :

SANATORIUM RENÉE-SABRAN
A GIENS

Il dépend des Hospices civils de Lyon (Voir page 279).

SERVICES HOSPITALIERS POUR TUBERCULEUX :

Lyon : Hôpital de la Croix-Rousse............ 115 lits.
  —   Hôtel-Dieu........................... 50 —
  —   Hôpital Saint-Pothin................. 76 —
Villefranche, à l'hôpital..................... 20 —
Givors : hôpital de Montgelas .... 8 —
Tarare : hôpital .... 7 —

                                            276 lits.

ÉCOLE D'INFIRMIÈRES VISITEUSES :

ÉCOLE D'INFIRMIÈRES ET DE VISITEUSES DE LYON

1, rue de la Charité, à LYON

Cette École, créée en 1923, résulte de la fusion de l'École d'infirmières de l'hôpital de la Charité, fondée en 1899, de celle des infirmières-visiteuses d'hygiène de Lyon fondée en 1918 et de l'École des infirmières-visiteuses de l'enfance fondée en 1918.

Elle a pour but de former des infirmières gardes-malades pour hôpitaux, cliniques, sanatoriums et soins à domicile, et des infirmières-visiteuses pour la lutte contre la tuberculose, la protection de l'enfance et l'hygiène scolaire.

Le programme de l'enseignement donné à l'École est celui fixé par les instructions ministérielles.

La durée des études est de deux années. La première comprend les études générales communes à toutes les élèves : enseignement théorique et stages hospitaliers ; la seconde année consiste en stages spéciaux, suivis par l'élève selon la voie choisie par elle et le diplôme qu'elle désire obtenir.

L'École possède un « foyer » installé avec tout le confort désirable ; il est obligatoire pour toutes les élèves dont la famille n'habite pas Lyon.

Mlle Magnier en est la Directrice.

SAONE-ET-LOIRE

ORGANISATION DÉPARTEMENTALE :
Association
Titre : Office départemental d'hygiène sociale et de préservation antituberculeuse. — Siège social : 6, rue Lamartine, Chalon-sur-Saône. Président : M. Pinette ; médecin spécialisé des dispensaires : Dr Camplo.

DISPENSAIRES :

1. — Le Creusot, Hôtel-Dieu ; médecin : Dr Chatot.
2. — Chalon-sur-Saône, 1, Rempart Sainte-Marie ; médecin : Dr Camplo.
3. — Louhans, rue Saint-Paul ; médecin : Dr Camplo.
4. — Mâcon, à l'hôpital ; médecin : Dr Camplo.
5. — Montceau-les-Mines, rue Jean-Jaurès ; médecin : Dr Baudrand.

SANATORIUMS :

SANATORIUM DE MARDOR
A COUCHES-LES-MINES

Le Sanatorium de Mardor comprend un petit château au milieu d'un parc de plusieurs hectares, situé à 415 mètres d'altitude sur les confins est du plateau du Morvan, au voisinage de la grande route qui va d'Autun à Chalon, dans un climat tempéré.

Cette propriété a été donnée par la comtesse R. de Béhague à la Société de secours aux blessés militaires.

On y reçoit les tuberculeux pulmonaires justiciables de la cure sanatoriale, du sexe masculin. L'établissement compte 90 lits (87 en dortoirs, 3 chambres) au prix de pension de 15 francs par jour. 70 lits sont réservés à l'Office public d'hygiène sociale de la Seine et 20 sont attribués à des malades payant eux-mêmes la pension ou envoyés par des Comités départementaux.

Pour les conditions d'admission, s'adresser au médecin-directeur de l'établissement et envoyer les demandes d'admission directement au siège central de la S. S. B. M., 21, rue François-Ier, Paris (VIIIe) et à l'Office public d'hygiène sociale de la Seine, ou mieux aux Dispensaires de la Seine appartenant à l'Office ou en liaison avec lui.

Les soins sont donnés par le Dr Roux, médecin-directeur de l'établissement, assisté d'une équipe d'infirmières diplômées de la S. S. B. M.

SANATORIUM DE LA GUICHE

A LA GUICHE

Le Sanatorium de La Guiche, établissement public, est situé dans un pays de montagnes, à 419 mètres d'altitude. L'établissement, bâti pendant la guerre, est une construction moderne comprenant une installation complète, au point de vue de l'hygiène et du confort. Il compte 230 lits. Jusqu'au Ier octobre 1920, le Sanatorium de La Guiche a fonctionné comme station sanitaire, sous le contrôle et la direction du ministère de l'Hygiène ; depuis lors, il est devenu le Sanatorium départemental de Saône-et-Loire, but dans lequel il avait été édifié. A ce titre, les malades tuberculeux de Saône-et-Loire et, suivant les disponibilités, les tuberculeux des autres départements, sont admis par le Préfet après acceptation du médecin-directeur du Sanatorium qui ne voit pas le malade, mais est renseigné par une fiche médicale établie par le médecin traitant de l'intéressé.

Le médecin-directeur est le Dr Duballen, ancien interne des hôpitaux de Bordeaux et ancien médecin adjoint du Sanatorium d'Angicourt.

Le Sanatorium est réservé aux malades du sexe masculin, de quinze à soixante ans. Le prix de pension est de 17 francs pour les payants, de 15 francs pour les indigents.

Adresser toute demande de renseignements au médecin-directeur de l'établissement.

SERVICE HOSPITALIER POUR TUBERCULEUX.
Chalon-sur-Saône : 32 lits

SAONE (HAUTE-)

ORGANISATION DÉPARTEMENTALE :

Titre : Comité départemental d'hygiène sociale de la Haute-Saône. — Siège social : à la Préfecture de Vesoul. Président : M. le Préfet ; secrétaire général : M. de Malves.

DISPENSAIRES :

1. — Vesoul, à l'hôpital ; médecin : Dr Racadot.
2. — Lure, place des Halles ; médecin : Dr Munier.
3. — Gray, rue de la Tuilerie ; médecin : Dr Jouvelet

PRÉVENTORIUM :

PRÉVENTORIUM BRUGNON-AGACHE
A BEAUJEU

Ce Préventorium, situé à 10 kilomètres de Gray, au milieu d'un parc de 10 hectares, est installé pour recevoir 75 petites filles de cinq à douze ans, justiciables de la cure préventoriale, c'est-à-dire des enfants le plus souvent exposés à la contagion familiale, non fébricitants, non contagieux, atteints de formes initiales latentes et curables de tuberculose non pulmonaire.

La direction médicale de l'établissement est assurée par le Dr Jouvelet.

Les enfants sont entraînés à la cure d'air et de soleil, à la gymnastique respiratoire et aux exercices physiques, qui constituent la base du traitement.

La surveillance et les services intérieurs sont confiés aux Sœurs de Saint-Vincent-de-Paul.

Les demandes d'admission doivent être adressées à

Mme la présidente du Bureau des admissions au Préventorium Brugnon-Agache, 40, rue Saint-André-des-Arts, Paris (VIe).

On reçoit à ce Préventorium des enfants de tous les départements, mais un droit de priorité et des avantages spéciaux sont accordés aux enfants domicilés dans le VIe arrondissement de Paris.

Le prix de journée est de 6 fr. 50 et la durée de la cure est de quatre mois au minimum.

SARTHE

ORGANISATION DÉPARTEMENTALE :

Association.

Titre : Association départementale d'hygiène sociale et de préservation antituberculeuse. — Siège social : à la Préfecture. Président : M. Ed. Lebert ; secrétaire général : Dr P. Hervé.

DISPENSAIRES :

Médecin des Dispensaires : Dr Gallouëdec.
1. — Le Mans, à l'hôpital.
2. — Le Mans (S. B. M.), 3, rue de la Juiverie.
3. — La Flèche, boulevard Gambetta.
4. — Sillé-le-Guillaume, à l'hôpital.
5. — La Ferté-Bernard, Porte de Ville.
6. — Mamers.

PLACEMENT FAMILIAL :

Œuvre Grancher sarthoise. Siège social : à la Préfecture ; président : M. Ed. Lebert. Foyers de placement à Yvré-l'Évêque, à Beaumont-Saint-Marceau et à Sainte-Jammes.

PRÉVENT RIUM :

PRÉVENTORIUM DE PRÉCIGNÉ

Cet établissement reçoit, soit en dortoirs, soit en chambres particulières, des enfants du sexe féminin à partir de cinq ans et des jeunes filles ayant besoin de repos à la campagne et au grand air, et ne présentant aucun symptôme de tuberculose ni de maladie contagieuse.

Précigné, situé aux confins du Maine et de l'Anjou, offre aux enfants un climat tempéré, sans gros écarts de température, et qui emprunte à l'Anjou un peu de la douceur de la vallée de la Loire.

Les locaux, situés dans un ancien séminaire, sont vastes et aérés. A chaque dortoir est adjointe une salle contenant baignoires, lavabos à eau courante chaude et froide, water-closets à chasse d'eau. Le chauffage central à eau chaude donne partout, en hiver, une chaleur douce et agréable.

L'établissement comprend 12 chambres particulières et 40 lits en deux dortoirs.

Une salle de réunion claire et aérée est à la disposition des enfants.

La cuisine y est soignée et des régimes spéciaux peuvent être observés.

Un grand parc avec des charmilles est à la disposition des pensionnaires pour promenades et cure de repos.

Cet établissement est géré par les Sœurs Marianites de Sainte-Croix, du Mans ; les enfants y continuent leurs études scolaires.

Le service médical est assuré par le Dr Lagarde (de Sablé).

Le prix de pension est de 8 à 12 francs par jour, en dortoirs, et de 15 à 20 francs, en chambres particulières.

Pour tous renseignements complémentaires, s'adresser à : Mme la Supérieure des Marianites de Sainte-Croix, à Précigné (Sarthe).

Le Préventorium est desservi par la station de Pincé-Précigné ou de Sablé, du chemin de fer de l'État, ligne du Mans à Angers.

SERVICE HOSPITALIER POUR TUBERCULEUX :

Le Mans : 40 lits.

SAVOIE

ORGANISATION DÉPARTEMENTALE :

Service départemental.

Titre : Office départemental d'hygiène sociale et de préservation antituberculeuse. — Siège social : Préfecture de Chambéry. Président : M. le Préfet ; secrétaire : M. l'Inspecteur de l'Assistance publique.

DISPENSAIRES :

1. — Chambéry, chemin du Covet ; médecin : Dr Chenu.

2. — Albertville, avenue Pierre-Blanc ; médecin : Dr Basso.

3. — Moutiers, à l'hôpital ; médecin : Dr Resler.

4. — Saint-Jean-de-Maurienne, à l'hôpital-hospice ; médecin : Dr Grange.

5. — Aix-les-Bains, boulevard Pierpont-Morgan ; médecin : Dr Lelong.

6. — Modane, à la station sanitaire derrière la gare.

PRÉVENTORIUMS :

PRÉVENTORIUM DE FRÉTERIVE

Cet établissement privé, qui dépend de l'Œuvre du Préventorium savoyard et est subventionné par le Conseil général, est destiné aux enfants du sexe féminin de cinq à quinze ans, appartenant à des familles résidant en Savoie dont l'un des membres est tuberculeux, ne présentant eux-mêmes aucune lésion contagieuse. Le nombre de lits est de 30 ; pour les admissions, s'adresser à Mme la présidente de l'Œuvre, place de l'Hôtel-de-Ville, Chambéry. Le Dr Chenu en assure le service médical.

PRÉVENTORIUM DE SAINT-ALBAN

Situé à Leysse, à 4 kilomètres de Chambéry, à une altitude de 300 mètres, ce petit établissement dépend de l'Œuvre du Préventorium savoyard ; exposé au midi et bien protégé contre les vents du nord par les monts du Nivolet, il comprend une maison de douze pièces, avec dortoirs, véranda, salle de bains, ferme, orangerie et parc de 3 hectares.

On n'y reçoit que des garçons de cinq à treize ans, justiciables de la cure préventoriale ; le séjour est gratuit ; le nombre de lits est de 30. Le service médical est assuré par le Dr Chenu.

SERVICE HOSPITALIER POUR TUBERCULEUX :
Chambéry, à l'hôpital, pavillon du Covet : 32 lits.

SAVOIE (HAUTE-)

ORGANISATION DÉPARTEMENTALE :
Association.
Titre : Comité d'hygiène sociale et de préservation antituberculeuse. — Siège social : Préfecture d'Annecy. Président : Dr Gallet ; secrétaire général : M. Levitte.

DISPENSAIRES :
1. — Annecy, à l'hôpital ; médecin : Dr Tissot.

PRÉVENTORIUMS :

PRÉVENTORIUM D'ÉTREMBIÈRES
A ÉTREMBIÈRES, par ANNEMASSE

Ce Préventorium, œuvre privée, est situé à l'altitude de 450 mètres dans un très beau site, au milieu d'un parc et près d'un petit bois ; un potager y est annexé. Le bâtiment principal comprend, dans des locaux vastes et aérés, 15 dortoirs, 2 salles à manger, 2 salles de récréation, 10 salles de bains, une pharmacie et un laboratoire.

Un pavillon indépendant est aménagé en vue d'assurer un isolement absolu en cas de maladie contagieuse.

Il comprend 250 lits pour enfants des deux sexes, de quatre à treize ans, atteints de faiblesse générale, ou présentant des signes de tuberculose occulte, et qui appartiennent pour la plupart à des familles dont l'un des membres est atteint de tuberculose.

Des infirmières diplômées et deux institutrices sont attachées à l'établissement. Le service médical est assuré par le Dr Miss William, de Genève

Le prix de pension est de 9 francs par jour et comprend les frais de pharmacie et de trousseau.

Pour l'admission, fournir un certificat médical constatant que l'enfant n'est pas atteint de tuberculose pulmonaire ni de maladie contagieuse.

Pour tous renseignements, s'adresser à Mlle Tollet, directrice du Préventorium.

PRÉVENTORIUM DES CAMPANULES
A SAINT-GERVAIS

Le Préventorium des Campanules, situé sur le flanc même du Mont-Blanc, à Saint-Gervais-les-Bains, à l'altitude de 830 mètres, est un établissement privé ; il comprend 18 lits, avec deux terrasses pour héliothérapie bien exposées à l'est et au sud-est et est pourvu de tout le confort moderne.

Les enfants qui ressortissent à cet établissement sont tous ceux justiciables de la cure préventoriale (adénopathies inactives, convalescents de pleurésie, enfants chétifs présentant une cuti-réaction positive) ; les tuberculoses pulmonaires et chirurgicales en activité ou en évolution constituent des contre-indications formelles. La cure de résistance et d'entraînement y est pratiquée, s'il y a lieu, et comprend les sports d'hiver et le camping.

On reçoit les enfants des deux sexes, de cinq à quatorze

ans ; les demandes d'admission doivent être adressées au
Dr Paillet, accompagnées d'un certificat du médecin traitant, de l'examen bactérioscopique des crachats et de l'extrait de naissance de l'enfant.

Une institutrice est attachée à l'établissement.

Le prix de pension est de 1 500 francs par mois ; dans ce
prix sont compris l'entretien du linge, les soins médicaux,
et les exercices de gymnastique respiratoire.

PRÉVENTORIUM SAINTE-ANNE

A SALLANCHES

Ce Préventorium, situé à 850 mètres d'altitude et bien
protégé contre les vents du Nord, se compose d'un vaste
chalet de trois étages, avec terrasse de 40 mètres de long,
exposition au midi et vue sur le Mont-Blanc. Il est entouré
d'un petit bois et de prairies, constituant une superficie
totale de 6 hectares.

Il comprend 40 lits, destinés à des fillettes, à partir de
sept ans, indigentes, non contagieuses, atteintes de tuberculose latente ou présentant une forme bénigne de la maladie
caractérisée par des adénopathies inactives ou des séquelles
de pleurésie et que leur état prédispose aux surinfections
bacillaires.

Les demandes d'admission doivent être adressées à
Mme Béranger, 67, boulevard Suchet, Paris, et accompagnées
d'un certificat du médecin traitant, indiquant l'état de
l'enfant et spécifiant qu'elle n'est pas contagieuse.

On reçoit de préférence les fillettes appartenant à des
familles dont l'un des membres est tuberculeux.

Le prix de journée est de 7 fr. 50 ; le Dr Roux est chargé
du service médical.

VILLA JEANNE-D'ARC

A LA GIETTAZ

Cette maison de famille, à 29 kilomètres d'Albertville,
sur la route de Flumet à Thones, près du Col des Aravis,
pourvue de tout le confort moderne, a été installée à

1 140 mètres d'altitude. Elle fait partie de l'Œuvre du repos de la jeune fille au grand air, qui a pour but d'offrir aux jeunes filles un séjour à la campagne lorsque l'état de leur santé l'exige. Les jeunes filles ne doivent pas être âgées de moins de quinze ans et de plus de trente ans. Les admissions ne sont prononcées qu'après examen médical ; toute maladie contagieuse est une contre-indication absolue à l'admission.

Le prix de la journée est fixée à 9 francs.

Les demandes d'inscription doivent être adressées à Mlle Bourguignot, 5, place Morand.

La maison est ouverte toute l'année ; elle comprend 100 lits.

SANATORIUM :

SANATORIUM DE PASSY-PRAZ-COUTANT

Cet établissement, actuellement en construction, appartient à l'Association philanthropique des Villages-Sanatoriums de haute altitude. Il est situé sur le plateau de Praz-Coutant, à l'altitude de 1 200 mètres, sur un plateau de 20 hectares, orienté en plein midi, entouré de forêts, bien ensoleillé et protégé contre les vents.

Il comprendra des bâtiments centraux renfermant les services généraux, médicaux et administratifs, et autour de ces bâtiments, des pavillons de 6 à 8 lits où les malades seront groupés suivant leurs affinités sociales, intellectuelles ou professionnelles et qui comprendront 83 lits.

Le service médical sera assuré par le Dr Davy.

Les demandes de renseignements doivent être adressées au siège social de l'Association, 4, rue de Castellane, à Paris (VIIIe).

SEINE

ORGANISATION DÉPARTEMENTALE :

Office public d'hygiène sociale de la Seine (O. P. H. S.).
— Siège : annexe de la Préfecture de la Seine, 9, place de
l'Hôtel-de-Ville, Paris (IVe). Directeur : M. A. Guillon ;
médecin inspecteur : Dr Georges Guinon.

DISPENSAIRES (1) :

A. — Dispensaires de Paris.

Ier et IIe arrondissements. — Dispensaire Léon-Bourgeois
(Assistance publique), 65, rue Vaneau ; Fleurus 53-21
(Ier et IIe arrondissements en entier). Médecin-chef : por-
fesseur Léon Bernard ; assistant : Dr Baron (2).

IIIe arrondissement. — 5 et 7, rue de Saintonge ; Archives
54-39 (tout le IIIe arrondissement). Médecin-chef : Dr Bou-
reille ; assistant : Dr Savatier.

IVe arrondissement. — 9, rue de Jouy ; Archives 55-53
(tout le IVe arrondissement). Médecin-chef : Dr Colin ;
assistant : Dr Clerc.

Ve arrondissement. — 25, rue Monge ; Gobelins 56-50
(tout le Ve arrondissement). Médecin-chef : Dr Janin ;
assistant : Dr Codet.

VIe arrondissement. — 40, rue Saint-André-des-Arts ;
Fleurus 48-21 (tout le VIe arrondissement). Médecin-chef :
Dr Vitry.

---

(1) Tous renseignements utiles peuvent être demandés dans les dispensaires où se tient, chaque jour ouvrable, une permanence de 9 heures à
10 heures du matin.

Le texte entre parenthèses qui suit l'adresse et le numéro de téléphone
de chaque dispensaire, est l'indication de la circonscription territoriale
desservie.

(2) Le service social des Ier, IIe, VIIe et XVIe arrondissements est
organisé et assuré par l'Office d'hygiène sociale de la Seine dans des dispensaires ne lui appartenant pas, mais agissant en liaison avec lui.

VIIe arrondissement. — Dispensaire Léon Bourgeois (Assistance publique), 65, rue Vaneau (tout le VIIe arrondissement). Médecin chef : Dr Rist.

VIIIe arrondissement. — Dispensaire Siegfried-Robin (Assistance publique), 208, faubourg Saint-Honoré (hôpital Beaujon). Élysées 02-19 (tout le VIIIe arrondissement). Médecin : Dr Villaret.

IXe arrondissement. — 1º Provisoirement dans les locaux du dispensaire du XVIIIe : 228, rue Marcadet ; Marcadet 20-32 (tout le IXe arrondissement). Médecin-chef : Dr Deguy.

2º 17, rue de la Tour-d'Auvergne. Trudaine 52-62 (1). Médecins : Drs Arago, Lefèvre et Roy.

X^e arrondissement. — 35, rue Bichat ; Combat 08-54 (tout le Xe arrondissement). Médecin-chef : Dr Lanzenberg ; assistant : Dr Strauss.

XIe arrondissement. — 3, rue Omer-Talon ; Roquette 57-12 (tout le XIe arrondissement). Médecin-chef : Dr Delmont-Bébet ; assistant : Dr Ball.

XIIe arrondissement. — 7, place Lachambeaudie ; Diderot 03-92 (tout le XIIe arrondissement). Médecin-chef : Dr Imhoff ; assistant : Dr Martin.

XIIIe arrondissement. — 1º Dispensaire Albert-Calmette, 22, rue de la Glacière ; Gobelins 49-51 (quartiers Croulebarbe et de la Maison-Blanche, partie du quartier de la Gare au nord de la rue de Tolbiac). Médecin-chef : Dr Jacquot ; assistant : Dr Aimé.

2º Dispensaire Edith Wharton, 140, boulevard de la Gare ; Gobelins 46-17 (quartiers de la Salpêtrère et de la Gare, moins la partie comprise entre la rue de Tolbiac, la rue Nationale et l'avenue de Choisy). Médecin-chef : Dr Jacquot ; assistant, Dr Uffoltz.

3º Dispensaire franco-britannique, 76, rue de la Colonie Gobelins 46-97 (partie limitée par les rues de Tolbiac, Amiral-Mouchez et les fortifications ; toute la commune d'Ivry). Médecin : Dr Jacquot ; assistant pour Ivry : Dr Chapelain Jaurès (2).

(1) Agissant en liaison avec l'Office d'hygiène sociale dans une circonscription déjà desservie par celui-ci.

(2) Agissant en liaison avec l'Office d'hygiène sociale dans une circonscription non desservie par l'Office.

XIVe arrondissement. — 1° 23, rue Guilleminot ; Ségur 43-00 (tout le XIVe arrondissement).Médecin-chef : Dr Leicknam ; assistant : Dr N...

2° 47, rue du Faubourg-Saint-Jacques (hôpital Cochin); Gobelins 04-21. Médecin : Dr Pissavy (1).

3° 183, rue de Vanves, Dispensaire Saint-Joseph. Médecin : Dr Génévrier (1).

XVe arrondissement — 1° 12, rue Tiphaine ; Ségur 47-38 (quartiers Necker et de Grenelle). Médecin-chef : Dr Bergeron ; assistants : Drs Sakka et Percheron.

2° 61, rue Vasco-de-Gama ; Ségur 47-38 (quartiers Saint-Lambert et Javel). Médecin-chef : Dr Braun ; assistants : Drs Bing et Guyonnaud.

XVIe arrondissement. — 46, rue de Passy, appartenant à la S. B. M. (tout le XVIe arrondissement). Médecin : Dr Cassel (2).

XVIIe arrondissement. — Dispensaire Lalance-Séailles, 54 *bis*, rue Boursault ; Marcadet 20-31 (tout le XVIIe arrondissement). Médecin-chef : Dr Laufer ; assistant : Dr Allendy.

XVIIIe arrondissement. — 1° 228, rue Marcadet ; Marcadet 30-32 (tout le quartier des Grandes Carrières). Médecin-chef : Dr Stévenin ; assistant : Dr N....

2° 4, rue des Cloys (quartier de Clignancourt, sauf la partie limitée par les rues du Ruisseau, Championnet, Letort, Versigny, Joseph-Dijon, boulevards Ornano et Barbès, et rues Ordener et des Poissonniers). Médecin-chef : Dr Tissier ; assistant : Dr N....

3° 44, rue du Simplon (quartiers de la Goutte d'Or et de La Chapelle et l'îlot du quartier Clignancourt ci-dessus désigné). Médecin-chef : Dr N... ; assistant : Dr N...

4° 32, rue Lamarck, S. B. M. ; Nord 14-74. Médecins : Drs Minvielle, Perrin (1).

XIXe arrondissement. — 1° Dispensaire Rockefeller, 10, rue Léon-Giraud ; Nord 79-19 (quartiers Villette, Pont-

---

(1) Agissant en liaison avec l'Office d'hygiène sociale de la Seine dans une circonscription déjà desservie par celui-ci.

(2) Agissant en liaison avec l'Office d'hygiène sociale de la Seine dans une circonscription non desservie par celui-ci.

de-Flandre, Amérique). Médecin-chef : Dr Küss ; assistants : Drs Rolland, Davy, Mlle Raphaël, Mme Besson.

2° 54, avenue Secrétan ; Nord 53-45 (quartier du Combat). Médecin : Dr Mme Oberlin (1).

XXe arrondissement. — 1° 27, rue Frédérick-Lemaître ; Roquette 57-65 (partie située au nord des rues Ménilmontant et Saint-Fargeau). Médecin-chef : Dr Nicaud ; assistant : Dr Sterne.

2° 78, avenue Gambetta ; Roquette 57-69 (partie limitée au nord par les rues Ménilmontant, Saint-Fargeau, et au sud par l'avenue Gambetta, la place Gambetta et la rue Belgrand). Médecin-chef : Dr Sicard de Plauzolles.

3° Dispensaire Jouye-Rouve-Taniès, 190, rue des Pyrénées ; Roquette 57-67 (partie située au nord de l'avenue-Gambetta, place Gambetta et rue Belgrand). Médecin-chef : Dr Héricourt ; assistant : Dr Petit.

4° 70, rue des Orteaux ; Roquette 80-02. Médecin : Dr Vaudremer (2).

B. — Dispensaires de banlieue.

a. *Appartenant à l'Office d'hygiène sociale de la Seine.*

Asnières : 54, rue de la Sablière, Asnières. Tél. : Asnières 360 (Asnières : partie située à l'ouest des rues du Chesnay, de Châteaudun et de l'avenue d'Argenteuil ; Bois-Colombes ; Courbevoie : partie située à l'est du boulevard de Verdun). Médecin-chef : Dr Lebar.

Aubervilliers : 1, rue Sadi-Carnot, à Aubervilliers. Tél. : Nord 05-91 (Aubervilliers, le Bourget, la Courneuve, Dugny). Médecin : Dr Doucet.

Boulogne : 9, rue Rieux, Boulogne. Tél. : Boulogne 302 (toute la commune de Boulogne). Médecin-chef : Dr A. Bezançon ; assistant : Dr Malet.

Bourg-la-Reine : rue de la Bièvre, Bourg-la-Reine (Antony,

---

(1) Agissant en liaison avec l'Office d'hygiène sociale dans une circonscription non desservie par celui-ci.
(2) Agissant en liaison avec l'Office d'hygiène sociale dans une criconscription déjà desservie par l'Office.

Bourg-la-Reine, Châtenay, Chevilly-Larue, Fontenay-aux-Roses, L'Hay-les-Roses, Plessis-Piquet, Rungis et Sceaux). Médecin : Dr Cerf.

Champigny : 54, Grande-Rue, à Champigny (Bry-sur-Marne ; Champigny, Joinville-le-Pont, Nogent-sur-Marne, Le Perreux et Saint-Maurice). Médecin-chef : Dr Richard.

Choisy-le-Roi : 59, avenue de Paris, à Choisy-le-Roi (Choisy-le-Roi, Orly, Thiais, Vitry). Médecin : Dr Savatier.

Clichy : 10, rue Dagobert, à Clichy (toute la commune de Clichy). Médecin : Dr Lasnier.

Gennevilliers : 38, avenue de Paris, à Asnières. Tél. : Asnières 324 (Gennevilliers ; Asnières : partie située à l'est des rues du Chesnay, de Châteaudun et de l'avenue d'Argenteuil). Médecin-chef : Dr Haas ; assistant : Dr Lasnier.

La Garenne-Colombes : 1, rue des Voyageurs, La Garenne (Colombes et la Garenne-Colombes). Médecin : Dr Donat.

Levallois-Perret : 38, rue Gide, à Levallois-Perret (toute la commune de Levallois-Perret). Médecin-chef : Dr Louis Guinon ; assistants : Drs Gendron, Mlle Hochberg et Hilaire.

Maisons-Alfort : 6 *bis*, avenue de la République, Maisons-Alfort (Alfortville, Bonneuil, Charenton, Créteil, Maisons-Alfort et Saint-Maurice). Médecin-chef : Dr Brisset ; assistant : Dr Langle.

Montreuil : 25, rue Danton, à Montreuil. Médecin-chef : Dr Breteille ; assistant : Dr Langle.

Montrouge : 32, rue Léon-Gambetta, à Montrouge (Arcueil, Bagneux, Cachan, Châtillon, Fontenay-aux-Roses, Montrouge), Médecin-chef : Dr Lazard ; assistant : Dr Dauzats.

Neuilly-sur-Seine : 1, rue de l'École-de-Mars, à Neuilly. Tél. : Neuilly 13-33 (toute la commune de Neuilly). Médecin-chef : Dr Nadal.

Pantin : 17 *bis*, rue des Sept-Arpents, à Pantin. Tél. : Pantin 235 (Bobigny, Bondy, Drancy, Noisy-le-Sec, Pantin, Pavillon - sous - Bois, Pré - Saint - Gervais). Médecin - chef : Dr Guilhaume ; assistant : Dr N....

Puteaux : 28, rue Denis-Papin, à Puteaux. Tél. : Puteaux 321 (Courbevoie : partie située à l'ouest du boulevard de Verdun ; Nanterre ; Puteaux : partie située au nord des rues Godfroy, de Colombes et de la République). Médecin-chef : Dr Legroux ; assistant : Dr Astruc.

Saint-Denis : 137, rue de Paris, à Saint-Denis. Tél. :
Saint-Denis 794 (Épinay, La Plaine-Saint-Denis, Pierre-
fitte, Saint-Denis, Stains, Villetaneuse). Médecin-chef :
Dr Depoully ; assistant : Dr Oguse.

Saint-Ouen : 8, rue de l'Union, à Saint-Ouen. Tél. Saint-
Ouen 139 (commune de Saint-Ouen). Médecin-chef :
Dr Jomier ; assistant : Dr Mlle de Jong.

Suresnes : 133, rue de Verdun, à Suresnes. Tél. : Suresnes 119 (Puteaux : partie comprise entre la commune de
Suresnes et les rues Godfroy, de Colombes et de la République ; Suresnes). Médecin-chef : Dr Boissou.

Vanves : 29, rue Diderot, à Vanves. Tél. : Ségur 57-92
(Clamart, Issy, Malakoff et Vanves). Médecins : Drs Brizard
et Miriel.

Vincennes : 6, rue Dohis, à Vincennes. Tél. : Vincennes 242
(Fontenay-sous-Bois, Saint-Mandé, Villemomble et Vin-
cennes). Médecin-chef : Dr Lafosse ; assistant : Dr Lassance.

*b. Dispensaires agissant en liaison avec l'Office
dans une circonscription déjà desservie par l'Office.*

Clichy : 39 *bis*, rue du Landy, à Clichy, S. B. M. Tél. :
Clichy 2-48. Médecin : Dr Pironneau.

Issy-les-Moulineaux : 133, rue de Verdun, U. F. F.
Médecin : Dr Tariel.

Malakoff : 95, rue Gambetta (dispensaire Marie-Thérèse).
Médecin : Dr Duval-Arnould.

** **

Outre les dispensaires d'hygiène sociale, spécialisés dans
la lutte antituberculeuse, l'Office public d'hygiène sociale a
organisé à l'aide de ses visiteuses :

1º Le service social du Dispensaire de protection maternelle et infantile de l'École de puériculture, 64, rue
Desnouettes ;

2º Dans les locaux du dispensaire antituberculeux,
133, rue de Verdun, avec l'aide de l'Institut prophylactique,
un service de prophylaxie antisyphilitique.

ÉTABLISSEMENTS APPARTENANT A L'OFFICE OU EN LIAISON AVEC LUI POUR PLACEMENTS DE CURE ET DE PRÉVENTION (1)

A. — *Établissements pour adultes.*

PRÉVENTORIUMS :

Le Glandier, à Beyssac (Corrèze), appartenant à l'Office d'hygiène sociale, 105 lits pour jeunes filles et femmes au-dessous de trente ans (Voir page 39).

Préventorium Minoret, à Champrosay (Seine-et-Oise), appartient à l'Œuvre de Villepinte. L'Office y dispose de 30 lits pour jeunes filles au-dessous de trente ans (Voir page 246).

SANATORIUMS :

1º *Tuberculose pulmonaire.*

Yerres (Seine-et-Oise). Tél. : Brunoy 154. Appartient à l'Office d'hygiène sociale : 75 lits pour hommes.

Belle-Alliance, à Groslay (Seine-et-Oise). Tél. : Groslay 8. Appartient à l'Office d'hygiène sociale : 60 lits de femmes, dont 5 réservés au département de Seine-et-Oise.

La Tuyolle, à Taverny (Seine-et-Oise). Tél. : Taverny 93. Appartient à l'Office d'hygiène sociale : 150 lits de femmes dont 10 lits réservés au département de Seine-et-Oise.

Mardor, à Mardor, par Couches-les-Mines (Saône-et-Loire). Tél. : Couches-les-Mines 5. Appartient à la S. B. M. : 65 lits d'hommes au-dessus de dix-huit ans, réservés à l'Office d'hygiène sociale.

Abreschviller, à Abreschviller (Moselle), Sanatorium départemental. L'Office y dispose de 30 lits d'hommes.

Larressore, à Larressorre (Basses-Pyrénées). Sanatorium

----

(1) On trouvera les renseignements détaillés sur tous ces établissements à leur place dans le classement par départements, aux pages indiquées pour chacun d'eux.

Dans tous ces établissements, aussi bien ceux qui lui appartiennent que ceux où il dispose de lits, l'Office d'hygiène sociale de la Seine a adopté le principe de demander aux malades, ou à leurs parents s'il s'agit d'enfants, une participation aux frais de séjour proportionnée aux ressources dont ils disposent, exception faite, bien entendu, pour les personnes et familles dénuées de ressources ou indigentes.

départemental. L'Office y dispose de 10 lits d'hommes.

Gorbio, à Menton (Alpes-Maritimes). Sanatorium départemental. L'Office y dispose de 10 lits pour hommes.

Angeville, à Lompnes par Hauteville (Ain). Appartient à la S. B. M. L'Office y dispose de 25 lits pour femmes.

Bligny, par Briis-sous-Forges (Seine-et-Oise). Tél. : 5, Briis-sous-Forges. Appartient à l'Œuvre des sanatoriums populaires de Paris. L'Office y dispose de 60 lits pour femmes.

Les Ombrages, 10, rue de la Porte-de-Buc, Versailles. Appartient à l'Œuvre du Sanatorium des Ombrages. L'Office y dispose de 20 lits pour femmes.

‹ Villepinte, à Sevran-Livry (Seine-et-Oise). Appartient à l'Œuvre de Villepinte. Tél. : Trudaine 52-62. L'Office y dispose de 15 lits pour femmes.

Sainte-Marthe, à Epernay (Marne). Appartient à l'Œuvre de Villepinte. L'Office y dispose de 15 lits pour jeunes filles de quinze à trente ans, non contagieuses.

2° Tuberculose osseuse, articulaire, ganglionnaire
et péritonéale.

Alice-Fagniez, à Hyères (Var). Appartient à l'Œuvre de Villepinte. Tél. : Trudaine 52-62. L'Office y dispose de 20 lits pour jeunes filles de quinze à trente ans.

CENTRES DE RÉÉDUCATION PROFESSIONNELLE

Colonie franco-britannique de convalescence, château de Sillery, par Savigny-sur-Orge (Seine-et-Oise). Tél. : 6 à Savigny-sur-Orge. Appartient à la *Franco-British Colony for Convalescents*. L'Office y dispose de 80 lits pour hommes et garçons au-dessus de dix ans.

Chamigny, à Chamigny, près La Ferté-sous-Jouarre (Seine-et-Marne). Appartient à l'Association Léopold-Bellan. Tél. : Louvre 29-82. L'Office y dispose de 10 lits pour garçons de treize à vingt ans.

B. — Établissements pour enfants.

ABRIS TEMPORAIRES :

Maisons maternelles (Mlle Koppe) :

1º 38 *bis*, rue Manin. Tél. : Nord 51-75 ; 25 garçons de trois à huit ans et demi.

2º 41, avenue de Montsouris. Tél. : Gobelins 32-76 ; 25 filles de trois à treize ans.

Abri Chaponay, 7, rue Jacquier (XIVe). Appartient à la Fondation Chaponay. L'Office y dispose de 30 lits pour filles de quatre à quatorze ans .(Voir page 219).

Abri de Gergovie, 88, rue de Gergovie. Appartient à l'Œuvre de la Chaussée du Maine. L'Office y dispose de 35 lits pour garçons de six à treize ans.

CENTRES DE PLACEMENT :

Familial ou collectif pour enfants sains en contact de cohabitation avec des tuberculeux contagieux.

Œuvre Grancher, 4, rue de Lille, Paris (VIIIe). L'Office y dispose de 60 places pour garçons et filles de trois à treize ans (placement familial).

Orthez (Basses-Pyrénées). Appartient à l'Office. Environ 500 lits pour garçons et filles de trois à treize ans (placement familial). Médecin du Dispensaire central : Dr Tachoire.

Maisons maternelles de Mlle Koppe (Tél. : Nord 51-75) (placements collectifs) :

Nid-des-Bois : 1º à Authon-du-Perche (Eure-et-Loir). L'Office y dispose de 40 lits pour garçons de six à huit ans et demi.

2º Manou (Eure-et-Loir). Tél. : Manou nº 3. L'Office y dispose de 40 lits pour filles de six à treize ans.

Placement familial des Tout-Petits à Salbris (Loir-et-Cher), Saint-Viâtre (Loir-et-Cher), Argent (Cher), Blancafort (Cher), La Ferté-Saint-Aubin (Loiret). Appartient au Placement familial des Tout-Petits, 104 *bis*, rue de l'Université, Paris. Tél. : Fleurus 12-24. 255 lits pour garçons et filles jusqu'à trois ans, réservés à l'Office d'hygiène sociale de la Seine.

PRÉVENTORIUMS :

*Tuberculoses occultes, ganglionnaires non ouvertes, adéno-
pathies trachéo-bronchiques.*

Bon Accueil, à Groslay (Seine-et-Oise). Tél. 8, à Groslay
Appartient à l'Office. 39 lits pour garçons et filles de trois
à sept ans.

Le Glandier, à Beyssac (Corrèze). Appartient à l'Office.
130 lits pour filles de six à quinze ans.

Fontaine-Bouillant, à Fontaine-Bouillant (Eure-et-Loir).
Appartient à l'Office. 25 lits en hiver et 35 lits en été pour
filles de six à treize ans.

Plessis-Robinson, à Plessis-Robinson (Seine). Tél. : Ségur
14-81. Appartient à l'Office. 60 lits pour garçons et filles
de huit à douze ans.

Milly, à Milly (Seine-et-Oise). Appartient à l'Œuvre des
Enfants heureux, 153, boulevard Haussmann, Paris. L'Office
y dispose de 15 lits pour garçons et filles de deux à quatre ans.

Valence-en-Brie (Seine-et-Marne). Appartient à l'Œuvre
des Enfants heureux, 153, boulevard Haussmann. L'Office
y dispose de 10 lits pour garçons de deux à sept ans et filles
de deux à treize ans.

La Tourelle, à Balainvilliers (Seine-et-Oise). Appartient
à l'Œuvre des tuberculeux adultes. Tél. : Ségur 29-98.
L'Office y dispose de 40 lits pour garçons de trois à sept ans.

Lafayette, à Chavaniac (Haute-Loire). Appartient au
Comité Lafayette. Tél. : Passy 84-46. L'Office y dispose de
30 lits pour garçons de quatre à quatorze ans.

Glaye, à Glaye (Orne). Appartient à la Maison maternelle
(Mlle Koppe). Tél. : Nord 51-75. L'Office y dispose de 130 lits
pour garçons de quatre à dix ans, et filles de quatre à
treize ans.

Tumiac, à Tumiac par Arzon (Morbihan). Appartient à
la Fondation Ulysse-Isabelle. Tél. : Ségur 42-49. L'Office y
dispose de 15 lits pour garçons de cinq à douze ans.

Le Motte-Verte, à Dammartin-en-Goële (Seine-et-Marne).
Appartient à Mlle Milliaut. L'Office y dispose de 20 lits pour
garçons de huit à douze ans.

Saint-Joseph, 191, rue de Vanves, Paris. Tél. : Ségur

17-94. Appartient à l'hôpital Saint-Joseph. L'Office y dispose de 20 places pour garçons et filles de cinq à onze ans, des XIVe et XVe arrondissements. Externat : entrée à huit heures, sortie à dix-sept heures en hiver et à dix-neuf heures en été.

Jean Nicolle, à Chevrières (Oise). Appartient à la Fondation d'Ophove, 11, rue Boissière, Paris (XVIe) L'Office y dispose de 20 lits pour filles de cinq à treize ans.

Bry-sur-Marne (Seine). Tél. : 45 à Bry. Appartient à l'Association Léopold-Bellan. Tél : Louvre 29-82 L'Office y dispose de 65 lits pour garçons de six à treize ans.

Isches (Vosges). Appartient à l'Association Léopold-Bellan. Tél. : Louvre 29-82. L'Office y dispose de 53 lits pour garçons de six à treize ans.

PRÉVENTORIUM MARITI E :

Tuberculoses externes (ostéo-articulaires, ganglionnaires, etc.), bénignes, ne nécessitant aucune intervention chirurgicale, et adénopathies trachéo-bronchiques inactives, non fébriles, à l'exclusion de toute localisation pulmonaire.

Préventorium Lannelongue, à Saint-Trojan (île d'Oléron) (Charente-Inférieure). Appartient à l'Office. 283 lits pour garçons de six à seize ans.

SANATORIUMS :

1° *Tuberculose pulmonaire.*

Villiers, à Villiers-sur-Marne. Tél. 2, à Villiers-sur-Marne. Appartient à l'Œuvre des enfants tuberculeux. L'Office y dispose de 125 lits pour garçons de cinq à quinze ans.

Ormesson, à Ormesson (Seine-et-Oise). Tél. 2, à Villiers-sur-Marne. Appartient à l'Œuvre des enfants tuberculeux. L'Office y dispose de 35 lits pour filles de quatre à quinze ans.

Villepinte, par Sevran-Livry (Seine-et-Oise). Appartient à l'Œuvre de Villepinte. Tél. : Trudaine 52-62. L'Office y dispose de 20 lits pour filles de six à quinze ans.

*2° Tuberculose osseuse, articulaire, ganglionnaire
et péritonéale.*

Santa-Maria, à Cannes, route de Fréjus (Alpes-Maritimes). Appartient à la Fondation Santa-Maria. L'Office y dispose de 90 lits pour filles de quatre à quinze ans.

Saint-Aubin, à Saint-Aubin (Calvados). Appartient à l'Œuvre des enfants heureux, 153, boulevard Haussmann. Tél. : Élysées 08-70. L'Office y dispose de 40 lits pour garçons de cinq à quatorze ans.

ŒUVRES DONT LE SIÈGE EST DANS LE DÉPARTEMENT DE LA SEINE :

ŒUVRE GRANCHER PARISIENNE

Fondée en 1903 par Grancher pour le sauvetage des enfants exposés à la contagion tuberculeuse familiale qu'elle place à la campagne dans des familles de paysans sains. Les enfants y sont gardés jusqu'à treize ans. Après cet âge, un Comité spécial s'occupe, s'il y a lieu, de leur placement dans des professions agricoles.

L'Œuvre parisienne a déjà placé plus de 3 000 pupilles sur lesquels il n'y a eu que 9 cas de tuberculose, ce qui donne une morbidité de 0,3 p. 100 au lieu de 60 p. 100, moyenne pour les enfants qui restent auprès des parents tuberculeux.

Avant la guerre, l'Œuvre parisienne comptait 800 pupilles ; actuellement, à cause des nécessités budgétaires, elle n'en compte que 400.

L'Œuvre Grancher compte en province 30 filiales qui conservent leur autonomie tout en constituant une Fédération. D'autres sont en voie d'organisation et il y en aura bientôt une dans chaque département.

Demandes d'admission. — Les pièces à fournir à l'appui des demandes d'admission sont les suivantes :

1° Certificat médical sur papier libre constatant que l'un des parents, auprès desquels vit l'enfant, est atteint de tuberculose, en indiquant les principaux symptômes, les lésions probables et le résultat de l'examen bactériologique des expectorations ;

2º Certificat constatant que l'enfant est indemne de tuberculose et de toute autre maladie contagieuse ;

3º Bulletin de naissance ;

4º Certificat de vaccin ;

5º Certificat de baptême de la religion à laquelle appartient l'enfant (facultatif) ;

6º Communication du livret de famille.

Pour tous renseignements complémentaires, s'adresser au siège social de l'Œuvre, 4, rue de Lille, de 9 heures à midi et de 2 à 5 heures.

Le secrétaire général reçoit deux fois par semaine, le mardi à 11 heures et le vendredi à 4 heures.

ŒUVRE DU PLACEMENT FAMILIAL
DES TOUT-PETITS

Cette Œuvre, fondée en 1920 par Mme Arnold Seligmann et Mme Sussmann, a son siège social 104 *bis*, rue de l'Université, à Paris. Elle fonctionne avec le concours de l'Office public d'hygiène sociale de la Seine.

Elle comprend trois centres de placement qui constituent un total de 280 places : Salbris, avec un poste secondaire à Saint-Viâtre et à Selles-Saint-Denis (Loir-et-Cher) ; Argent, avec un poste secondaire à Blancafort (Cher), et La Ferté-Saint-Aubin, avec un poste secondaire à Marcilly (Loiret). Chaque centre possède un dispensaire dirigé par une infirmière-visiteuse sous le contrôle d'un médecin, avec une salle de consultation, une infirmerie avec boxes d'isolement et une biberonnerie. L'infirmière-visiteuse prépare le lait et le distribue aux nourriciers ; elle surveille l'alimentation et l'état des enfants qui sont amenés périodiquement à la consultation du médecin au Dispensaire.

Le Placement familial des Tout-Petits admet les enfants au-dessous de deux ans et les garde jusqu'à quatre ans. Y sont reçus : les enfants du département de la Seine proposés par un des dispensaires de l'Office public de la Seine, ceux de Seine-et-Oise, du Loiret, du Cher et de la Nièvre suivant contrats passés avec ces départements. Le taux de la mortalité a été en 1924 de 2,5 p. 100.

Pour être admis, les enfants ne doivent présenter aucun

signe de maladie en évolution et doivent être exposés à des risques de contagion tuberculeuse (enfants de parents tuberculeux, ou vivant avec des personnes tuberculeuses).

L'admission est prononcée après un examen pratiqué au dispensaire Léon-Bourgeois, 65, rue Vaneau, par le professeur Léon Bernard.

Les parents des enfants ou les personnes en tenant lieu doivent verser à l'Œuvre une contribution proportionnée à leurs ressources. Pour tous renseignements s'adresser au Siège social, 104 *bis*, rue de l'Université, mardi et jeudi à 3 heures. Tél. : Fleurus 12-94.

ŒUVRE DE VILLEPINTE

L'Œuvre de Villepinte (Œuvre de préservation et de lutte antituberculeuse) fut greffée, en 1877, sur la Société « approuvée » de Secours mutuels entre jeunes ouvrières, « La Parisienne », dont le siège est, depuis l'origine, 25, rue de Maubeuge, Paris (IXe).

Le Dispensaire, 17, rue de la Tour-d'Auvergne, créé en 1875, fonctionne depuis 1877, au double titre : « Société de secours mutuels et Œuvre de Villepinte ». Il fonctionne selon les principes de la loi de 1916 et, depuis 1921, en liaison avec l'Office public d'hygiène sociale de la Seine.

Dans les établissements de cure on ne reçoit que les malades du sexe féminin : fillettes, jeunes filles ou femmes, traitées en services séparés.

Ces établissements, dont on trouvera la notice détaillée à leur département respectif, sont :

Le Préventorium Minoret, à Champrosay (Seine-et-Oise).

Le Sanatorium Sainte-Marthe, à Épernay (Marne).

Le Sanatorium Alice-Fagniez, à Hyères (Var).

Le Sanatorium Jeanne-d'Arc, au Pradet (Var).

L'Hôpital-Sanatorium de Villepinte (Seine-et-Oise).

Ce dernier, le plus ancien en date, a, par extension, donné son nom à l'Œuvre elle-même.

Tous ces établissements forment un tout dont les services administratifs, le secrétariat, la caisse des recettes et dépenses, les fiches et dossiers des malades sont centralisés à Paris, 25, rue de Maubeuge, où se trouve également le dispensaire avec entrée spéciale, pour les malades, 17, rue de la Tour-d'Auvergne.

Là se traitent verbalement et par consultation ou par écrit et sur le vu d'un certificat médical spécial, toutes questions d'admission.

Sont admises les fillettes, jeunes filles et femmes à tous les stades de la tuberculose, présentées : 1° par des bienfaiteurs ayant des fondations de lits complètes ou partielles ; 2° par des administrations publiques ou autres ayant passé des accords avec l'Œuvre : tels sont les Offices d'hygiène sociale ou d'assistance aux tuberculeux des départements de la Seine (qui dispose de 100 lits dans les divers établissements de l'Œuvre), de Seine-et-Oise, de la Marne, de Maine-et-Loire, de Seine-et-Marne, de l'Orne ; 3° par les Offices des pupilles de la Nation de toute la France.

Les premières admissions sont gratuites. Les deuxièmes sont avec pensions revisées annuellement. Les troisièmes, avec réduction de 2 francs par jour sur le prix annuel.

Le fonctionnement général est placé sous le contrôle du Conseil administratif de l'Association ; le fonctionnement médical sous celui d'un Comité technique.

Tous les services intérieurs sont confiés aux religieuses de Marie-Auxiliatrice qui ont fondé l'Œuvre.

ÉTABLISSEMENTS SITUÉS
DANS LE DÉPARTEMENT DE LA SEINE

ABRIS TEMPORAIRES :

ABRI TEMPORAIRE CHAPONAY
7, rue Jacquier (XIVᵉ arr.)

Cet établissement, fondé et entretenu, ainsi que l'hôpital Sainte-Marie, par l'Association française antituberculeuse (fondation Chaponay), reçoit les garçons de deux à cinq ans et les filles de deux à quinze ans en contact avec un tuberculeux contagieux.

Il comprend 100 lits répartis dans de vastes dortoirs. Une infirmerie de cinq pièces permet de soigner les malades et d'isoler les contagieux. Une salle de culture physique, une magnifique installation de bains-douches, un jardin de plus de 4 000 mètres permettent de réaliser dans Paris le régime du Préventorium (douches journalières, bains de soleil, gymnastique) en attendant le départ des enfants hors Paris, en Préventorium **ou** en Placement familial.

Les enfants sont placés sous la surveillance médicale du Dr André Robin.

L'admission des enfants est faite immédiatement, sans aucune formalité, sur simple demande d'**un** dispensaire de l'O. P. H. S., le but de l'Œuvre étant de retirer le plus promptement possible les enfants du milieu contaminé.

ABRI TEMPORAIRE D'ENFANTS DE LA RUE DE GERGOVIE

88, rue Gergovie (XIVe arr.)

Cet établissement fait partie de l'Œuvre de la Chaussée du Maine ; il était primitivement destiné à recueillir les enfants pendant le séjour de leurs parents à l'hôpital, mais depuis 1922, à la suite d'un accord avec l'O. P. H. S., l'Œuvre s'est consacrée entièrement à la prophylaxie antituberculeuse et reçoit 20 garçons de sept à treize ans, attendant leur placement.

Pour l'admission, qui est faite avec le minimum de formalités, s'adresser aux Dispensaires de la Seine appartenant à l'Office d'hygiène sociale, 9, place de l'Hôtel-de-Ville, à Paris, ou en liaison avec lui.

MAISONS MATERNELLES (FONDATION KOPPE)

38 bis, rue Manin (Nord 51-75) et 41, avenue de Montsouris (Gobelins 32-75)

L'Office d'hygiène sociale de la Seine dispose de 25 lits dans chacun de ces établissements pour recueillir temporairement, en attendant leur placement, 25 garçons de trois à huit ans et demi (rue Manin) et 25 filles de trois à treize ans (avenue Montsouris) exposés à la contagion tuberculeuse familiale.

Pour l'admission, qui est faite avec le minimum de formalités, s'adresser aux Dispensaires appartenant à l'Office d'hygiène sociale de la Seine ou en liaison avec lui.

PRÉVENTORIUMS :

PRÉVENTORIUM DE PLESSIS-ROBINSON

Le Préventorium-École de plein air de Plessis-Robinson appartient à l'Office public d'hygiène sociale de la Seine, 9, place de l'Hôtel-de-Ville, à Paris. Il est situé à une altitude de 80 mètres, dans la commune de Plessis (400 habitants).

L'établissement compte 60 lits et reçoit les garçons et filles de sept à douze ans présentant des signes de tuberculose occulte, non contagieux et non fébriles.

Les frais de séjour sont gratuits ou proportionnés aux ressources des familles.

Pour les admissions, s'adresser directement à l'Office public d'hygiène sociale de la Seine, 9, place de l'Hôtel-de-Ville, Paris, ou mieux aux Dispensaires de l'Office d'hygiène sociale de la Seine ou en liaison avec lui (page 205).

Le service médical est assuré par le Dr Pépy, médecin-directeur.

PRÉVENTORIUM DE BRY

A BRY-SUR-MARNE

Ce Préventorium, créé par l'Association Léopold-Bellan, est situé au milieu d'un joli parc, aux abords de Bry-sur-Marne (Seine), dans lequel se trouve un gymnase de plein air, un tennis, un stand de tir.

Il compte 60 lits, distribués en deux dortoirs donnant sur un immense gymnase. Il y a, pour chaque dortoir, salle de bains, douches, vestiaire, en un mot une installation complète pour que les enfants puissent vivre d'une vie saine et hygiénique.

Sont admis les garçons de six à treize ans atteints de tuberculose occulte ou chétifs.

Il est exclusivement réservé aux enfants de la ville de Paris et du département de la Seine qui y sont admis et entretenus par l'Office public d'hygiène sociale, 9, place de l'Hôtel-de-Ville, qui hospitalise gratuitement les indigents et demande aux autres un prix de pension proportionné aux ressources des familles. S'adresser aux Dispensaires de la Seine appartenant à l'Office d'hygiène sociale de la Seine ou en liaison avec lui (Voir page 205).

PRÉVENTORIUM SAINT-JOSEPH

191, rue de Vanves

Ce Préventorium est un externat qui dépend de l'hôpital Saint-Joseph, et prend les garçons et fillettes de cinq à onze ans ; l'entrée au Préventorium a lieu le matin à 8 heures et la sortie le soir à 17 heures en hiver, à 19 heures en été. Pour les admissions, s'adresser au Dispensaire de l'hôpital Saint-Joseph et à l'Office d'hygiène sociale, 9, place de l'Hôtel-de-Ville à Paris, qui y dispose de 20 places.

SANATORIUM :

SANATORIUM DE LARUE

23, rue de Fresnes, à CHEVILLY-LARUE, par L'HAY-LES-ROSES

Le Sanatorium de Larue, situé à 6 kilomètres de Paris, sur un plateau à l'est de Bourg-la-Reine, compte 120 lits et est destiné aux femmes ou jeunes filles à partir de dix ans, atteintes de tuberculose pulmonaire, osseuse, articulaire, ganglionnaire et péritonéale.

Cet établissement est sous la direction du Dr Renault.

Adresser les demandes d'admission au directeur de l'établissement.

HOPITAUX-SANATORIUMS :

HOPITAL SAINT-JOSEPH

Pavillon Notre-Dame-de-Consolation, 7, rue Pierre-Larousse, XIVe

Cet Hôpital-Sanatorium, inauguré en 1917, est installé dans un pavillon, de construction déjà ancienne, mais

complètement remanié, et qui répond à toutes les exigences
de l'hygiène : aération et éclairage intenses grâce à de très
larges et très hautes fenêtres, orientation au sud, planchers
et parois lavables ; services annexes très complets : cuisine
dans les sous-sols, bains, appareillage pour la désinfection
des crachats, installation radiographique, etc.

Le pavillon est construit au centre d'un espace libre de plus
de 3 hectares. Un jardin est réservé aux malades, avec galeries de cure d'air pour les hommes et pour les femmes.

Le service contient 120 lits : 33 pour les hommes, au rez-
de-chaussée, et 86 pour les femmes, aux premier et deuxième
étages. Il existe, de plus, 3 chambres (hommes) et 12 chambres (femmes) pour malades payants (prix actuel : 20 francs
par jour). Sauf pour 10 lits, réservés aux malades des XIVe
et XVe arrondissements, les admissions ne se font que sur
présentation d'une carte de bienfaiteur de l'hôpital.

Toutes les formes de tuberculose pulmonaire ou viscérale, quelle que soit la gravité, sont admises.

La division du service en un nombre considérable de dortoirs, 3 pour les hommes, 7 pour les femmes, permet de
classer les malades suivant la gravité de leur état, une salle
d'hommes et une de femmes étant réservées aux malades
non contagieux, et deux autres salles aux malades qui suivent la cure sanatoriale.

Un *Dispensaire*, qui fonctionne en liaison avec l'Office
public d'hygiène sociale, est annexé au service ; il est
installé dans un pavillon moderne, construit spécialement
dans ce but, et un *Préventorium-externat* pour 25 enfants,
qui y sont soumis à la cure d'air et de soleil, est réservé aux
enfants du quartier.

Le service médical comprend : le médecin-chef du service
Dr Génévrier, deux médecins assistants : Drs Robin et
Duval-Arnould, et deux internes.

HOPITAL-SANATORIUM SAINTE-MARIE

182, *rue du Château-des-Rentiers (XIIIe arrondissement).*

L'hôpital de la rue du Château-des-Rentiers est spécialement destiné à recevoir les jeunes filles atteintes de tuber-

culose viscérale, quelles que soient la forme ou la gravité de la maladie.

Le but de la fondatrice, Mlle de Chaponay, est de soustraire à la promiscuité du milieu hospitalier des jeunes filles de situation modeste et de leur procurer, dans un hôpital qui ne comporte que peu de lits, répartis en petites chambres, une atmosphère de paix et de calme moral, tout en les plaçant dans les conditions les plus favorables à leur cure.

L'hôpital contient 32 lits, répartis en 12 chambres, dont 4 chambres à un lit et 8 chambres à 2 ou 4 lits.

Le nombre relativement important de chambres permet de séparer les malades suivant la gravité de leur état ; le cube d'air est d'au moins 80 mètres cubes par lit.

Chaque chambre est pourvue du chauffage central, de l'éclairage électrique et d'un lavabo à eau courante, avec eau chaude et eau froide. Les chambres sont orientées au sud-est et au nord-est, et toutes sont largement éclairées par de vastes baies.

Un jardin ombragé sert à la cure d'air des malades qui peuvent se lever.

Il existe une installation radiologique complète, avec matériel pour la pratique du pneumothorax, un laboratoire bien outillé, et enfin un service de laryngologie.

Les soins aux malades sont donnés par des infirmières religieuses.

Le service médical est assuré par le Dr André Robin, médecin traitant, et par le Dr Génévrier, médecin consultant, par le Dr Bouguen, laryngologiste, et par le Dr Petetin, chef du laboratoire.

Les admissions sont faites par le Dr André Robin, sur demande adressée à l'hôpital. Chaque demande doit être accompagnée d'un dossier médical et social.

Le prix de journée varie de 10 à 25 francs suivant la chambre, et suivant les ressources familiales. Les soins médicaux courants sont compris dans le prix d'hospitalisation. Les interventions (radioscopies, radiographies, pneumothorax, etc.) sont gratuites pour les malades en salles communes et payantes pour les malades en chambres particulières.

ÉCOLE D'INFIRMIÈRES-VISITEUSES DU COMITÉ NATIONAL

250, boulevard Raspail.

Cette École, fondée en 1915 par l'Association des infir-mières-visiteuses de France et dirigée par Mlle Milliard, est devenue, depuis 1919, l'École du Comité national de défense contre la Tuberculose.

Elle a pour but essentiel de former des infirmières-visiteuses spécialisées, capables de participer efficacement à la lutte contre la maladie dans les familles, plus particu-lièrement en ce qui concerne la tuberculose et les maladies des enfants.

Conditions d'admission. — 1º Toute candidate devra posséder une instruction générale confirmée par un diplôme de fin d'études secondaires ou un brevet d'enseignement primaire, ou justifier d'une instruction équivalente à celle sanctionnée par ces diplômes.

2º Elle devra présenter pour son inscription les pièces suivantes : bulletin de naissance, certificat de vaccination, certificat de nationalité et de domicile, deux références, son casier judiciaire et deux photographies.

3º Les candidates possédant un diplôme d'infirmière hospitalière d'une école reconnue administrativement ou un livret de scolarité d'une de ces écoles justifiant d'une année d'études conforme au programme des écoles mixtes, ou pouvant justifier d'états de service prolongés dans des hôpitaux, sont admises à entrer directement dans le cours de deuxième année.

4º *Age.* — Sauf exception, les candidates ne sont admises qu'entre vingt et un et quarante ans.

5º A leur arrivée à l'École, les candidates subissent un examen médical dont le résultat leur permet ou non de poursuivre les études d'infirmière-visiteuse.

Inscription. — Toute élève doit verser un droit d'inscrip-tion de 25 francs par mois.

Bourses. — L'Office public d'hygiène sociale du départe-ment de la Seine et le Comité national facilitent les études aux personnes qui auraient besoin d'une aide financière en leur accordant une bourse de 300 francs par mois, moyennant un engagement :

1° Soit de travailler pendant cinq ans comme visiteuse dans un des Dispensaires du département de la Seine (limite d'âge : trente-cinq ans) ;

2° Soit de se consacrer pendant cinq ans aux Œuvres antituberculeuses de province (limite d'âge : quarante ans).

Le cours complet a une durée de vingt-deux mois, réparti en deux années d'études. Première année : études d'infirmière hospitalière ; deuxième année : spécialisation de visiteuse d'hygiène sociale de la tuberculose et d'assistante scolaire.

L'École est dirigée par Mlle Delagrange, assistée d'un Conseil d'administration, et de Mlle de Cuverville, directrice des études.

Enseignement. — L'enseignement est organisé en accord avec la Commission de l'enseignement du Comité national.

Le programme technique comprend : -

En première année : des leçons sur les soins aux malades de médecine : les soins aux malades de chirurgie ; les soins aux femmes enceintes, en couches et aux enfants; l'hygiène générale ; la prophylaxie des maladies contagieuses ; petite pharmacie ; morale professionnelle.

En deuxième année : l'hygiène infantile ; la tuberculose de l'adulte et de l'enfant ; l'hygiène générale, individuelle et alimentaire ; la désinfection ; l'hygiène scolaire ; la petite pharmacie ; l'alcoolisme ; les maladies de la peau ; l'enseignement social ; la morale professionnelle.

L'enseignement pratique se fait sous la direction de monitrices diplômées, chargées d'instruire les élèves par groupes pendant leur travail en stage.

Ces stages ont lieu dans des hôpitaux de la Ville de Paris (Services de médecine générale, de chirurgie, d'enfants, et de maternité) et dans les Dispensaires d'hygiène sociale du département de la Seine (Office public d'hygiène sociale).

Examens. — A la fin du premier mois de stage, les élèves passent un examen de probation dont le résultat leur permet ou non de continuer à suivre l'enseignement de l'École.

Pendant toute la durée de leurs études, les élèves possèdent un livret mentionnant toutes les notes obtenues par elles aussi bien dans l'enseignement théorique que pratique.

Après avoir passé avec succès, en fin de la première année d'études, un examen comprenant des épreuves pratiques, orales et écrites, les élèves sont admises en deuxième année.

En fin d'études, les élèves sont présentées par l'École à l'examen d'État institué par le décret du 27 juin 1922 (Ministère du Travail, de l'Hygiène et de l'Assistance sociale).

Affectation. — Toute élève ayant passé avec succès l'examen d'État obtient le diplôme professionnel d'infirmière-visiteuse d'hygiène sociale de la tuberculose, grâce auquel elle pourra être candidate à un poste d'infirmière-visiteuse soit dans un des Dispensaires de l'Office public d'hygiène sociale du département de la Seine, soit dans un Dispensaire public ou privé d'hygiène sociale ou d'hygiène infantile de province, ou d'infirmière de Sanatorium, ou d'assistante d'hygiène scolaire.

Traitements. — Les traitements des infirmières de Sanatorium varient de 1 800 à 3 000 francs (ces infirmières étant d'ailleurs logées et nourries par l'établissement) ; ceux des infirmières-visiteuses externes varient.

Pension. — Les élèves de province ou isolées peuvent être admises comme internes à l'École, moyennant un prix de pension de 240 francs par mois.

Toutes les demandes d'inscription ou de renseignements doivent être adressées à Mlle Delagrange, directrice de l'École, qui reçoit tous les mardis et les vendredis de 2 h. à 3 heures, 250, boulevard Raspail.

Le secrétariat est ouvert tous les jours de 9 heures à midi et de 2 heures à 6 heures (samedi après-midi excepté).

Outre l'École du Comité national, quatre autres écoles à Paris peuvent former des infirmières-visiteuses : l'École de la Glacière, à l'hôpital Heine-Fould, 35, rue de la Glacière ; l'École d'infirmières privées, 66, rue Vercingétorix ; l'École des Peupliers de la Société de secours aux blessés militaires, place des Peupliers, et l'École de l'Institut Lannelongue, 29, rue Diderot, à Vannes.

SERVICES HOSPITALIERS POUR TUBERCULEUX

A. — Tuberculeux pulmonaires adultes.

I. — *Centres de consultation, de triage et de traitement.*

L'Assistance publique de Paris a organisé dans les hôpitaux trois centres de triage de tuberculeux qui reçoivent et répartissent dans les services spéciaux, dans les hôpitaux-sanatoriums et dans les sanatoriums, les malades de Paris et de la banlieue venus directement à la consultation du dispensaire de ces centres où adressés par les autres dispensaires et les hôpitaux.

En outre, deux services spécialisés (service de M. le Prof. Sergent à la Charité et service du Dr Courcoux à Boucicaut) jouissent du droit d'envoi direct dans les hôpitaux-sanatoriums et sanatoriums.

1º Centre de triage et services hospitaliers de Laënnec (Professeur Léon Bernard et Dr Rist) au Dispensaire Léon-Bourgeois, 65, rue Vaneau, destiné aux malades de la rive droite et du VIIe arrondissement, sauf ceux des XIIe et XVIe arrondissements et des hôpitaux Bichat et Beaujon.

Ce centre dirige les malades sur les établissements suivants :

	Hom.	Fem.
a. A Paris :		
Hôpital Laënnec (baraquements compris), 42, rue de Sèvres...................	108	194
Hôpital Broussais (baraquements), 86, rue Didot................................	15	18
Hospice La Rochefoucauld, 15, av. d'Orléans.	90	»
Total hommes et total femmes..........	213	212
b. Hors Paris :		
Hôpital-Sanatorium de Brévannes..........	158	152
Hospice de Bicêtre........................	129	»
Sanatorium de Larressore..................	14	»
Hospice d'Ivry............................	»	98
Sanatorium d'Angicourt....................	»	91
	301	341

2º Centre de triage et services hospitaliers de Cochin, 47, rue du Faubourg-Saint-Jacques (Dr Pissavy), destiné aux malades appartenant aux circonscriptions des hôpitaux et des dispensaires de la rive gauche, moins le VIIe arrondissement, et comprenant en outre le XIIe arrondissement avec les communes de la banlieue qui sont rattachées à ces hôpitaux ou à ces dispensaires.

Ce centre dirige les malades sur les établissements suivants :

a. A Paris :

	Hom.	Fem.
Hôpital Cochin (2 salles et des baraquements).	123	52
Hospice de la Salpêtrière (baraquements), 47, boulevard de l'Hôpital	»	172
Total	123	224

b. Hors Paris :

	Hom.	Fem.
Hospice de Bicêtre	214	»
Hospice-Sanatorium de Brévannes	262	60
Sanatorium de Seyssuel	20	»
Hospice d'Ivry	»	38
Sanatorium d'Angicourt	»	35
	496	133

3º Centre de triage de Beaujon et Dispensaire A. Robin-Siegfried, 208, rue du Faubourg-Saint-Honoré (Dr Villaret), destiné aux circonscriptions de l'hôpital Beaujon, l'hôpital Bichat et le XVIe arrondissement, ainsi que les communes de la banlieue rattachées à ces hôpitaux.

Ce centre dirige les malades sur les établissements suivants :

a. A Paris :

	Hom.	Fem.
Hôpital Broussais	10	10
Hôpita Beaujon	32	22
	42	32

b. Hors Paris :

	Hom.	Fem.
Hôpital-Sanatorium de Brévannes	67	26
Hospice de Bicêtre	54	»
Sanatorium Larressore	6	»
Hospice d'Ivry	»	17
Sanatorium d'Angicourt	»	16
	127	59

4º Le service spécialisé de l'hôpital de la Charité (professeur Sergent), 47, rue Jacob, dispose des lits suivants :

a. A Paris :

	Hom.	Fem.
Hôpital de la Charité	30	32

b. Hors Paris :

	Hom.	Fem.
Hôpital-Sanatorium de Brévannes	8	7
Hospice de Bicêtre	7	»
Hospice d'Ivry	»	5
Sanatorium d'Angicourt	»	4
	15	16

Le service spécialisé de l'hôpital Boucicaut, 78, rue de la Convention (Dr Courcoux), dispose des lits suivants :

a. A Paris :

	Hom.	Fem.
Hôpital Boucicaut	35	23

b. Hors Paris :

	Hom.	Fem.
Hôpital-Sanatorium de Brévannes	1	3
Hospice de Bicêtre	2	»
Hospice d'Ivry	»	2
Sanatorium d'Angicourt	»	2
	3	7

L'ensemble de ces lits spécialisés est de 2 467 et représente un chiffre très élevé par rapport au nombre de lits de médecine des hôpitaux de Paris.

II. — *Salles ou services hospitaliers d'isolement pour tuber-*
culeux.

En dehors des lits mentionnés ci-dessus ont été créés des
salles ou des services spéciaux destinés à isoler les tuberculeux dans les hôpitaux généraux :

Hôtel-Dieu....................................	61 lits.
Tenon	118 —
Saint-Antoine.................................	156 —
Andral..	50 —
Lariboisière..................................	72 —
Pitié...	120 —
Ambroise-Paré, à Boulogne.....................	24 —
Au total..................................	601 lits.

B. — TUBERCULEUX PULMONAIRES ENFANTS.

Les tuberculeux pulmonaires enfants sont hospitalisés
dans les établissements suivants :

Hôpital-Sanatorium de Brévannes (Pavillon Villemin)	100 lits
Hospice Debrousse (Pavillon Franklin).........	100 —
Total	200 lits.

Les 100 lits de l'Hôpital-Sanatorium de Brévannes proviennent d'un don de la Croix-Rouge américaine.

Ces lits sont mis à la disposition des quatre hôpitaux
d'enfants de Paris par l'intermédiaire des chefs de service de
ces hôpitaux ; ils sont destinés aux garçons et filles de cinq
à quinze ans.

Il existe en outre un service spécialisé de 32 lits à l'hôpital
Hérold.

Enfin, il existe à l'hôpital Laënnec (service du prof.
Léon Bernard) une *Crèche de prévention antituberculeuse,*
où sont hospitalisées dans des locaux séparés les mères
tuberculeuses et leur enfant pour qu'une décision judi-

cieuse puisse être prise relativement au placement de ce dernier.

Pour le traitement de la tuberculose osseuse ou ganglionnaire, l'Assistance publique dispose de 44 lits pour femmes au Sanatorium de Larue (Seine).

Elle possède en outre les établissements suivants :

1° *Hôpital maritime de Berck-Plage* (Pas-de-Calais), 1 228 lits. — Hospitalise des enfants atteints d'affections tuberculeuses osseuses ou ganglionnaires. Leur admission est prononcée par une commission spéciale médico-administrative siégeant à Paris. Conditions d'âge : de deux à quinze ans en été, de quatre à quinze ans en hiver. Durée moyenne du séjour : dix-huit mois.

Hôpital annexe de l'hôpital maritime, établissement départemental (Seine), géré par l'Assistance publique. — Reçoit les adultes hommes et femmes atteints des mêmes maladies que les enfants admis à l'hôpital maritime (380 lits dont 40 réservés aux Enfants assistés). L'admission des malades est prononcée par une commission médico-administrative après examen dans les hôpitaux. Durée moyenne de séjour : dix-huit mois.

2° *Asile pour enfants de la Ville de Paris*, à Hendaye (Basses-Pyrénées), 658 lits. — Reçoit les enfants, dont les parents sont indigents ou nécessiteux, atteints d'anémie, de rachitisme, d'adénopathies ou convalescents de maladie grave. Admission prononcée par une Commission spéciale siégeant à Paris, après examen dans les hôpitaux. Durée moyenne du séjour : cinq mois.

3° *Hôpital maritime de la Ville de Paris à San-Salvadour* (Var). — On y envoie des enfants des deux sexes, âgés de dix-huit mois au moins et de dix ans au plus, atteints de rachitisme ou d'affections tuberculeuses à formes médicales, justiciables de l'héliothérapie (les affections pulmonaires et chirurgicales seront exclues) (220 lits).

L'Assistance publique dispose d'un certain nombre de lits pour des enfants malades de mêmes catégories, dans des établissements ne dépendant pas de l'Administration ; à Banyuls (50 lits réservés) ; à Saint-Trojan (40 lits réservés) ; à Roscoff (10 lits pour jeunes filles de sept à vingt et un ans) ; 20 lits à la fondation Santa-Maria, à Cannes, établissement

de cure maritime et solaire, et 10 lits pour enfants à
l'Institut héliothérapique d'Odeillo (Pyrénées-Orientales). A
Aubourg (Seine), établissement qui compte 183 lits, sont
reçus les enfants plâtrés qui attendent leur envoi à Berck.

Une centaine d'enfants sont placés chaque année, pour le
compte de l'Assistance publique, par l'Œuvre Grancher, à
l'aide de crédits fournis par la Ville de Paris. Sont placés des
enfants des deux sexes vivant en contact avec un tuberculeux.
Le Dispensaire antituberculeux de Laënnec reçoit les inscrip-
tions.

C. — Tableau de répartition des quartiers de Paris et des communes de la banlieue entre les hôpitaux généraux et les centres de triage de l'Assistance publique :

I. — PARIS.

ARRONDISSEMENT DU DOMICILE DU MALADE.	QUARTIERS.	HOPITAL DE LA CIRCONSCRIPTION.	CENTRE DE TRIAGE.
Ier	»	Charité.	Laënnec.
IIe	Bonne-Nouvelle.	Hôtel-Dieu.	Laënnec.
—	Autres quartiers	Charité.	Laënnec.
IIIe	»	Hôtel-Dieu.	Laënnec.
IVe	»	Hôtel-Dieu	Laënnec.
V^e	Jardin des Plantes	Pitié.	Cochin.
—	Autres quartiers	Cochin.	Cochin.
VIe	»	Charité.	Cochin.
VIIe	»	Laënnec.	Laënnec.
VIIIe	Champs-Élysées.	Laënnec.	Laënnec.
—	Madeleine.	Laënnec.	Laënnec.
—	Autres quartiers.	Beaujon.	Beaujon.
IXe	Chaussée d'Antin.	Charité.	Laënnec.
—	Faubourg Montmartre.	Charité.	Laënnec.
—	Autres quartiers.	Lariboisière.	Laënnec.
X^e	»	Lariboisière.	Laënnec.

XIe	La Roquette.	Saint-Antoine.	Laënnec.
—	Sainte-Marguerite.	Saint-Antoine.	Laënnec.
—	Saint-Ambroise.	Tenon.	Laënnec.
—	Folie-Méricourt.	Tenon.	Laënnec.
XIIe	»	Saint-Antoine.	Cochin.
XIIIe	Gare.	Pitié.	Cochin.
—	Salpêtrière.	Pitié.	Cochin.
—	Autres quartiers.	Cochin.	Cochin.
XIVe	Montparnasse	Cochin.	Cochin.
—	Santé.	Cochin.	Cochin.
—	Autres quartiers.	Broussais.	Cochin.
XVe	Javel.	Boucicaut.	Cochin.
—	Autres quartiers.	Necker.	Cochin.
XVIe	Auteuil.	A.-Paré, à Boulogne.	Beaujon.
—	La Muette.	Boucicaut.	Beaujon.
—	Chaillot.	Boucicaut.	Beaujon.
—	Porte-Dauphine	Boucicaut.	Beaujon.
XVIIe	Épinettes.	Bichat.	Beaujon.
—	Batignolles et Plaine Monceau.	Beaujon	Beaujon.
—	Ternes.	Laënnec.	Laënnec.
XVIIIe	Grandes-Carrières.	Bichat.	Beaujon.
—	Autres quartiers.	Lariboisière.	Laënnec.
XIXe	La Villette.	Andral.	Laënnec.
—	Pont de Flandre.	Andral.	Laënnec.
—	Combat.	Tenon.	Laënnec.
—	Amérique.	Tenon.	Laënnec.
XXe	Charonne.	Saint-Antoine.	Laënnec.
—	Autres quartiers.	Tenon.	Laënnec.

COMMUNES.	HOPITAL DE LA CIRCONSCRIPTION.	CENTRE DE TRIAGE.
Alfortville	Pitié.	Cochin.
Antony	Cochin.	Cochin.
Arcueil-Cachan	Cochin.	Cochin.
Asnières	Charité.	Cochin.
Aubervilliers	Andral.	Laënnec.
Bagneux	Cochin.	Laënnec.
Bagnolet	Tenon.	Cochin.
Bobigny	Tenon.	Laënnec.
Bois-Colombes	Beaujon.	Laënnec.
Bondy	Tenon.	Beaujon.
Bonneuil	Pitié.	Laënnec.
Boulogne	A.-Paré, à Boulogne.	Cochin.
Bourg-la-Reine	Cochin.	Laënnec.
Le Bourget	Andral.	Cochin.
Bry-sur-Marne	Pitié.	Laënnec.
Champigny	Pitié.	Cochin.
Charenton	Pitié.	Cochin.
Châtenay-Malabry	Cochin.	Cochin.
Châtillon	Broussais.	Cochin.
Chevilly-Larue	Cochin.	Cochin.
Choisy-le-Roi	Pitié.	Cochin.
Clamart	Necker.	Cochin.
Clichy	Beaujon.	Beaujon.

COMMUNES.	HOPITAL DE LA CIRCONSCRIPTION.	CENTRE DE TRIAGE.
Colombes	Charité.	Laënnec.
Courbevoie	Charité.	Laënnec.
La Courneuve	Andral.	Laënnec.
Créteil	Pitié.	Cochin.
Drancy	Tenon.	Laënnec.
Dugny	Tenon.	Laënnec.
Epinay-sur-Seine	Bichat.	Beaujon.
Fontenay-sous-Bois	Saint-Antoine.	Cochin.
Fontenay-aux-Roses	Cochin.	Cochin.
Fresnes	Cochin.	Cochin.
Garenne-Colombes	Laënnec.	Laënnec.
Gennevilliers	Laënnec.	Laënnec.
Gentilly	Pitié.	Cochin.
L'Hay	Cochin.	Cochin.
Ile Saint-Denis	Lariboisière.	Laënnec.
Issy-les-Moulineaux	Laënnec.	Laënnec.
Ivry-sur-Seine	Pitié.	Cochin.
Joinville-le-Pont	Pitié.	Cochin.
Kremlin-Bicêtre	Pitié.	Cochin.
Les Lilas	Tenon.	Laënnec.
Levallois-Perret	Beaujon.	Beaujon.
Maisons-Alfort	Pitié.	Cochin.
Malakoff	Necker.	Cochin.
Montreuil	Saint-Antoine.	Cochin.
Montrouge	Broussais.	Cochin.
Nanterre	Charité.	Cochin.
Neuilly-sur-Seine	Charité.	Cochin.
Nogent-sur-Marne	Pitié.	Cochin.
Noisy-le-Sec	Tenon.	Laënnec.
Orly	Pitié.	Cochin.
Pantin	Tenon.	Laënnec.
Pavillons-sous-Bois	Tenon.	Laënnec.

II. —BANLIEUE (*Suite*).

COMMUNES.	HOPITAL DE LA CIRSCONSCRIPTION.	CENTRE DE TRIAGE.
Le Perreux-sur-Marne	Pitié.	Cochin.
Pierrefitte-sur-Seine	Lariboisière.	Laënnec.
Plessis-Picquet	Cochin.	Cochin.
Plessis-Robinson	Cochin.	Cochin.
Pré-Saint-Gervais	Tenon.	Laënnec.
Puteaux	A.-Paré.	Laënnec.
Romainville	Tenon.	Laënnec.
Rosny-sous-Bois	Saint-Antoine.	Cochin.
Rungis	Cochin.	Cochin.
Saint-Denis	Beaujon.	Beaujon.
Saint-Mandé	Pitié.	Cochin.
Saint-Maur	Pitié.	Cochin.
Saint-Maurice	Pitié.	Cochin.
Saint-Ouen	Bichat.	Beaujon.
Sceaux	Cochin.	Cochin.
Stains	Tenon.	Laënnec.
Suresnes	Boulogne.	Laënnec.
Thiais	Pitié.	Cochin.
Vanves	Laënnec.	Laënnec.
Villejuif	Cochin.	Cochin.
Villemomble	Saint-Antoine.	Cochin.
Villetaneuse	Bichat.	Beaujon.
Vincennes	Saint-Antoine.	Cochin.
Vitry-sur-Seine	Pitié.	Cochin.

SEINE-ET-MARNE

ORGANISATION DÉPARTEMENTALE :

Service départemental.
Titre : Office public d'hygiène sociale et de préservation antituberculeuse. — Siège social : Préfecture de Melun. Président : M. le Préfet ; secrétaire général : M. Lepère.

DISPENSAIRES :

1. — Melun, à l'hôpital, rue Freteau ; médecins : Drs Fontaine et Servais-Legendre.
2. — Provins ; médecins : Drs Lajoux et Gellé.
3. — Montereau, à l'hôpital ; médecins : Drs Ballacey et Humbert.
4. — Coulommiers, 16, rue du Theil ; médecins : Drs Alleaume et Bonis.
5. — Lagny, à l'hôpital, rue de Melun ; médecins : D^rs d'Halluin et Chevallier.
6. — Fontainebleau, 71, rue Saint-Honoré ; médecins : Drs Gaultry et Rasse.

PRÉVENTORIUMS :

PRÉVENTORIUM DE VALENCE-EN-BRIE

Cet établissement, qui dépend de l'Œuvre des Enfants heureux, est destiné aux enfants des deux sexes de deux à six ans et aux jeunes filles de treize à vingt-cinq ans, justiciables de la cure préventoriale ; il possède un vaste jardin et des terrasses permettant de pratiquer l'héliothérapie.
Le nombre des lits est de 40 ; le prix de pension est de 6 fr. 50 pour les petits et de 7 francs pour les jeunes filles.
Pour les demandes d'admission, s'adresser au siège social

des Enfants heureux, 153, boulevard Haussmann (VIIIe).

Les malades de la Seine peuvent s'adresser à l'Office d'hygiène sociale, 9, place de l'Hôtel-de-Ville à Paris, qui dispose de 10 lits pour garçons de deux à sept ans et filles de deux à treize ans, ou mieux aux Dispensaires de la Seine appartenant à l'Office ou en liaison avec lui.

PRÉVENTORIUM DE LA MOTTE-VERTE

A DAMMARTIN-EN-GOELE

Cet établissement privé appartient à Mlle Milliault et est situé à Dammartin-en-Goële, sur le versant d'une colline. Largement ouvert à l'air et au soleil, il reçoit 50 garçons de six à treize ans, répartis dans cinq dortoirs, justiciables de la cure préventoriale, c'est-à-dire non contagieux, atteints de formes latentes et bénignes de tuberculose et exposés à la contagion dans le milieu familial ; sont en outre admis les enfants convalescents, anémiés, atteints de faiblesse congénitale ou acquise, enlevés momentanément aux milieux contaminés.

Le service médical est assuré par le Dr Malot. Une institutrice attachée au préventorium assure le travail scolaire, et les exercices de gymnastique sont pratiqués sous la direction d'un professeur du Collège de Juilly.

Le prix de journée est de 6 francs ; 30 lits sont réservés à l'Office public d'hygiène sociale de la Seine.

ÉCOLE DE RÉÉDUCATION PROFESSIONNELLE :

ÉCOLE DE RÉÉDUCATION DE CHAMIGNY

Par LA FERTÉ-SOUS-JOUARRE

Cette École d'horticulture est située au lieu dit « l'Ange Gardien », commune de Chamigny, près de la Ferté-sous-Jouarre (Seine-et-Marne). Elle reçoit de préférence les chétifs et les malingres à partir de treize ans qui ont été soignés dans les préventoriums de Bry-sur-Marne et d'Isches, de l'Association Léopold-Bellan a qui elle appartient. Elle dispose de 55 lits.

Pour les admissions, il faut s'adresser au Siège social de l'Association Léopold-Bellan, 30, rue des Jeûneurs, à Paris.

SANATORIUMS :

SANATORIUM D'AVON

8, route de Samois, à AVON

Le Sanatorium d'Avon est un établissement privé, situé à 80 mètres d'altitude, près de la forêt de Fontainebleau. Il compte 25 lits et reçoit les tuberculeux pulmonaires des deux sexes, à partir de seize ans. Le prix de journée est de 20 à 30 francs par jour.

Le médecin-directeur est M. le Dr Albert Salivas, auquel il faut s'adresser directement pour l'admission en envoyant un certificat médical détaillé du médecin traitant.

SANATORIUM DE VILLEVAUDÉ

Par CLAYE-SOUILLY

Cet établissement privé, aménagé dans un ancien château, au milieu d'un parc de 20 hectares, est situé à 7 kilomètres de Lagny et à 21 kilomètres de Paris, à l'altitude de 130 mètres, et domine les forêts de Bron et de Villeparisis.

Il comprend 30 chambres et un dortoir de 6 lits ; l'installation comporte la lumière électrique, le chauffage central, l'eau courante chaude et froide et un poste radiologique.

On y reçoit les tuberculeux pulmonaires adultes des deux sexes, au prix de pension de 30 à 50 francs par jour.

L'établissement est dirigé par le Dr H. Picard, à qui il convient de s'adresser pour les admissions.

SEINE-ET-OISE

ORGANISATION DÉPARTEMENTALE :

Association agréée comme Service annexe de l'Assistance médicale gratuite.

Titre : Office départemental d'hygiène sociale et de préservation antituberculeuse. — Siège social : Préfecture de Versailles. Président : M. le Préfet ; vice-présidents : Drs Guinard et Broussin ; secrétaire général : M. Brebion

DISPENSAIRES :

Médecins des dispensaires : Drs Hambert, Guilluy, André Martin, Montlahuc.

1. — Pontoise, 38, rue de la Coutellerie ; médecin : Dr Montlahuc.

2. — Beaumont-sur-Oise, 6, rue Edmond-Turcq ; médecin : Dr André Martin.

3. — Neuilly-Plaisance, avenue de la Station ; médecin : Dr André Martin.

4. — Montmorency, 25, rue de Claivaux ; médecin : Dr Montlahuc.

5. — Corbeil, 1, rue d'Essonnes ; médecin : Dr Hambert.

6. — Versailles, 2, rue Montbauron ; médecin : Dr Guilluy.

7. — Aulnay-sous-Bois, 32, avenue du Clocher ; médecin : Dr André Martin.

8. — Rueil, 17, rue Laurin ; médecin : Dr Guilluy.

9. — Saint-Germain-en-Laye, 8, rue d'Ourches ; médecin : Dr André Martin.

10. — Sèvres, rue des Châtresacs ; médecin : Dr Guilluy.

11. — Saint-Vrain, près de l'hospice (en liaison avec l'Office) ; médecin : Dr Couput.

12. — Argenteuil, 3, rue Jorand ; médecin : Dr Montlahuc.

13. — Mantes-sur-Seine, boulevard Carnot ; médecin : Dr Guilluy.

14. — Juvisy-sur-Orge, place de la Mairie ; médecin : Dr Hambert.

15. — Villeneuve-Saint-Georges, 8, rue des Vignes ; médecin : Dr Hambert.

16. —Étampes, 8 bis, rue Baugin ; médecin : Dr Hambert.

17. — Rambouillet, 4 bis, rue de la Motte ; médecin : Dr André Martin.

PLACEMENT FAMILIAL :

Par suite d'un contrat passé avec l'Office d'hygiène sociale de Seine-et-Oise, l'Œuvre du Placement familial des Tout-Petits reçoit les enfants de ce département.

CENTRE D'ÉLEVAGE DE MAINVILLE

Ce centre a été créé par Mme R. Dubost, en 1919, et la direction médicale en est confiée aux Drs Blechmann et François ; il constitue un centre complet avec dispensaire, salle de consultation, biberonnerie, infirmerie de quatre berceaux et infirmières.

Les enfants admis sont âgés de un à six mois et sont gardés jusqu'à deux ans et même davantage.

Le taux de la mortalité de ce centre a été depuis sa fondation jusqu'en 1923, de 6,64 p. 100.

Pour les admissions, s'adresser à la présidente de l'Œuvre.

PRÉVENTORIUMS :

PRÉVENTORIUM BON ACCUEIL

A GROSLAY

Le Préventorium Bon Accueil, situé rue des Écoles, à Groslay, à 12 kilomètres de Paris, banlieue Nord, fondé par

l'Œuvre des « Maisons américaines de convalescence »,
appartient à l'Office public d'hygiène sociale de la Seine.

Le médecin-chef est le Dr Renaud.

L'établissement comprend 40 lits destinés aux enfants
des deux sexes de trois à sept ans, atteints de tuberculose
occulte, ou d'adénopathies non ouvertes et trachéo-bronchiques proposés par l'Office public d'hygiène sociale. L'hospitalisation est gratuite pour les indigents ; pour les autres,
le prix de pension est proportionné aux ressources.

Pour l'admission, s'adresser à l'O. P. H. S., 9, place de
l'Hôtel-de-Ville, ou mieux aux Dispensaires de la Seine soit
appartenant à l'Office, soit en liaison avec lui.

PRÉVENTORIUM DE LA TOURELLE

A BALAINVILLIERS, près LONGJUMEAU

Le Préventorium La Tourelle est un établissement
privé annexe du Sanatorium « La Baronnie » et est sous la
même administration. Il a été fondé en 1917 par Mlle Chaptal
à titre privé et cédé à l'Œuvre des tuberculeux adultes
en 1919.

L'établissement compte 40 lits, réservés à l'Office public
d'hygiène sociale de la Seine, et reçoit les garçons de trois
à sept ans atteints de tuberculose occulte ou d'adénopathies
non ouvertes et trachéo-bronchiques et susceptibles d'être
contaminés.

Les frais de séjour sont gratuits ou proportionnés aux
ressources de la famille. Le Dr Ort est médecin de cet établissement.

Pour les admissions, s'adresser à l'Office public d'hygiène
sociale, ou mieux encore aux Dispensaires de la Seine appartenant à l'Office ou en liaison avec lui.

PRÉVENTORIUM MINORET

A CHAMPROSAY, par DRAVEIL

Le Préventorium Minoret, qui appartient à l'Œuvre de
Villepinte, est situé dans un vaste parc adossé à la forêt
de Sénart, à quelques minutes de la gare de Ris-Orangis.

On y reçoit des fillettes ou jeunes filles de six à trente ans, non contagieuses, en contact avec des parents tuberculeux, ne présentant que des signes de tuberculose latente ou occulte.

L'établissement compte 150 lits. Le parc, avec ses grandes pelouses et de nombreuses·allées de sapins, est parsemé de cures d'air, sortes de kiosques ouverts où s'abritent, en trois escouades distinctes, petits enfants, grandes fillettes et jeunes filles.

A l'intérieur du Préventorium, de hautes et larges cures d'air munies de chaises longues permettent aux malades de se reposer en bénéficiant d'une large aération.

Les malades peuvent être admises à l'une des conditions suivantes :

Être présentées : 1º par un bienfaiteur de l'Œuvre ayant une fondation ou une part de fondation ;

2º Par des Administrations publiques ou des Offices départementaux d'hygiène sociale ayant passé des accords avec l'Œuvre (l'Office d'hygiène sociale de la Seine y dispose de 30 lits pour fillettes et jeunes filles au-dessous de trente ans) ;

3º Par les Offices des Pupilles de la Nation de toute la France.

Les premières admissions sont gratuites ; les deuxièmes comportent un prix de pension revisé chaque année, et pour les troisièmes le prix annuel de pension comporte une réduction de 2 francs par jour.

Pour les demandes d'admission, s'adresser au siège de l'Œuvre de Villepinte, 25, rue de Maubeuge, à Paris.

Les médecins de l'établissement sont le Dr Thiel, à Montgeron, le Dr François, à Draveil, et le Dr Loyauté, oto-rhino-laryngologiste.

PRÉVENTORIUM DE LA QUEUE-LES-YVELINES

Cet établissement appartient à l'Association « Air et Soleil » et est situé sur un plateau très aéré et entouré de bois. Il compte 30 lits réservés à des garçons de cinq à dix ans. Les demandes d'admission doivent être adressées à la directrice de l'établissement et être accompagnées d'un certificat médical. Avant leur admission, les malades sont examinés par le Dr Sevran, 17, rue de la Terrasse, à Paris.

Le service médical de l'établissement est assuré par le Dr Taufflieb (de Montfort-l'Amaury) et dirigé par le Dr H. Petit, ancien interne des hôpitaux de Paris.

PRÉVENTORIUM DE MILLY

Cet établissement reçoit les enfants des deux sexes de deux à cinq ans, justiciables de la cure préventoriale. Le nombre de lits est de 20, dont 15 sont réservés à l'Office public d'hygiène sociale de la Seine.

Le prix de pension est de 6 fr. 50 par jour et le lit à l'année de 2 000 francs.

Pour les admissions, s'adresser à la présidente de l'Œuvre des Enfants heureux, 153, boulevard Haussmann, Paris (VIIIe), et à l'Office d'hygiène sociale, 9, place de l'Hôtel-de-Ville, à Paris (IVe), ou mieux aux Dispensaires de la Seine appartenant à l'Office ou en liaison avec lui.

PRÉVENTORIUM DE JAMBVILLE

A JAMBVILLE

Cet établissement est situé à 7 kilomètres de Meulan, sur un plateau dominant la Seine et qui jouit d'un air particulièrement pur. La partie supérieure de la maison est occupée par une vaste salle vitrée et une galerie extérieure qui permettent de pratiquer des cures d'air et de soleil. Le nombre de lits est de 26, exclusivement destinés aux jeunes gens au-dessus de treize ans et aux adultes du sexe masculin, ayant besoin de repos au grand air et ne présentant aucun signe de tuberculose.

Les frais de séjour sont de 12 francs par jour au-dessus de seize ans et de 9 fr. 50 pour les enfants de treize à seize ans.

Pour renseignements et admission, s'adresser au siège social de l'« Œuvre du Retour à la santé », 92, rue du Moulin-Vert, Paris (XIVe).

PRÉVENTORIUM DE LA RUCHETTE
A VIROFLAY

Cet établissement, situé à Viroflay, près de la gare de Chaville-Velizy, à l'entrée des bois, reçoit des fillettes à partir de quatre ans, appartenant surtout à des familles de classe cultivée mais non fortunées ; le nombre de lits est de 25. Les enfants y reçoivent, avec une instruction primaire, un enseignement ménager et sont entraînées à la pratique des exercices physiques, notamment de la gymnastique rythmique.

Le prix de pension est de 200 francs par mois.

Adresser les demandes d'admission à Mlle Bourget, à la Ruchette, à Viroflay.

PRÉVENTORIUM DE MONTFORT-L'AMAURY

Cet établissement reçoit les fillettes de trois à six ans et les garçons de trois à cinq ans et est situé à proximité de la forêt de Rambouillet.

La maison, munie du chauffage central, comprend au rez-de-chaussée des cuisines, un réfectoire, une salle de jeux et de gymnastique, des salles de bains et des cabinets de douches au premier étage, deux grands dortoirs avec lavabos à eau courante et au deuxième étage une salle d'étude avec terrasses pour l'héliothérapie.

Pour les admissions. s'adresser à la Directrice de l'établissement.

SANATORIUMS :

SANATORIUM DE LA TÚYOLLE
A TAVERNY

Le Sanatorium de la Tuyolle, à Taverny (station de Vaucelles), à 19 kilomètres de Paris, a été fondé par l'Œuvre des Maisons américaines de convalescence et appartient au département de la Seine.

L'établissement est situé dans un vaste parc, bien abrité contre les vents du Nord par la forêt de Montmorency qui l'environne.

Il comporte :

A — Les pavillons du « château de la Tuyolle » et de « l'Arcadie », qui sont munis :

1º De dortoirs de dix, huit, six, quatre et trois lits et de dix chambres à un lit, réservées aux malades qui doivent être isolées temporairement ;

2º De lavabos séparés, à eau courante, chaude et froide ; de salles de bains et de douches ;

3º De réfectoires et salle de réunion ;

4º Du service médical : salles d'auscultation, d'oto-rhino-laryngologie, de radioscopie, pansements ; installation complète pour la pratique du pneumothorax artificiel; laboratoire, cabinet dentaire et pharmacie.

B. — Un autre pavillon séparé et éloigné des malades, comprenant une buanderie, des salles de désinfection, des crachoirs, vêtements, literie, livres, etc.

C. — Quatre galeries de cure disséminées dans le parc.

Ce Sanatorium compte 150 lits, dont 140 réservés au département de la Seine et 10 au département de Seine-et-Oise. N'y sont admises que les jeunes filles et femmes à partir de quinze ans, atteintes de tuberculose pulmonaire à forme curable ou améliorable.

Les malades contribuent aux frais de traitement dans des proportions variables suivant leurs ressources ; les indigentes sont hospitalisées gratuitement.

Pour les admissions, s'adresser à l'Office public d'hygiène sociale, 9, place de l'Hôtel-de-Ville, Paris (IVe), ou aux Dispensaires de la Seine appartenant à l'Office public d'hygiène sociale ou en liaison avec lui.

Le médecin-directeur de l'établissement est le Dr Smolizanski, assisté du Dr Minoret, non résidant.

SANATORIUM DE LA BARONNIE

A BALAINVILLIERS, *près de LONGJUMEAU*

Le Sanatorium de la Baronnie, établissement assimilé fondé par Mlle Chaptal, est une œuvre privée reconnue d'utilité publique, administrée par l'Œuvre des tuberculeux adultes dont le siège social est 66, rue Vercingétorix, à Paris. Il est situé sur le plateau d'Orsay, dans un pays dominant la forêt de Chevreuse, tout près du petit village de Balain-villiers et à 3 kilomètres du bourg de Longjumeau.

L'établissement compte 43 lits de femmes réservés à la Seine-et-Oise. Il se trouve dans un parc et est aménagé avec une galerie de cure. On y reçoit des femmes atteintes de tuberculose pulmonaire, dont l'état est curable ou au moins améliorable. Le médecin-chef est le Dr Vicq, médecin de l'hôpital de Longjumeau.

L'examen médical d'entrée est fait par les médecins agréés par la Préfecture de Seine-et-Oise, la totalité des lits étant réservée par contrat aux malades de ce département.

SANATORIUM BELLE ALLIANCE
A GROSLAY

Le Sanatorium Belle Alliance, rue des Écoles, à Groslay, fondé par l'Œuvre des « Maisons américaines de convales-cence », appartient à l'Office public d'hygiène sociale de la Seine.

L'établissement compte 60 lits pour femmes, dont 55 réservés aux malades de la Seine et 5 à celles de Seine-et-Oise. Il reçoit exclusivement des sujets atteints de tuberculose pulmonaire curable ou nettement améliorable.

Il comprend un grand bâtiment séparé où sont installés les malades et le service médical. Les services administratifs et annexes (désinfection, buanderie, etc.) sont organisés dans des bâtiments séparés. Les galeries de cure sont placées dans le parc ; d'autres, réservées à certaines malades, sont installées dans une véranda attenante au bâtiment sana-torial.

Le médecin-directeur est le Dr Renaud.

Le prix de pension est proportionné aux ressources des malades et gratuit pour les indigentes.

Pour l'admission, s'adresser à l'Office public d'hygiène sociale, 9, place de l'Hôtel-de-Ville, ou aux Dispensaires de la Seine appartenant à l'Office ou en liaison avec lui.

SANATORIUM DES OMBRAGES
10, *Porte de Buc, à VERSAILLES*

Le Sanatorium des Ombrages, établissement populaire privé, est situé dans les bois de Satory et comprend deux bâtiments séparés, la villa avec 23 lits, et le château avec 47 lits, au total 70 lits, dont 20 réservés à l'Office public d'hygiène sociale du département de la Seine.

Le prix de journée est de 16 francs pour les adultes et de 11 francs pour les enfants au-dessous de onze ans.

L'établissement reçoit les femmes, jeunes filles et enfants tuberculeux pulmonaires ; ils sont séparés par catégories, les tuberculoses fermées à la villa, les contagieuses au château.

Le service médical est assuré par le Dr Sigwalt, médecin-chef, le Dr Dêtis, médecin assistant, le Dr Meyer, laryngologiste ; les examens radiographiques sont faits à l'hôpital par le Dr Hadengue ; les analyses bactériologiques sont pratiquées au laboratoire du Sanatorium.

Pour l'admission, s'adresser à Sœur Boudet, directrice du Sanatorium, et à l'Office d'hygiène sociale de la Seine, 9, place de l'Hôtel-de-Ville, à Paris, ou aux Dispensaires de la Seine appartenant à l'Office ou en liaison avec lui.

SANATORIUM D'ORMESSON
Par LA VARENNE-CHENNEVIÈRE

Le Sanatorium d'Ormesson, à Ormesson, est administré par l'Œuvre des enfants tuberculeux, dont le siège social est à Paris, 5, rue de Miromesnil.

L'établissement est situé dans un vaste parc et comprend des dortoirs et réfectoires spacieux et bien aérés, un service de bains et des galeries pouvant servir de cure d'air ; il compte 120 lits, dont 35 sont réservés à l'Office public d'hygiène sociale de la Seine. Il reçoit les filles de cinq à quinze ans atteintes de tuberculose pulmonaire curable ou améliorable, sans distinction de culte ni d'origine.

Le prix de journée est de 11 francs. Le Dr Rouillon est médecin de l'établissement. La visite médicale d'entrée a lieu à l'hôpital des Enfants-Malades par le Dr Bergeron.

Pour les admissions, s'adresser soit au siège social de l'Œuvre ou à l'Office public d'hygiène sociale de la Seine, ou mieux aux Dispensaires de la Seine appartenant à l'Office ou en liaison avec lui.

SANATORIUM DE VILLIERS

A VILLIERS-SUR-MARNE

Le Sanatorium de Villiers-sur-Marne fait partie de l'Œuvre des Enfants tuberculeux d'Ormesson, dont le siège social est à Paris, 5, rue de Miromesnil. L'établissement est situé dans un parc et comprend des dortoirs et réfectoires spacieux, des salles de bains et d'importantes dépendances. L'établissement compte 200 lits dont 135 réservés à l'Office d'hygiène sociale de la Seine, et reçoit les garçons de cinq à quinze ans atteints de tuberculose pulmonaire curable ou améliorable.

La visite médicale d'entrée a lieu à l'hôpital des Enfants-Malades par le Dr Bergeron. Le Dr Bourgarel, médecin traitant, de Villiers, et le Dr Bergeron, médecin consultant, de Paris, assurent le service médical.

Le prix de pension est de 11 francs.

Pour les admissions, s'adresser au siège social de l'Œuvre ou à l'Office public d'hygiène sociale de la Seine, ou mieux aux Dispensaires de la Seine appartenant à l'Office ou en liaison avec lui.

SANATORIUM DE BUZENVAL

9, rue du Marquis-de-Coriolis, à BUZENVAL, près RUEIL

Le Sanatorium de Buzenval est un établissement privé, situé à 125 mètres d'altitude, entre Saint-Cloud et Rueil.

Il est desservi par la gare de Saint-Cloud-Montretout et le tramway du Bois de Boulogne Val-d'Or-Montretout.

Le médecin-chef directeur de l'établissement est le Dr E. Poussard, ex-interne des hôpitaux de Paris, et le médecin traitant le Dr R. Poussard.

Cet établissement, qui compte 31 lits, est destiné aux malades atteints de tuberculose sous toutes ses formes, médicale et chirurgicale, ressortissant exclusivement de la cure d'air, de soleil et de repos ; on y pratique le traitement par le pneumothorax et les rayons ultra-violets.

Les 31 chambres possèdent le chauffage central et l'éclairage électrique. Deux galeries de cure sont installées dans le parc ; une troisième, vitrée, à aération progressive pour l'hiver, est adossée au Sanatorium.

Le prix de journée varie de 25 à 40 francs.

L'examen médical d'admission doit être fait par le médecin traitant, qui établit le certificat d'entrée ; la maison est ouverte à tous les médecins, qui peuvent y suivre la cure de leurs malades.

SANATORIUM DE SAINTE-COLOMBE

Par BAZEMONT

Cet établissement privé, situé, loin de toute agglomération, sur le territoire de la commune de Bazemont, est construit au milieu d'un parc boisé de 8 hectares, dans un site pittoresque, dominant la vallée de la Seine.

Il comprend 30 lits dont 5 en chambres individuelles et les autres en dortoirs de 4 à 8 lits.

Le prix de pension est de 20 à 35 francs par jour, suivant la chambre occupée.

Les soins médicaux font l'objet d'une rémunération forfaitaire de 40 francs par mois.

Le service médical est assuré par le Dr Chevrolet, 107, avenue de Villiers, Paris (XVIIe), auquel doivent être adressées les demandes d'admission.

SANATORIUMS DE BLIGNY

S. Despeaux-Rubod. — S. du Petit Fontainebleau. — S. de Fontenay.
Par BRIIS-SOUS-FORGES

Les Sanatoriums de Bligny ont été fondés et sont administrés par l'Œuvre des Sanatoriums populaires de Paris, association d'initiative privée, à but charitable, créée en juin 1900, et reconnue d'utilité publique par décret du 12 mai 1902.

Le Conseil d'administration est présidé par le marquis L. de Vogüé et le siège social de l'Œuvre est à Paris, 56, rue de Provence.

Les bâtiments sont construits en bordure d'un grand parc de 85 hectares à environ 175 mètres d'altitude, protégés contre le nord par la totalité du bois ; ils ont vue au sud, sur la vallée, en direction d'Arpajon-Saint-Chéron-Dourdan.

Bligny est à 40 kilomètres de Paris, 30 kilomètres de Versailles, 28 kilomètres de Rambouillet. On y accède par la ligne de Paris à Orsay et Limours (gares du Luxembourg, de Port-Royal ou Denfert-Rochereau). La distance des gares aux Sanatoriums est de 12 kilomètres par Orsay, 8 kilomètres par Limours.

Les Sanatoriums sont dirigés par le Dr L. Guinard, assisté de quatre médecins.

Le premier Sanatorium de Bligny, qui porte aujourd'hui le nom de Despeaux-Rubod, a été ouvert le 8 août 1903 ; il compte 120 lits pour les hommes.

Le 9 mai 1909 s'ouvrait le Sanatorium dit « du Petit Fontainebleau », avec 108 lits, pour les femmes.

Un troisième Sanatorium, dit « Sanatorium de Fontenay », a été ouvert le 18 mars 1918 ; il est également affecté au service des femmes et se compose de deux grands pavillons indépendants, l'un de 120 chambres, l'autre de 135.

Il reste à terminer un quatrième pavillon dont la construction a été arrêtée le 2 août 1914 par la mobilisation générale. Ce bâtiment, dont les sous-sols et le rez-de-chaussée sont en partie achevés, ajoutera 125 lits aux 350 déjà en service, donnant ainsi un total de 475 places, pour tuberculeux, dans les Sanatoriums de Bligny.

Enfin, un pavillon complémentaire de 32 chambres reçoit les pensionnaires des Sanatoriums de femmes qui peuvent être mises au travail et les élèves infirmières en stage d'étude.

En résumé, le total des lits aux Sanatoriums de Bligny est donc de 515.

Le prix d'entretien d'un malade par jour est actuellement de 14 francs.

Pour les malades admis au compte de l'Office d'hygiène sociale de la Seine, le prix de pension est gratuit ou proportionné aux ressources de l'Œuvre ; il est actuellement de 10 francs par jour.

La durée moyenne de séjour est de huit à dix mois.

Admissions. — Les Sanatoriums de Bligny s'adressent aux tuberculeux adultes, hommes et femmes, atteints de formes curables ou très améliorables, et, pratiquement, on s'efforce de recevoir avant tout des malades qui, éliminant des bacilles, peuvent constituer un danger pour l'entourage.

Les demandes d'admission ou de renseignements doivent être adressées au secrétariat de l'Œuvre, 73, rue de la Victoire, à Paris (IXe), ou directement aux Sanatoriums.

Toute demande doit être accompagnée des pièces suivantes :

1º Bulletin de naissance, sur papier libre (âge minimum : seize ans pour les hommes ; quatorze ans pour les jeunes filles) ;

2º Extrait de casier judiciaire ;

3º Questionnaire médical (modèle du Sanatorium) rempli et signé par le médecin traitant ;

4º Attestation d'une Société, d'une Œuvre ou d'une personne répondant des frais d'entretien pendant la durée de la cure, ou engagement de paiement du prix de journée.

Pour les malades du département de la Seine, les demandes d'admission peuvent être adressées à l'Office public d'hygiène sociale de la Seine ou aux Dispensaires de la Seine appartenant à l'Office ou en liaison avec lui.

Après l'envoi de ces pièces, le malade reçoit une convocation lui indiquant le lieu, le jour et l'heure où il doit se présenter à l'examen d'un médecin du Comité d'admission qui décide s'il est apte à bénéficier de la cure au Sanatorium.

Les malades définitivement inscrits sont appelés à se rendre à Bligny, par voie de convocation individuelle leur indiquant le jour et l'heure de leur entrée au Sanatorium.

L'examen d'entrée a lieu généralement à Paris, au Dispensaire Albert-Calmette, 22, rue de la Glacière.

La généralité des malades en traitement aux Sanatoriums de Bligny y sont envoyés par des administrations publiques ou privées, notamment par l'Office public d'hygiène sociale de la Seine, et par le Comité départemental d'assistance aux tuberculeux de Seine-et-Oise.

A leur sortie des Sanatoriums, les malades restent en contact permanent avec l'Œuvre et le médecin-directeur par l'intermédiaire d'une Société amicale à laquelle ils s'inscrivent moyennant une cotisation très minime : 3 francs par an.

L'Amicale de Bligny se propose :

1º D'établir, entre tous ses membres, un centre de relations amicales et d'assistance mutuelle ;

2º De venir en aide aux sociétaires et à leur famille dans le besoin, soit pendant, soit après la cure ;

3º De mettre des « bourses de santé » temporaires à la disposition des pensionnaires nouvellement sortis ;

4º De procurer un emploi, dans la mesure du possible, aux pensionnaires sortant des Sanatoriums.

Le service intérieur des Sanatoriums est assuré par des sœurs infirmières formées et instruites théoriquement et pratiquement par les soins du médecin-directeur.

Plusieurs sont pourvues du diplôme d'État, d'un diplôme de Croix-Rouge ou d'une École d'infirmières.

Dans les deux premiers Sanatoriums de Bligny, les malades sont groupés par chambres de trois ou de deux lits, avec lavabos indépendants ; les Sanatoriums de Fontenay ne comprennent que des chambres à un lit.

Les Sanatoriums de Bligny sont en liaison étroite avec le Dispensaire Albert-Calmette et le Dispensaire franco-britannique dans le XIIIe arrondissement de Paris, et avec les autres Dispensaires des départements limitrophes, par l'intermédiaire de l'Office public d'hygiène sociale de la Seine et du Comité départemental de Seine-et-Oise

Ils sont également en relations permanentes avec la Colonie agricole franco-britannique du château de Sillery.

SANATORIUM DES CHEMINOTS

A RIS-ORANGIS

Le Sanatorium des Cheminots a été fondé par l'Union nationale des Cheminots. Il est situé à Ris-Orangis, sur le versant du plateau qui limite au sud la vallée de la Seine, en face de la forêt de Sénart, et comprend toutes les installations nécessaires au traitement des tuberculeux par la cure sanatoriale. Le pneumothorax y est pratiqué.

L'établissement, assimilé à un sanatorium public, peut recevoir 125 malades ; il est ouvert à tous les cheminots, à partir de dix-huit ans, atteints de tuberculose pulmonaire curable.

Les demandes d'admission doivent être adressées au Conseil d'administration, 21, rue d'Amsterdam, à Paris, qui envoie la formule de renseignements à remplir par le médecin traitant. Sur l'examen de ces pièces et au besoin après examen médical complémentaire, l'admission est prononcée.

Les frais de journée sont supportés par l'Œuvre et par les pensionnaires, suivant des modalités qui varient avec les circonstances

Des lits sont attribués à l'Office national des mutilés pour les tuberculeux réformés de la guerre, de préférence pour des cheminots.

Pour cette catégorie, les demandes doivent être adressées à l'Office national des mutilés, 6, boulevard des Invalides.

SANATORIUM D'YERRES

A YERRES

Le Sanatorium d'Yerres appartient au département de la Seine. Il est situé à 70 mètres d'altitude, sur l'un des versants de la vallée de l'Yerre, dans un pays boisé. Il compte 75 lits pour hommes à partir de quinze ans, tuberculeux pulmonaires, non fébricitants, et susceptibles de guérison ou d'amélioration.

La pension est gratuite pour les indigents ; les autres contribuent aux frais de séjour dans des proportions variables suivant leurs ressources. Le Dr Davrinche, médecin-directeur, assure le service médical.

Conditions d'admission. — Adresser la demande d'admission à l'Office public d'hygiène sociale de la Seine, 9, place de l'Hôtel-de-Ville, Paris (IVe), ou mieux, s'adresser aux Dispensaires de la Seine appartenant à l'Office ou en liaison avec lui.

HOPITAUX-SANATORIUMS :

HOPITAL-SANATORIUM DE VILLEPINTE
A VILLEPINTE

L'Hôpital-Sanatorium de Villepinte, fondé en 1877, fut le premier en France consacré aux tuberculeux.

L'établissement est situé au milieu d'une plaine salubre, à la limite d'un village agricole, près de Sevran, à 18 kilomètres de Paris. Il est entouré d'un parc de 11 hectares dans lequel se détachent de belles pelouses, de grands bosquets et des allées de hauts sapins. Il compte 480 lits, et l'on y reçoit dès le plus jeune âge la femme tuberculeuse dans des pavillons entièrement séparés ; on y a éloigné les enfants des grandes fillettes et des adolescentes, et donné aux plus jeunes un pavillon spécial. La particularité de Villepinte est que pour chaque catégorie de tuberculeuses existe un quartier correspondant. L'Office d'hygiène sociale de la Seine y dispose de 20 lits pour adultes strictement justiciables de la cure sanatoriale.

On y reçoit les fillettes, jeunes filles et femmes à toutes les périodes de la tuberculose, présentées :

1º Par des bienfaiteurs ayant des fondations de lits complets ou partiels ;

2º Par des administrations publiques ou autres, des Offices d'hygiène sociale ayant passé des accords avec l'Œuvre ;

3º Par les Offices des Pupilles de la Nation de toute la France.

Les premières admissions sont gratuites ; les deuxièmes ont un prix de pension qui est revisé chaque année, et les troisièmes bénéficient d'une réduction de 2 francs par jour sur le prix annuel.

Le service médical est assuré par le Dr Piettre, médecin résident, le Dr Brachat, médecin traitant, le Dr Loyauté, laryngologiste, et le Dr Lepennetier, radiologue.

Pour les admissions, s'adresser au siège social de l'Œuvre de Villepinte, 25, rue de Maubeuge, à Paris, ou, pour les malades de la Seine, aux Dispensaires de la Seine appartenant à l'Office d'hygiène sociale ou en liaison avec lui.

HOPITAL-SANATORIUM DE BRÉVANNES
A LIMEIL-BRÉVANNES

L'Hôpital-Sanatorium de Brévannes, pour tuberculeux adultes, installé dans la partie ouest du parc de l'hospice de Brévannes (à 18 kilomètres à l'est de Paris, commune de Limeil-Brévannes; gare de Boissy-Saint-Léger, Est-Bastille à 1 500 mètres), dépend de l'Assistance publique de Paris. Il se compose de deux groupes de bâtiments :

1º Hôpital-Sanatorium proprement dit (511 lits), composé de deux grands pavillons à deux étages, symétriques, l'un quartier des hommes, l'autre quartier des femmes. Chacun de ces deux pavillons comporte 248 lits; 16 lits d'hommes sont réservés aux infirmiers tuberculeux de l'Assistance publique. Chaque pavillon comporte des jardins et des galeries de cure;

2º Le Sanatorium Landouzy, bâti pendant la guerre, ouvert en juillet 1920 et composé de quatre pavillons sans étage de 96 lits (384 lits d'hommes) avec jardin et galeries de cure.

La direction et la gestion sont celles de l'hospice de Brévannes, avec le budget distinct.

Le service médical est dirigé par le Dr Lévy-Valensi, médecin des hôpitaux, avec le concours de cinq médecins assistants : Drs Feil, Claude, Thiel, Mmes Porcher et Dereux, et de six internes.

Deux des assistants ont respectivement la charge du laboratoire de clinique (Dr Feil) et du service de radiologie. Un service d'oto-rhino-laryngologie et un service dentaire fonctionnent sous la direction de spécialistes des hôpitaux de Paris. Le pneumothorax thérapeutique est pratiqué par les médecins assistants.

Les admissions sont faites par les centres de triage de Paris:

1º Laënnec pour Paris rive droite, moins le secteur Beaujon-Bichat ;

2º Beaujon pour le secteur Beaujon-Bichat et communes du nord de la Seine ;

3º Cochin pour Paris rive gauche, sur proposition des services de médecine des hôpitaux, des Dispensaires de l'Assistance publique et de l'Office public d'hygiène sociale de la Seine.

Brévannes reçoit des malades à tous les degrés de tuberculose pulmonaire. Les conditions d'admission sont résumées dans le texte ci-dessous des feuilles d'admission.

Catégorie A. — Malades atteints de tuberculose pulmonaire peu avancée, apyrétiques et curables.

Catégorie B. — Malades n'étant pas en période d'évolution fébrile, non obligés de garder le lit, pouvant bénéficier notablement d'un séjour à la campagne de deux ou trois mois.

Catégorie C. — Malades plus gravement atteints que ceux de la catégorie B, fébriles ou non, mais non arrivés à la phase ultime de la maladie, pouvant voyager sans être transportés en brancard. Ces malades ne sont admis que par suite de nécessité sociale constatée, à titre exceptionnel et en nombre limité.

Les propositions de la catégorie C sont l'objet d'une enquête à domicile.

Les malades sont amenés des centres de triage par les automobiles de l'Assistance publique.

L'Hôpital-Sanatorium de Brévannes jouit du climat de la région de Paris. Il n'a pas de contre-indications spéciales autres que celles convenues, relatives au degré d'évolution et de curabilité signalées ci-dessus.

Le triage à l'admission est fait, pour les hommes, dans une salle spéciale du Sanatorium Landouzy, pour les femmes, dans une salle spéciale de leur pavillon. Les lits sont séparés, dans ces services, par une installation très simple et très pratique de rideaux sur pieds mobiles. Après une semaine environ d'observation clinique, pendant laquelle sont établies les fiches bactériologiques et radiologiques, les malades sont répartis dans les salles correspondant à leur état. Des salles spéciales sont réservées aux malades à examens bactérioscopiques négatifs répétés avec homogénéisation.

La durée du séjour n'est basée que sur les indications médicales. La règle du séjour de trois mois, base d'estimation pour le roulement administratif, n'est appliquée qu'aux cas favorables, suivant les besoins en lits et en liaison avec les centres de triage. Les chefs de service et les assistants se réunissent fréquemment avec ceux des centres de triage de Paris, et coordonnent leurs efforts avec ceux de l'Administration de l'Assistance publique.

L'Hôpital-Sanatorium de Brévannes est doté de tout le matériel technique désirable (appareillage médical, deux cuisines spéciales, désinfection, buanderie, épandage à grande distance). Il constitue l'établissement le plus important de l'Assistance publique de Paris pour l'isolement et la cure des tuberculeux pulmonaires adultes.

PAVILLON VILLEMIN

Il convient de signaler en outre, à Brévannes, le Pavillon Villemin, un des quatre pavillons du quartier des Enfants (Dr René Marie, médecin-chef; Dr Clément, médecin assistant; deux internes), qui comprend 150 lits pour filles et garçons de cinq à quinze ans.

Les propositions d'admission sont à faire par les hôpitaux d'enfants de l'Assistance publique de Paris. Les admissions sont faites par la Commission de contrôle siégeant à l'hospice Debrousse (service du Dr Babonneix).

Ne sont admis au Pavillon Villemin que les tuberculoses pulmonaires infantiles fermées.

Deux pavillons en voie d'organisation, de chacun 45 lits, sont destinés en principe à des tuberculoses pulmonaires infantiles ouvertes.

ÉCOLE DE RÉÉDUCATION PROFESSIONNELLE :

COLONIE FRANCO-BRITANNIQUE DE SILLERY·
A EPINAY-SUR-ORGE

La Colonie franco-britannique de Sillery a été fondée et dotée par un Comité anglais, sous la présidence de la Vicomtesse L. de la Panouse, pour y installer une école d'horticulture, au profit des jeunes garçons menacés par la tuberculose, ou des hommes guéris de cette maladie. Les anciens pensionnaires de Sanatoriums, non contagieux et sans lésions actives, voulant s'adonner au travail de la terre, y trouvent naturellement leur place.

Le but de cette école d'horticulture est de favoriser le

retour aux champs : 1° pour de jeunes garçons que l'on enlève à des milieux contaminés, et auxquels on enseigne graduellement le jardinage, tout en leur donnant des cours d'instruction primaire dans une école ouverte à Sillery ; 2° pour les adultes, que l'on intéresse à un métier de plein air, de manière à leur permettre de gagner sainement leur vie, par la culture des jardins.

La surveillance médicale est assurée à Sillery par le Dr Guinard, médecin-directeur des Sanatoriums de Bligny.

Une infirmière, travaillant sous ses ordres, règle la durée du travail des convalescents, selon les forces de chacun d'eux.

La moyenne des stages est de huit mois. Ce laps de temps révolu, si le médecin trouve l'élève suffisamment rétabli, et que celui-ci ait une connaissance convenable de son métier, il est placé comme garçon-jardinier, après avoir reçu un trousseau complet, et il prend sa place parmi les « anciens », déjà au nombre de 80, qui restent en rapport constant avec la Colonie.

La propriété de Sillery, qui s'étend sur 45 hectares environ, est située à 20 kilomètres de Paris environ, dans un site très agréable. Pendant leurs loisirs, les élèves s'y livrent au foot-ball, et à divers jeux qui contribuent à fortifier leur santé.

La Colonie peut recevoir 100 pensionnaires. Il y a deux sections : celle des petits, de dix à quinze ans ; celle des grands de quinze ans à x années. Quatre-vingts places sont réservées à l'Office public d'hygiène sociale de la Seine.

Les candidats passent la visite médicale soit au Dispensaire Calmette, rue de la Glacière, soit au Dispensaire franco-britannique, 76, rue de la Colonie. Le prix de pension est de 7 francs par jour. Tous les vêtements de travail et objets de toilette sont fournis aux pensionnaires.

Les demandes d'admission doivent être adressées à Mlle de Pitteurs, directrice de la Colonie franco-britannique, château de Sillery, par Epinay-sur-Orge (Seine-et-Oise) ; téléphone : n° 6, à Savigny-sur-Orge ; — et pour la Seine, à l'Office public d'hygiène sociale, 9, place de l'Hôtel-de-Ville, à Paris, ou dans les Dispensaires de la Seine appartenant à l'Office ou en liaison avec lui.

ÉTABLISSEMENT HÉLIOTHÉRAPIQUE :

ÉTABLISSEMENT HÉLIOTHÉRAPIQUE DES BRÉVIAIRES

Par LE PERRAY

Cet établissement, fondé en 1919, se compose d'une maison de construction ancienne, mais largement ouverte à l'air et au soleil, près du Perray, à proximité de la forêt de Rambouillet. Il appartient à l'Association « Air et Soleil », dirigée par un Conseil de direction sous la présidence de Mme G. Antoine-May.

Il comprend 18 lits installés en dortoirs et destinés à des enfants des deux sexes à partir de cinq ans (garçons jusqu'à dix ans seulement) ou à des jeunes filles atteintes de tuberculose osseuse ou ganglionnaire ou de formes de tuberculose pulmonaire non contagieuses.

Les demandes d'admission doivent être adressées à la Directrice, accompagnées d'un certificat médical ; les malades ne sont admis qu'après avoir été examinés par le Dr May, médecin des hôpitaux, 3, quai Malaquais, Paris ; ceux originaires de Seine-et-Oise ont un droit de priorité.

Le service médical est assuré par le Dr H. Petit (des Essarts-le-Roi), ancien interne des hôpitaux de Paris.

SERVICES HOSPITALIERS POUR TUBERCULEUX:

Corbeil, à l'hôpital	10 lits
Étampes, à l'hôpital	12 —
Gonesse, à l'hôpital	20 —
Poissy, à l'hôpital	9 —
Saint-Cloud, à l'hôpital	6 —
Saint-Germain-en-Laye, à l'hôpital	28 —
Versailles, à l'hôpital	48 —
Total	133 lits.

SEINE-INFÉRIEURE

ORGANISATION DÉPARTEMENTALE :

Service départemental.

Titre : Office public d'hygiène sociale. — Siège social : à la Préfecture de Rouen : 1º rue Fontenelle (services administratifs) ; 2º boulevard des Belges (services techniques). Président du Conseil de surveillance de l'Office : M. Raymond Lemarchand ; secrétaire général : M. Vasseur ; assesseur technique : Dr Ott, inspecteur départemental des services d'hygiène.

DISPENSAIRES :

1. — Rouen central, 20, boulevard des Belges ; médecin : Dr Jouen.

2. — Petit-Quevilly, rue de la Gendarmerie ; médecin : Dr Brasseur.

3. — Le Havre, 14, rue Haudry (D. Brouardel-Frottier) ; médecin : Dr Morlot.

4. — Fécamp, à l'hôpital ; médecin : Dr Dubos.

5. — Elbeuf, 12, rue du Havre (S. B. M.) ; médecin : Dr Boyer.

6. — Darnétal, route de Lyons, nº 3 ; médecin : Dr Lemesle.

7. — Yvetot, rue de la République ; médecin : Dr Jouen.

8. — Le Trait, route du Havre ; médecin : Dr Rousseau.

9. — Dieppe, 35, rue Thiers ; médecin : Dr Jouen.

10. — Maronne, rue de la République ; médecin : Dr Jouen.

11. — Malaunay, rue du Houlme ; médecin : Dr Rousseau.

12. —Bolbec, rue Fouquet-Lemaître ; médecin : Dr Ouvry.

PLACEMENT FAMILIAL :

Filiale de Rouen de l'Œuvre Grancher. Présidente : Mme Touzé, 26, rue Beauvoisin : secrétaire général : Dr Brunon.

Filiale du Havre de l'Œuvre Grancher. Président : M. Gaillard, 102, rue Gustave-Flaubert ; secrétaire : Mlle Deronde.

PRÉVENTORIUM :

PRÉVENTORIUM DE CANTELEU

A CANTELEU

Le Préventorium de Canteleu est un établissement départemental situé dans la commune de Canteleu, à une altitude de 148 mètres, à 4 kilomètres de Rouen. Il est administré par le département, sous les auspices de l'Office public d'hygiène sociale de la Seine-Inférieure. Le médecin-chef en est le Dr Angeli, assisté de Mlle le Dr Romain. Il compte 249 lits (128 lits de garçons, 98 lits de filles, 15 lits d'observation et 8 lits d'isolement. Le prix de journée, de 8 francs, est élevé à 9 fr. 50 pour les enfants étrangers au département, et l'on y reçoit les enfants des deux sexes de cinq à treize ans atteints de tuberculose non contagieuse ou menacés de contagion tuberculeuse.

L'examen médical d'entrée a lieu exclusivement par les Dispensaires d'hygiène sociale du département. Les enfants n'y sont maintenus définitivement qu'après une période d'observation. Ils y restent aussi longtemps que subsiste l'indication médicale en ce qui les concerne, ou l'indication sociale en ce qui concerne leur famille.

PRÉVENTORIUM MARITIME :

PRÉVENTORIUM MARITIME LA VOLIÈRE

A VARENGEVILLE

Ce Préventorium marin, dit « La Volière », situé à Varengeville, est à proximité de la mer, sur un plateau à 90 mètres d'altitude ; il appartient à une société privée qui le met à la disposition du département. Il comprend 80 lits en quatre dortoirs et est destiné à des enfants des deux sexes de cinq à treize ans

Le prix de journée est de 8 fr. 50, est de 9 fr. 50 pour les enfants étrangers au département.

Pour les admissions, s'adresser à la Préfecture de Rouen.

La Volière, fermée l'hiver, ouvre de mai à octobre et fonctionne comme annexe de Canteleu sous la direction du Dr Angeli.

SANATORIUM :

SANATORIUM D'OISSEL
A OISSEL

Cet établissement, Sanatorium assimilé, fondé et administré par l'Œuvre du Sanatorium rouennais, est adossé à la forêt de Rouvray et comprend 30 hectares de sapins ; son altitude est de 50 mètres ; il reçoit les tuberculeux pulmonaires des deux sexes à partir de l'âge de six ans (67 hommes et 133 femmes au total, 200 lits).

L'établissement reçoit les indigents au compte de l'Assistance médicale gratuite et des malades payants.

Le prix de journée est de 14 fr. 50, comprenant soins médicaux, pharmacie, etc. Il y a un laboratoire de bactériologie, une salle de pansement et de laryngologie, une salle de bains et une salle de douches.

Conditions d'admission. — 1º Engagement de la collectivité ou de la personne qui prend à sa charge les frais de pension (mairie, société, personne charitable) ;

2º Bulletin médical établi par le médecin traitant ;

3º Nom, adresse exacte du malade à envoyer.

Le Dr Halipré (de Rouen) est président de Conseil d'administration et un médecin-résident est chargé du service médical.

SANATORIUM MARITIME :

SANATORIUM DES GRANDES DALLES

Cet établissement, situé près de Saint-Pierre-en-Port, a été fondé par le département et remis à une Association privée qui en a la gérance.

Le nombre de lits est de 150, destinés à des enfants des deux sexes, âgés de trois à vingt et un ans pour les filles, de trois à quatorze ans pour les garçons, atteints de tuberculose osseuse ou ganglionnaire, sans localisations pulmoraires, rénales ou intestinales.

Le prix de pension est de 13 francs par jour, tout compris.

Les demandes d'admission sont adressées au médecin-chef de l'établissement avec les pièces nécessaires (acte de naissance, certificat médical, engagement de paiement).

Un contrat a été passé avec l'Office national des pupilles de la Nation.

L'établissement, élevé en bordure de la mer, à l'abri des vents du nord-ouest, est composé de deux bâtiments, réunis par une aile où se trouvent les services chirurgicaux.

Le sanatorium, d'installation récente, est doté de tout le confort moderne. Vingt-deux hectares de terrain, comprenant des parties boisées et des prairies, permettent d'établir des jeux de plein air.

Le médecin-directeur est le Dr Robert Sorel.

HOPITAL-SANATORIUM :

HOPITAL-SANATORIUM DE LA ROUTE DE DARNÉTAL

A ROUEN

Cet établissement, créé par les hospices de Rouen, dans un établissement aménagé à cet effet, comprend 140 lits pour l'isolement des tuberculeux des hôpitaux de Rouen ; d'autre part, les malades des dispensaires, proposés pour une cure sanatoriale, y séjournent pendant une période d'observation obligatoire.

Une Commission, composée du médecin-chef de l'Hôpital-Sanatorium, d'un médecin spécialisé de l'Office public d'hygiène sociale et du médecin-chef du Sanatorium, désigne les malades susceptibles de tirer profit de la cure sanatoriale.

Il comprend un laboratoire de bactériologie et de radiologie, une salle de laryngologie et de désinfection, des salles de bains, de douches et des galeries de cure.

Médecin-chef : Dr Cauchois, médecin des hôpitaux de Rouen.

SERVICE HOSPITALIER POUR TUBERCULEUX :

Le Havre, à l'hôpital Pasteur : 130 lits.

SÈVRES (DEUX-)

ORGANISATION DÉPARTEMENTALE :

Association.

Titre : Comité départemental d'hygiène sociale et de préservation antituberculeuse. —Siège social : à la Préfecture. Président : Dr Roulland.

DISPENSAIRE :

Niort, 6, rue de la Préfecture ; médecin : Dr Roulland.

PLACEMENT FAMILIAL :

Filiale de l'Œuvre Grancher, à la Préfecture de Niort. Président : Dr Roulland.

PRÉVENTORIUM :

PRÉVENTORIUM DES TERRASSES

A NIORT

Cet établissement, situé 37, rue du Vivier, au sommet d'une colline qui surplombe la vallée de la Sèvre, appartient à l'Association d'aide aux veuves de la Grande Guerre (siège social : 39, rue du Général-Foy, Paris).

Il comprend 17 lits réservés aux veuves d'officiers et de soldats faisant partie de l'Œuvre, non contagieuses, et justiciables d'un séjour en préventorium, et 50 lits pour les orphelins et orphelines de la guerre, les garçons jusqu'à dix ans et les filles jusqu'à quinze ans.

La demande d'admission, accompagnée d'un certificat constatant què la malade n'est pas contagieuse, doit être adressée à Mme Renon, rue Barbezière, à Niort.

Les frais de séjour sont de 6 et 8 francs par jour ; le service médical est assuré par un médecin de Niort.

SERVICES HOSPITALIERS POUR TUBERCULEUX :

Niort, à l'hôpital : 24 lits.
Thouars, à l'hôpital : 8 lits.

SOMME

ORGANISATION DÉPARTEMENTALE :

Association.

Titre : Association départementale d'hygiène sociale et de préservation antituberculeuse. — Siège social : 14, place Saint-Michel, Amiens. Président : M. Vasselle.

DISPENSAIRES :

1. — Amiens, 14, place Saint-Michel ; médecin : Dr Coste.
2. — Abbeville, 7, rue des Cordeliers ; médecin : Dr Hautefeuille.

PRÉVENTORIUM :

PRÉVENTORIUM DE VALLOIRES
Par VRON.

Le Préventorium de Valloires est une œuvre privée située à Valloires, près de Port-Mahon, par Vron, dans une ancienne abbaye.

Il dispose de 50 lits pour enfants des deux sexes de trois à treize ans, au prix de 180 francs par mois de juin à octobre et de 210 francs d'octobre à juin.

Les demandes d'admission sont adressées à Mlle Papillon, directrice de l'établissement.

SERVICES HOSPITALIERS POUR TUBERCULEUX :

Amiens : 24 lits.
Doullens : 24 lits.
Abbeville : 20 lits.

TARN

ORGANISATION DÉPARTEMENTALE :

Association.

Titre : Comité départemental d'hygiène sociale. — Siège social : à la Préfecture d'Albi. Président : M. le Préfet ; secrétaire général : Dr de Grenier.

DISPENSAIRES :

1. — Albi, rue des Carmélites (U. F. F.) ; médecin : Dr Devoisins.

2. — Castres, à l'Hôtel-Dieu ; médecin : Dr Chabbart.

3. — Lavaur, à l'hôpital ; médecin : Dr Iversenc.

4. — Mazamet, rue de l'Arnette ; médecin : Dr Bonneville.

PLACEMENT FAMILIAL :

Œuvre Grancher Tarnaise. Siège social à la Préfecture.
Président : M. l'Inspecteur d'académie.

PRÉVENTORIUM :

PRÉVENTORIUM SAINT-MICHEL
A LACAUNE

Le Préventorium Saint-Michel, à Lacaune, est situé dans
un petit vallon, abrité des vents, à l'altitude de 850 mètres,
au milieu de prairies plantées d'arbres. Il appartient à
l'Association des petites familles rurales.

Moyens d'accès : grandes lignes jusqu'à Castres, puis la
petite ligne départementale de Castres à Lacaune.

Les locaux se composent d'un grand bâtiment à deux
ailes, avec trois grands dortoirs pour les garçons, et d'un
autre bâtiment à Constance avec petits dortoirs et chambres pour les fillettes.

Le nombre des lits est de 160 destinés aux enfants des deux
sexes (garçons et fillettes de deux à seize ans) justiciables
du séjour en préventorium, c'est-à-dire non contagieux, non
fébricitants et atteints des formes initiales, latentes et
curables de la tuberculose (adénopathies inactives, séquelles
de pleurésie, tuberculoses externes, légères, non suppurées,
ne relevant pas d'un traitement chirurgical).

Les demandes d'admission doivent être adressées au
Directeur et accompagnées des pièces suivantes :

a. Bulletin de naissance ;
b. Certificat de vaccination ;
c. Certificat du médecin traitant.

Le prix de pension est de 7 fr. 50 par jour.

Le Dr Soueix est chargé du service médical.

Les enfants reçoivent dans la maison une instruction
primaire, qui leur est donnée par des instituteurs de l'État.

A la sortie du Préventorium, les enfants sont orientés de
préférence vers les professions agricoles et l'Association des
petites familles rurales leur en facilite l'apprentissage.

A partir de treize ans, ils peuvent faire un apprentissage de menuiserie, de cordonnerie ou de jardinage.

Pour tous renseignements, s'adresser au Directeur de l'établissement.

TARN-ET-GARONNE

ORGANISATION DÉPARTEMENTALE :

Service départemental.

Titre : Dispensaire départemental d'hygiène sociale. — Siège : à la Préfecture. Secrétaire général : Dr Labat.

DISPENSAIRE :

Montauban, chemin Saint-Pierre ; médecin : Drs Corneille et Labat.

TUNISIE

ORGANISATION CENTRALE :
Néant.

DISPENSAIRE :

Dispensaire Villemin, 6, rue Mourad, à Tunis ; médecins : Drs Bouquet, Cassuto, Cattan, Durand, Lançon, Masselot et Vullien.

PRÉVENTORIUM :

PRÉVENTORIUM DU KRAM

Ce Préventorium, situé entre la Goulette et Carthage, sur les bords du golfe de Tunis, au Kram, desservi par la station de chemin de fer de Khéreddine, est placé sous le patronage de l'U. F. F. Ce petit établissement comprend 40 lits pour enfants des deux sexes de trois à douze ans, justiciables de la cure en préventorium et exposés à la contagion. Les demandes doivent être adressées au Dr Cattan, qui est chargé du service médical de l'établissement.

VAR

ORGANISATION DÉPARTEMENTALE :

Association.

Titre : Comité régional d'hygiène sociale et de préservation antituberculeuse. — Siège social : Quartier de la Rode, à Toulon. Président : M. Trabaud ; secrétaire général : M. Nègre ; secrétaire administratif : M. Jeansaume.

DISPENSAIRES :

1. — Toulon, Quartier de la Rode ; médecin : Dr Prat-Flottes.

2. — Hyères, place de la République ; médecin : Dr Guiol.

3. — La Seyne, au Débarcadère ; médecin : Dr Tholances.

PLACEMENT FAMILIAL :

Filiale de l'Œuvre Grancher, quartier de la Rade. Président : Dr Trabaud ; secrétaire général : M. Gimalli.

PRÉVENTORIUMS :

PRÉVENTORIUM DE SALERNES

Le Préventorium de Salernes a été conçu en mai 1921, pour favoriser le retour à la santé des enfants débiles ou convalescents venant le plus souvent des centres populeux où les conditions de mauvaise hygiène générale, et particulièrement le manque de soleil ont déjà exercé un fâcheux effet sur leur organisme.

Situé à 500 mètres de la ville, à proximité de la gare, il est bâti sur un plateau qui le met à l'abri de toute humidité. Ses façades principales sont orientées nord-sud. Un grand jardin donne au midi sur lequel s'ouvrent de larges baies assurant largement lumière et soleil à toutes les salles de l'établissement.

Dans son ensemble, l'établissement comporte un bâtiment central et symétriquement deux pavillons reliés par des salles intermédiaires. Sa capacité est de 80 lits qui sont réservés à des garçons et filles de six à treize ans.

Avec le concours du département et grâce à une subvention du Pari mutuel, on a procédé à d'importantes améliorations, telles que l'installation de l'éclairage électrique, du chauffage central et d'un appareillage d'hydrothérapie.

La durée de cure est indéterminée ; elle oscille généralement entre quarante-cinq et quatre-vingt-dix jours.

Les admissions sont prononcées, soit au titre de la loi du 15 juillet 1893, pour les indigents, soit contre remboursement du prix de journée pour les familles qui peuvent le payer.

Les enfants doivent être munis de linge de corps, vêtements, chaussures, coiffures.

Un règlement, dûment étudié, permet de faire en même temps l'éducation morale et l'éducation physique de l'enfant. Des exercices physiques et respiratoires, des promenades en plein air, des bains et des douches sont à la base du traitement. Une nourriture saine et abondante est de plus assurée aux jeunes pensionnaires qui reçoivent en plein air des cours donnés par une institutrice attachée à l'établissement.

Le prix de pension est de 8 francs pour les Œuvres et à 9 francs pour les familles.

L'établissement est dirigé par une visiteuse d'hygiène diplômée assistée de deux infirmières diplômées, et le service médical est assuré par le Dr Bonnifay.

INSTITUT HÉLIO-MARIN DE LA CITADELLE
A SAINT-TROPEZ

L'Institut hélio-marin de Saint-Tropez a été aménagé dans une ancienne citadelle qui domine le golfe de Saint-Tropez et la pleine mer. Des remparts, entourant cette ancienne forteresse, limitent de grands espaces en prairies où les enfants peuvent s'ébattre De larges et profonds fossés à sec entourent le bâtiment et permettent, à l'abri de n'importe quel vent, de poursuivre régulièrement la cure de soleil. Les divers bâtiments qui constituent la forteresse ont été aménagés dans des conditions parfaites de confort et d'hygiène.

L'emploi du temps comporte presque exclusivement des exercices physiques, des bains de mer, des cures de soleil. Sous l'influence d'une lumière éminement actinique, d'un air saturé de sodium et d'iode, les manifestations de scrofule et de tuberculose osseuse, même suppurée, se modifient favorablement et rapidement.

Le nombre de lits s'élève à 160. Le prix de la journée est de 6 francs pour les pupilles et 8 francs pour les isolés. Le souci primordial étant le retour à la santé, tout, dans l'emploi du temps de la journée, concourt vers ce but. Cependant, mais d'une façon accessoire, on y adjoint quelques classes en plein air.

Les admissions sont prononcées soit au titre de la loi du 15 juillet 1893, soit contre remboursement du prix de journée pour les familles qui peuvent le payer.

Le Dr Boutin assure le service médical et l'hôpital réserve une de ses salles pour les membres de la colonie qui viendraient à réclamer des soins spéciaux.

INSTITUT HÉLIO-MARIN « LES JEANNETTES »
A SAINT-RAPHAEL

Cet établissement est situé à 150 mètres de la mer, dans la baie de Saint-Raphaël, au milieu des bois de pins qui l'abritent des vents et dans lesquels les enfants peuvent jouer. Il peut admettre 15 pensionnaires.

Il reçoit les enfants des deux sexes, les filles de deux à dix-huit ans, les garçons de deux à douze ans.

Les indications principales sont le lymphatisme, les adénopathies, l'anémie prolongée et toutes les convalescences.

L'Institut ne reçoit que des enfants non immobilisés, et non atteints de lésions ouvertes osseuses ou ganglionnaires. Les pulmonaires et les contagieux sont rigoureusement exclus.

L'admission se fait sur certificat médical, justifiant les conditions restrictives signalées.

La méthode de cure fait surtout appel aux agents physiques naturels : héliothérapie, hydrothérapie, bains de mer pendant la saison propice et culture physique.

Les cures sont dirigées par un médecin et faites sous la surveillance d'infirmières diplômées dévouées.

La diététique et le régime sont l'objet d'une surveillance particulière. Toutes facilités sont accordées aux familles qui désirent faire suivre des cours à leurs enfants.

PRÉVENTORIUM BEAUSOLEIL
A CARQUEIRANNE

Le Préventorium de Beausoleil, à Carqueiranne, a été élevé en 1916, grâce à un legs de feu la comtesse de Noailles.

Le but de cette œuvre est de recueillir les enfants rachitiques ou présumés tuberculeux, indigents ou victimes de la guerre (Pupilles de la Nation, enfants des régions dévastées, désignés par le ministre des Pensions).

Il peut recevoir 30 enfants des deux sexes : les filles de trois à quatorze ans ; les garçons de trois à dix ans.

Le traitement, qui dure environ trois mois, consiste uniquement en cures d'air et bains de soleil. Tous les jours après le déjeuner les petits malades sont tenus allongés au soleil ; en outre, de nombreuses promenades sont effectuées au bord de la mer avec bains quand la température le permet, ou dans le parc immense qui entoure les bâtiments de l'établissement.

Les ressources sont presque exclusivement constituées par

les arrérages du legs et par la générosité de la directrice et propriétaire Miss Lind-af-Hageby. Le ministre des Pensions, qui envoie des enfants, donne une subvention de 2 francs par journée d'enfant.

PRÉVENTORIUM DE SYLVABELLE
A LA CROIX

Le Préventorium de Sylvabelle est un établissement privé appartenant au Comité commun pour l'hygiène de l'enfance, dont le siège social est à Lyon, 10, rue des Marronniers. Ce sont les enfants de la région lyonnaise, surveillés par les services du Comité commun, qui sont envoyés à Sylvabelle. Tous les frais sont assurés par le Comité, dont les ressources proviennent des cotisations versées par les employeurs.

L'établissement compte 130 lits. Il est situé immédiatement au bord de la mer, à 80 mètres d'altitude, entouré de bois de pins, qui descendent jusqu'à la plage de sable réservée au Préventorium, exposé entièrement au midi, abrité du vent, avec galeries de cure et terrasses ensoleillées. Y sont traités des garçons et des filles, de quatre à treize ans, en général.

Aucun malade contagieux ou tuberculeux pulmonaire n'y est accepté. On y traite surtout les enfants atteints de misère physiologique, les convalescents de maladies graves, tous ceux ayant eu des troubles ou des arrêts de développements (rachitisme, carences, hypotrophie, adénopathie trachéo-bronchique), ceux pour lesquels on craint une contagion familiale, sans que l'on trouve de lésion évolutive.

Pour tous renseignements, s'adresser au Comité commun pour l'hygiène de l'enfance, 10, rue des Marronniers, Lyon.

SANATORIUMS MARITIMES :

SANATORIUM RENÉE-SABRAN
A GIENS-HYÈRES

Le Sanatorium Renée-Sabran est un établis ement public dépendant de l'Administration des hospices civils de Lyon, situé à 12 kilomètres de la ville d'Hyères, dans la presqu'île de Giens.

Il compte 200 lits réservés aux enfants de Lyon ou de la région lyonnaise ; il reçoit les garçons de quatre à douze ans et les filles de quatre à quinze ans atteints de tuberculose externe. Un pavillon pouponnière reçoit les enfants des deux sexes de deux à quatre ans.

Le médecin-chef est le Dr Jaubert (d'Hyères) et le service d'infirmières est assuré par des religieuses.

L'examen médical d'entrée est fait à l'hôpital de la Charité à Lyon, par le chef de service pour les enfants en traitement dans un établissement de l'Administration des hospices de Lyon, ou bien, pour les enfants qui ne sont pas en traitement, par une commission composée de médecins et de chirurgiens de l'Administration des hospices.

Les enfants sont reçus au compte de l'Assistance médicale gratuite pour les indigents, et, pour les payants, suivant les ressources des familles et des collectivités. Cet établissement est en voie d'extension par suite de contrats passés avec le département de l'Isère et des nécessités hospitalières du Rhône.

SANATORIUM ALICE-FAGNIEZ
A HYÈRES

Le Sanatorium Alice-Fagniez, fondé en 1895, fait partie de l'Œuvre de Villepinte ; il est situé dans une riante vallée du territoire d'Hyères, à un quart d'heure de la ville, sur l'ancienne route de Toulon. L'établissement est adossé à la montagne et s'élève parmi les fleurs et les palmiers du jardin qui l'entoure.

Le Sanatorium compte 40 lits et l'on y reçoit des jeunes filles de six à trente ans rigoureusement sélectionnées, atteintes de tuberculose occulte ou de certaines formes de tuberculose externe. Il est ouvert du mois d'octobre au mois de juin.

Les malades restent dehors le plus longtemps possible et se livrent, suivant l'ordonnance du médecin, à de petits travaux de jardinage. Elles font quelquefois deux ou trois saisons successives, et rien autre que leur état de santé ne limite leur séjour au Sanatorium. Le service médical est assuré par le Dr Vernier.

Les malades y sont reçues à l'une des trois conditions suivantes :

1° Être présentées par un bienfaiteur de l'Œuvre ayant une fondation ou une part de fondation ;

2° Obtenir une des places gratuites dont l'Œuvre dispose ;

3° Payer une pension de 6 fr. 50 par jour.

S'adresser, pour les admissions, au siège social de l'Œuvre de Villepinte, 25, rue de Maubeuge, Paris. Les malades de la Seine peuvent s'adresser à l'Office public d'hygiène sociale, 9, place de l'Hôtel-de-Ville, Paris, qui dispose d'un certain nombre de lits, ou mieux aux Dispensaires de la Seine appartenant à l'Office ou en liaison avec lui.

SANATORIUM JEANNE-D'ARC
Au PRADET

Le Sanatorium Jeanne-d'Arc, au Pradet, est la propriété de l'Œuvre de Villepinte.

Il se compose d'une villa de 15 lits et d'un sanatorium de 90 lits. Le terrain dont il dispose est en nature de bois de pins en bordure de la mer et d'une contenance de 8 hectares.

Il est affecté au traitement de jeunes filles atteintes de tuberculose pulmonaire non évolutive et de tuberculose ganglionnaire.

Les malades sont soignées par les religieuses de Marie Auxiliatrice, qui ont fondé l'Œuvre de Villepinte.

Les conditions d'âge sont de cinq à trente ans.

Le service médical est assuré par le Dr Vernier (d'Hyères) et le Dr Coulet (du Pradet).

Pour les admissions, voir ci-dessus : Sanatorium Ali e-Fagniez.

SANATORIUM DE SAN-SALVADOUR

La Ville de Paris a acquis le domaine de San-Salvadour, comprenant, au milieu d'un parc de 22 hectares, un hôtel, un établissement thermal et un sanatorium d'enfants. Le Conseil municipal, en faisant cette acquisition, était inspiré par le désir de doter la ville d'un nouvel hôpital maritime pour enfants et d'installer sur la Côte d'azur un établissement analogue à celui d'Hendaye sur la Côte d'argent.

Le domaine de San-Salvadour s'étage en une succession de terrasses réunies par des escaliers et des routes en lacets depuis la mer, sur le flanc du coteau dit le Mont-des-Oiseaux, à mi-chemin de Toulon à Hyères. Il est desservi par le chemin de fer du Sud de la France, dont la gare est à la porte même du Sanatorium.

Dans ce domaine, l'administration de l'Assistance publique a créé un hôpital maritime d'enfants et une maison de convalescence pour jeunes filles.

I. — L'*Hôpital maritime* comprend 235 lits pour enfants des deux sexes de dix-huit mois à dix ans. S'ajoutant aux hôpitaux de Berck et d'Hendaye, il complète fort heureusement la lutte de la Ville de Paris contre la tuberculose non pulmonaire. Cet hôpital a été ouvert le 20 décembre 1924.

Tous les enfants atteints d'affections tuberculeuses à formes médicales (péritonéales, cutanées, ganglionnaires) justiciables de l'héliothérapie y sont admis, à l'exclusion de tous les petits malades atteints de lésions pulmonaires ou justiciables d'un traitement chirurgical. Les enfants de dix-huit mois à quatre ans rachitiques ou scrofuleux y sont admis également.

L'admission est prononcée dans les mêmes formes que pour Berck et Hendaye, c'est-à-dire sur les propositions des médecins des hôpitaux parisiens d'enfants et après examen par une commission spéciale composée d'un chirurgien et de deux médecins d'enfants.

L'établissement a à sa tête un directeur des hôpitaux

de Paris assisté d'un économe et est soumis aux mêmes règlements que ceux-ci. Son service médical est assuré par le Dr Fohanno, assisté d'un interne.

Les enfants admis à l'hôpital de San-Salvadour et ceux dont le traitement est terminé sont amenés dans cet établissement ou ramenés à Paris par des convois qui ont lieu une fois par mois et qui comprennent environ 30 enfants.

La durée de séjour est de six mois en moyenne.

II. — La *Maison de convalescence* comprend provisoirement 140 lits ; elle a été installée dans le grand hôtel de San-Salvadour et pourra comprendre ultérieurement jusqu'à 300 à 400 lits.

Les admissions sont prononcées par l'Administration générale de l'Assistance publique à Paris, dans les mêmes conditions que pour l'asile Saint-Joseph à Beaumont-en-Viron (Indre-et-Loire).

Les jeunes filles envoyées à San-Salvadour doivent être âgées de quinze à vingt-cinq ans et n'être atteintes d'aucune lésion de tuberculose pulmonaire en évolution.

La durée de séjour est de trois à six mois.

La direction et le service médical sont assurés par le directeur et le médecin de l'hôpital.

Les convois d'arrivée et de départ ont lieu une fois par mois, en même temps que les convois d'enfants.

Pour plus de renseignements, s'adresser à l'Assistance publique, au Service des hôpitaux, 3, avenue Victoria, Paris.

SANATORIUM HÉLIO-MARIN DE LA COTE D'AZUR
A la PLAGE D'HYÈRES

L'Institut hélio-marin de la Côte d'azur, dont le directeur est le Dr Jaubert, est un établissement privé situé dans la partie la plus méridionale et la plus tempérée de la Riviera française ; il reçoit en toute saison les enfants justiciables de toute cure de repos et de grand air. Il dispose de 60 lits, dont 30 organisés pour malades couchés.

Les indications principales sont : le lymphatisme, les adénopathies, les ostéo-arthrites chroniques, l'anémie et toutes les convalescences.

Le prix de journée varie de 15 à 30 francs selon l'âge.

VILLA TH. LEFÈVRE

7, rue Maréchal-Pétain, à HYÈRES

Cet établissement, qui dépend des Établissements climatiques d'enfants de Besançon, comprend 20 lits, reçoit les enfants des deux sexes âgés de cinq à quinze ans, justiciables de cure hélio-marine, atteints de tuberculose ganglionnaire, osseuse ou articulaire. Des médecins spécialisés, et particulièrement un chirurgien-orthopédiste, le Dr Lanoal (de Nice), sont attachés à l'établissement. Le prix de journée est de 10 à 17 francs suivant l'âge et comprend la pension, le contrôle médical journalier et la culture physique.

L'admission est prononcée par le Dr Clément, sur présentation du certificat médical du médecin traitant. Pour les renseignements et les conditions d'admission, s'adresser à Mme la Supérieure de la Villa Th. Lefèvre, à Hyères.

VILLA POMPONIANA

A L'ALMANARRE, par HYÈRES

Cet établissement, qui dépend des Établissements climatiques d'enfants de Besançon et comprend 20 lits, reçoit les enfants des deux sexes.

SANATORIUM :

SANATORIUM DE LA POUVERINE

A LA POUVERINE, près CUERS

Cet établissement, situé à 30 kilomètres du littoral, près Cuers, fondé par le Dr Prat-Flottes en 1903, et acquis en 1912 par la Ligue toulousaine contre la tuberculose, compte 31 lits, la plupart en chambres particulières, destinés à des malades du sexe féminin à partir de quinze ans atteintes de tuberculose pulmonaire curable ou améliorable. Quelques lits sont occupés par des malades assistés par le département du Var, la ville de Toulon et divers départements.

Le prix de journée est de 25 francs.
Adresser les demandes d'admission au médecin-directeur.

SERVICE HOSPITALIER POUR TUBERCULEUX :

Brignoles : 15 lits.

VAUCLUSE

ORGANISATION DÉPARTEMENTALE :

Association.

Titre : Comité départemental d'hygiène sociale et de préservation antituberculeuse. — Siège social : à la Préfecture d'Avignon. Président : M. le Préfet ; secrétaire général : M. Montet ; secrétariat général administratif : hôpital mixte d'Avignon.

DISPENSAIRES :

1. — Avignon, 31, rue des Lices ; médecin : Dr Vincenti.

2. — Apt, au Jardin public ; médecin : Dr Gros.

3. — Carpentras, rue du Collège ; médecin : Dr Marcellin.

4. — Orange, place de l'Hôpital ; médecin : Dr Madon.

5. — Cavaillon, à la mairie ; médecin : Dr Brun.

6. — Valréas, à l'hôpital ; médecin : Dr Daurand.

7. — Vaison, à l'hôpital ; médecin : Dr Barral.

VENDÉE

ORGANISATION DÉPARTEMENTALE :
Néant.

PRÉVENTORIUM MARIN :

LES MARMOUSETS DES PINS
Aux SABLES-D'OLONNE

Ce Préventorium marin jouit d'une situation exceptionnelle au milieu des pins, à 200 mètres de la mer, dans un climat doux et régulier.

Il reçoit les enfants de trois ans au moins et de dix-huit ans au plus, justiciables de la cure en préventorium marin, et comprend 120 lits.

Les demandes d'admission doivent être adressées au directeur de l'établissement, accompagnées des pièces suivantes :

1º Bulletin administratif indiquant l'état civil complet de l'enfant ;

2º Certificat médical indiquant la cause de l'envoi à l'établissement et spécifiant l'absence de toute maladie contagieuse.

Le prix de pension varie de 6 à 9 francs suivant l'âge.

VIENNE

ORGANISATION DÉPARTEMENTALE :

Association.

Titre : Office départemental d'hygiène sociale et de préservation antituberculeuse. — Siège social : à l'ancien Évêché de Poitiers. Président : M. Carré ; secrétaire général : Mme Guillon.

DISPENSAIRE :

1. — Poitiers, rue de l'Évêché ; médecins : Drs Guillon et Chiron.

VIENNE (HAUTE-)

ORGANISATION DÉPARTEMENTALE :

Association.

Titre : Association départementale antituberculeuse de la Haute-Vienne. — Siège social : à la Préfecture de Limoges. Président : M. Raymond, sénateur ; secrétaire général : Dr Marcland.

DISPENSAIRES :

1. — Limoges, avenue des Charentes, 18 ; médecins : Drs Marcland, Clappier et Russe.
2. — Saint-Junien, à l'hôpital ; médecins : Drs de Saint-Florent et Vallegeas.
3. — Bellac, à l'hôpital ; médecins : Drs Penot et Surun.
4. — Eymoutiers, rue du Nord ; médecin : Dr Pradet.

5. — Saint-Yrieix, route de Quinsac ; médecin : Dr Lemoyne.

6. — Cussac-Bonneval, à la Mairie, place du Champ de foire ; médecins : Drs Billac et Grésillier.

7. — Rochechouart, à la Sous-Préfecture ; médecin : Dr Marquet.

8. — Saint-Léonard, à l'hôpital ; médecin : Dr Valière.

9. — Magnac-Laval, à l'hôpital ; médecin : Dr Marsaudon.

SERVICE HOSPITALIER POUR TUBERCULEUX :

Saint-Junien : 28 lits.

VOSGES

ORGANISATION DÉPARTEMENTALE :

Association.

Titre : Fédération vosgienne des Sociétés d'hygiène sociale et de préservation antituberculeuse. — Siège social : 4, rue du Collège, à Épinal. Président : M. Julliard-Hartmann ; secrétaire général : M. Husson.

DISPENSAIRES :

Médecins des dispensaires : Drs Triollet et X.

1. — Épinal, 5, rue Gilbert ; médecin : D^r X.

2. — Remiremont, rue Maldoyenne ; médecin : Dr Triollet.

3. — Saint-Dié, hôpital Saint-Charles ; médecin : Dr Triollet.

4 — Neufchâteau, les Halles ; médecin : D^r X.

5. — Mirecourt, à l'hôpital ; médecin : D^r X.

6. — Raon-l'Étape, à l'hôpital ; médecin : Dr Triollet.

PRÉVENTORIUMS :

PRÉVENTORIUM D'ISCHES

Ce Préventorium, situé à 340 mètres d'altitude, dépend des Œuvres de l'Association Léopold-Bellan ; par suite d'une entente, l'Office public d'hygiène sociale de la Seine peut disposer de 53 lits réservés à des garçons de six à quinze ans, atteints de tuberculose occulte, ou chétifs et susceptibles d'être contaminés. Le séjour est gratuit ou proportionné aux ressources des familles.

Pour l'admission, s'adresser à l'Office public d'hygiène sociale de la Seine, 9, place de l'Hôtel-de-Ville, Paris, ou mieux aux Dispensaires de la Seine appartenant à l'Office ou en liaison avec lui.

PRÉVENTORIUM DE LA COMBE
A SÉNONES

Le Préventorium de la Combe est situé au-dessus de Sénones, sur le versant occidental de la vallée du Rabodeau, à près de 500 mètres d'altitude. Il est orienté est-sud-est et abrité des vents du nord par le massif forestier de la Roche-Mère-Henry (670 mètres) et du Dialtrepoix. L'altitude modérée, l'éloignement des agglomérations, la proximité de la station de chemin de fer, les forêts de sapin qui l'entourent, l'installation modèle font de l'établissement une merveilleuse cure d'air. Il peut recevoir actuellement 60 enfants (30 garçons et 30 filles), de six à quatorze ans, et il est ouvert toute l'année.

Cet établissement est destiné aux enfants justiciables de la cure en préventorium, c'est-à-dire de sujets pour la plupart exposés à la contagion familiale, non fébricitants, non contagieux, atteints de formes initiales latentes et curables de tuberculose non pulmonaire.

Le prix de journée est de 5 fr. 50. Pour les pupilles de la Nation du département des Vosges, ce prix est exceptionnellement de 4 francs. La priorité est réservée aux pupilles de la Nation et aux enfants de régions libérées. Le séjour est au minimum de deux mois.

Les pièces à fournir en vue de l'admission sont les suivantes :

1º Extrait du bulletin de naissance sur papier libre ;

2º Fiche de demande d'inscription (feuille rose), remplie et signée par le médecin ;

3º Engagement des parents de reprendre l'enfant s'il est établi que son cas n'est pas recevable.

Toutes ces pièces doivent être adressées à M. Constant Verlot, administrateur général de l'Œuvre, 2, passage des Petits-Pères, Paris (IIe).

SERVICES HOSPITALIERS POUR TUBERCULEUX :

Remiremont : 11 lits.
Saint-Dié : 20 lits.
Épinal : 20 lits.

YONNE

ORGANISATION DÉPARTEMENTALE :

Association.

Titre : Association d'hygiène sociale et de préservation antituberculeuse. — Siège social : à la Préfecture. Président : M. Rigolet ; secrétaire général : M. Robert.

DISPENSAIRES :

Médecin spécialisé des Dispensaires : Dr Madeleine.

1. — Auxerre, près de la gare :
2. — Sens, à l'hôpital :
3. — Tonnerre, à l'ancien hôpital

ÉCOLE DE RÉÉDUCATION PROFESSIONNELLE :

ÉCOLE DE RÉÉDUCATION AGRICOLE DE PASSY

Château de PASSY, par VÉRON

L'École de rééducation de Passy est gérée par l'Office national des mutilés ; 80 lits y sont destinés aux anciens militaires tuberculeux à titre gratuit et à charge de remboursement aux mutilés du travail.

Le Sanatorium est situé au pied des collines qui, entre Sens et Villeneuve, bordent l'Yonne. C'est un ancien château style Louis XIII, comprenant un rez-de-chaussée et deux étages.

Au rez-de-chaussée sont organisés les services généraux ; le premier étage est réservé aux malades bacillifères et le deuxième aux malades non bacillifères.

A l'entrée de la cour d'honneur se trouve un pavillon, auquel a été adjoint un bâtiment à un étage, où sont installés les laboratoires de bactériologie et de radiographie, la pharmacie, la salle d'examen et des bains-douches.

Le premier étage comprend une série de chambres à un, deux ou trois lits pour l'isolement.

Le chauffage central est installé dans tout l'établissement.

L'établissement compte 80 lits et reçoit les anciens militaires tuberculeux de la guerre, les mutilés du travail, les pupilles de la Nation atteints de tuberculose pulmonaire curable.

Le Dr Devoir assure le service médical et M. Bouclet a la charge de l'organisation et de l'administration de l'École.

Elle comprend les sections suivantes :

1º Apiculture.

2º Petit élevage : aviculture.

3º Culture maraîchère : horticulture, arboriculture, jardinage.

4º Travaux de ferme : petite culture, étable, porcherie

5º Vannerie.

Les élèves doivent faire les heures de travail marquées sur leur carte de régime, au même titre que les heures de cure, conformément aux indications données par le médecin, suivant l'état de santé de chacun d'eux.

TABLE ANALYTIQUE

I. — *COMITÉ NATIONAL DE DÉFENSE CONTRE LA TUBERCULOSE*

II. — *ORGANISATIONS DÉPARTEMENTALES*

Tous les départements possèdent une organisation départementale, à l'exception des 9 départements suivants : **Aln, Basses-Alpes, Ardèche, Corrèze, Creuse, Dordogne, Gers, Landes** et **Vendée.**

III. — *DISPENSAIRES*

N. B. — Le chiffre placé à la suite de la ville indique le nombre de dispensaires.

IV. — ÉCOLES D'INFIRMIÈRES-VISITEUSES D'HYGIÈNE

V. — PRÉVENTORIUMS

VI. — *PLACEMENT FAMILIAL*

VII. — *SANATORIUMS*

A. — SANATORIUMS PUBLICS OU ASSIMILÉS

B. — SANATORIUMS PRIVÉS

VIII. — *HOPITAUX-SANATORIUMS*

IX. — *SERVICES HOSPITALIERS POUR TUBERCULEUX*

X. — ÉCOLES DE RÉÉDUCATION PROFESSIONNELLE

XI. — SANATORIUMS MARITIMES

A. — RÉGION DU NORD (MANCHE ET MER DU NORD)

B. — RÉGION DE L'ATLANTIQUE

XIII. — *SERVICE DE SANTÉ DE LA GUERRE*

A. — HOPITAUX MILITAIRES POUR TUBERCULOSE PULMONAIRE

B. — HOPITAUX MILITAIRES POUR TUBERCULOSES CHIRURGICALES

TABLE ALPHABÉTIQUE

H

I

M

TABLE GÉNÉRALE DES MATIÈRES

6737-25. — Corbeil. Impr. CRÉTÉ (2-26).

Février 1926

MASSON ET CIE, ÉDITEURS
LIBRAIRES DE L'ACADÉMIE DE MÉDECINE
Société à responsabilité limitée au capital de 5.000.000
120, BOULEVARD SAINT-GERMAIN, PARIS

Dr A. MARTINET

Diagnostic Clinique

Examens et Symptômes

avec la collaboration des Docteurs

DESFOSSES, G. LAURENS, Léon MEUNIER
LUTIER, SAINT-CÈNE, TERSON

CINQUIÈME ÉDITION

REVUE ET AUGMENTÉE PAR LES COLLABORATEURS

Avec le concours du Dr LUTIER, Secrétaire de la Rédaction

5e *Édition*. 1042 *pages*, 892 *figures*. *Broché* **75** *fr*. *Cartonné* **85** *fr*.

CHACUN des collaborateurs du Dr Martinet respectant l'originalité de son œuvre a fait les remaniements et les additions que la science a nécessités.

Parmi les chapitres qui ont été particulièrement modifiés il convient de citer ceux concernant : La Pathologie gastro-intestinale (*tubage duodénal, exploration du foie et du pancréas*). L'exploration de l'appareil respiratoire. — La mesure de la tension artérielle et veineuse. — L'étude des échanges respiratoires en clinique, le métabolisme basal.

Des additions nouvelles complètent certains chapitres : *le radiodiagnostic rachidien par le lipiodol, le diagnostic des kystes hydatiques par intradermo-réaction, etc., etc.*

Dʳ **A. MARTINET**

Thérapeutique Clinique

avec la collaboration des Docteurs :

DESFOSSES, G. LAURENS, Léon MEUNIER, LOMON, LUTIER, MARTINGAY, MOUGEOT, POIX, SAINT-CENE, SÉGARD et TERSON

3ᵉ *Édition.* (1926). 1 *volume in-8ᵉ de* 1510 *pages avec* 351 *figures,*

Broché: **100** fr. *; cartonné en un volume:* **120** fr. *; cartonné en deux volumes* . . . . **130** fr.

A MARTINET

Énergétique Clinique

Physiopathologie. — Thérapeutique

Le Sympathique, Le vague, Les réflexes de la vie organo-végétative

OUVRAGE PUBLIÉ PAR LES SOINS DU Dʳ MARTINGAY.
(1925). 1 *volume de* 416 *pages avec* 104 *figures* . . . . **35** fr.

La *première partie,* consacrée à l'étude *clinique, physiologique et anatomique* des réactions vago-sympathiques, choisit dans l'amas énorme et confus des observations quelques faits princeps solidement établis permettant d'éclairer, de classer les phénomènes et de les interpréter.

La deuxième partie est consacrée à la *thérapeutique végétative,* montre la nécessité de « *repenser* » *la pharmacodynamie* à la lumière de ces données nouvelles.

La troisième partie, proprement *énergétique,* comprend l'exposé d'un ensemble de problèmes complexes auxquels le médecin ne peut rester étranger.

Léon BERNARD
Professeur à la Faculté de médecine de Paris
membre de l'Académie de médecine.

La Tuberculose

Pulmonaire

Études de Phtisiologie Clinique et Sociale

2ᵉ Édition (1925). 1 *volume de 400 pages avec 16 figures.* **28 fr.**

L^A première édition de cet ouvrage obtint un vif succès et fut rapidement épuisée.

Le Professeur Léon Bernard présentait au public non pas un Traité de la Tuberculose pulmonaire, mais une synthèse des faits importants mis à jour dans ces dernières années et reliés par une conception doctrinale en faisant l'unité.

Dans cette nouvelle édition, l'auteur, tenant compte des derniers progrès réalisés dans la lutte anti-tuberculeuse, a fait des remaniements, des additions et a même écrit de nouveaux chapitres.

On retrouvera par contre toutes les idées directrices exposées par l'auteur dans sa première édition.

Mlle CHAPTAL
Directrice de la Maison-Ecole
des Infirmières privées.

Le Livre de l'Infirmière

TRADUCTION DE L'OUVRAGE ANGLAIS DE Miss OXFORD

3ᵉ Édition (1925). 1 *volume de 384 pages.* . . . . **16 fr.**

Ch. ACHARD
Professeur de Clinique médicale à la Faculté de Médecine de Paris.
Membre de l'Académie de Médecine.

Clinique médicale

de l'hôpital Beaujon

DEUXIÈME SÉRIE

(1925). 1 *volume de 338 pages avec 63 figures*. . . . . . . **24 fr.**

Maladie de Morvan. — Syringomyélie — La goutte — Les gangrènes des diabétiques — Coma diabétique — Diabète hydrurique — Paralysie alcoolique — Cirrhose de Laënnec — Empoisonnement par le sublimé — Néphrite saturnique — Urémie Hyperazotémique, etc.

J. LE CALVÉ

L'Œdème

Étude Expérimentale et Clinique

(1925). 1 *volume de 648 pages*. . . . . **36 fr.**

Dans la première Partie purement expérimentale, l'auteur consacre une série de chapitres au sang et à la lymphe, à la constitution chimique des sérosités, à la toxicité du liquide d'œdèmes. Puis il indique toutes les théories émises ou en cours sur la pathogénie des œdèmes.

La deuxième Partie, entièrement clinique, renferme une étude complète de tous les cas qui peuvent se présenter.

Après les *œdèmes présentant un caractère héréditaire* sont traités les *œdèmes des maladies générales et infectieuses*. Dans la troisième Partie, le Dʳ Le Calvé étudie l'œdème dans les *maladies des organes ou appareils*. La dernière Partie de l'ouvrage est consacrée aux *œdèmes gravidiques et aux œdèmes infantiles*.

Maurice NICLOUX
Professeur à la Faculté de Médecine de Strasbourg.

L'Oxyde de Carbone

et l'intoxication oxycarbonique

(1925). 1 *volume de 254 pages avec 34 figures* . . . . . . **22 fr.**

LA combinaison de l'hémoglobine avec l'oxyde de carbone, le partage du pigment mis au contact du mélange des deux gaz oxygène et oxyde de carbone telles sont les deux questions qui sont étudiées dans le plus grand détail. Avant elles, l'auteur a résumé des généralités concernant l'oxyde de carbone.

Puis il étudie l'intoxication oxycarbonique, la mesure de son intensité par la notion du coefficient d'empoisonnement, son traitement par les inhalations d'oxygène.

Il termine par l'exposé des techniques relatives au dosage de l'oxyde de carbone dans l'air et dans le sang.

Jules COURMONT

avec la collaboration de

Ch. LESIEUR   et   A. ROCHAIX

Précis d'Hygiène

TROISIÈME ÉDITION REVUE ET CORRIGÉE PAR MM.

Paul COURMONT   **A. ROCHAIX**
Professeur d'Hygiène   Professeur agrégé d'Hygiène
à la Faculté de Lyon.

3ᵉ **Édition.** (1925). 902 *pages*, 231 *figures. Broché* . . **38 fr.**
Cartonné . . . . **45 fr.**

Collection de Précis Médicaux.

ADAPTÉ aux nécessités des études médicales, ce précis s'adresse en première ligne aux médecins : il intéresse plus particulièrement les *futurs inspecteurs d'hygiène*, directeurs de bureaux d'hygiène, médecins des écoles, médecins des épidémies, médecins vaccinateurs, etc.

MASSON ET C⁰, ÉDITEURS

NOUVEAU TRAITÉ DE MÉDECINE

PUBLIÉ SOUS LA DIRECTION DE MM. LES PROFESSEURS

G.-H. ROGER   F. WIDAL   P.-J. TEISSIER

Secrétaire de la Rédaction : Marcel GARNIER

22 FASCICULES grand in-8°, avec nombreuses figures dans le texte, en noir et en couleurs, et planches hors texte en couleurs, sous une élégante 1/2 reliure toile dos plat.

FASCICULE I. *Maladies infectieuses.* 2ᵉ édition. (1925).
I vol. de 585 p. avec 66 fig. et 3 pl. en couleurs, relié. . **45** fr.

G.-H. ROGER. *Notions générales sur les infections.* — A. SACQUÉPÉE. *Les Septicémies.* — G.-H. ROGER. *Les Streptococcies.* — P. MENETRIER et H. STÉVENIN. *Pneumococcie.* — *Pneumonie.* — M. MACAIGNE. *Staphylococcie. Entérococcie. Psittacose. Infections à Tétragènes, à Cocco-bacilles, à Diplobacilles, à Protéus.* — A. VEILLON. *Infections putrides et gangreneuses.* — Ch. DOPTER. *Méningococcie.* — M. HUDELO. *Gonococcie.*

FASCICULE II. *Maladies infectieuses* (suite). 2ᵉ édition.
I volume de 776 p. avec 89 fig. et 8 pl. en coul. . . *Sous presse.*

FASCICULE III. *Maladies infectieuses* (suite). 2ᵉ édition.
(1924). I vol. 608 pages, 62 fig. et 4 pl. en couleurs, relié. **50** fr.

F. WIDAL, A. LEMIERRE et P. ABRAMI. *Fièvre typhoïde et paratyphoïdes.* — F. WIDAL et A. LEMIERRE. *Colibacillose.* — CH. DOPTER. *Dysenteries.* — M.-A. RUFFER et MILTON CRENDIROPOULO. *Choléra.* — SACQUÉPÉE. *Botulisme. Fièvre de Malte.* — R.-P. STRONG. *Fièvres de tranchées.* — P. MENETRIER et H. STÉVENIN. *Grippe.* — E. SACQUÉPÉE et GARCIN. *Peste.* AZEVEDO SODRÉ. *Fièvre Jaune.*

FASCICULE IV. *Maladies infectieuses et parasitaires.*
2ᵉ édition. (1925). 1 *vol. de* 820 *pages avec* 134 *figures dans le texte et* 5 *planches en couleurs, relié* . . . . **55** fr.

Ch. DOPTER. *Maladie de Heine-Medin.* — MAY. *Encéphalite léthargique.* — FERRÉ. *Rage.* — H. ROGER. *Tuberculose en général.* — P. COURMONT. *Septicémies tuberculeuses.* — H. ROGER. *Pseudo-tuberculoses bacillaires.* — P. COURMONT et A. DUFOURT. *Morve.* — PERRIN. *Lèpre.* — GUIART. *Verruga.* — LAEDERICH. *Actinomycose. Aspergillose.* — LANGERON. *Oosporoses. Mycétomes. Sporotrichoses. Blastomycoses.* — BRUMPT. *Spirochétoses, en général.* — NICOLAS. *Syphilis.*

FASCICULE V. **Tome I.** **Maladies infectieuses et parasitaires** *(fin)* — **2ᵉ édition** (1924). *Un volume de* 452 *pages avec* 196 *figures et* 3 *planches en couleurs* . . . . . **45** fr.

R. DEMANCHE. *Chancre simple, granulome des organes génitaux.* — CH. JOYEUX. *Goundou, Pian et Bouba.* — CHARLES NICOLLE et L. BLAIZOT. *Fièvres récurrentes.* — D. THIBAULT. *Sodoku.* — H. VINCENT et J. RIEUX. *Le paludisme, La fièvre bilieuse hémoglobinurique.* — CHARLES NICOLLE. *Kala-Azar. Bouton d'Orient.* — CH. JOYEUX. *Trichinose.* — J. GUIART. *Filariose, Strongylose, Distomatose, Coccidiose, Sarcosporidiose.* — F. DÉVÉ. *Echinococcose, Cysticercose.* — E. BRUMPT. *Les Trypanosomoses humaines, les Bilharzioses.*

Tome II, Le Cancer *par* GUSTAVE ROUSSY et MAURICE WOLF. **2ᵉ édition.** (1926). *Un volume avec figures et planches en couleurs* . . . . *Sous-presse*

FASCICULE VI. *Intoxications* **2ᵉ édition.** (1925). 1 *vol. de* 520 *pages avec* 27 *fig. et* 4 *pl. en coul., relié* . . . . **50** fr.
H. ROGER. *Intoxications en général.* — PINARD. *Saturnisme. Intoxications par le cuivre, l'étain, le zinc.* — BALTHAZARD. *Phosphorisme. Arsenicisme. Hydrargyrisme. Intoxications par l'oxyde de carbone, le gaz d'éclairage, l'hydrogène sulfuré, le sulfate de carbone, les hydrocarbures.* — CLERC et L. RAMOND. *Intoxications par les gaz de guerre.* — TRIBOULET et MIGNOT. *Alcoolisme.* — RÉNON. *Caféisme et Théisme.* — DUPRÉ et J.-B. LOGRE. *Intoxications par l'opium et ses dérivés, la cocaïne, le chanvre indien, l'éther.* — RÉNON. *Tabagisme.* — THIBAUT. *Intoxications diverses.* — SACQUÉPÉE. *Intoxications alimentaires.* — LANGERON. *Intoxications par les champignons.* — RÉNON. *Intoxications par le Kawa.* — GARNIER. *Intox. par l'acide picrique.*

FASCICULE VII. *Avitaminoses. Maladies par agents physiques. Troubles de la nutrition.* 2ᵉ *édition.* (1924).
1 *volume de 584 pages avec 36 figures, relié* . . . . . . **50** fr.

G.-H. ROGER. *Vitamines et Avitaminoses.* — E.-P. BENOIT. *Scorbut.* — G. ARAOZ ALFARO. *Scorbut infantile.* — ALDO PERRONCITO. *La Pellagre.* — E. SACQUÉPÉE. *Béribéri.* — A. CALMETTE. *L'Intoxication par les venins ; la sérothérapie.* — PH. PAGNIEZ. *Maladies déterminées par l'Anaphylaxie.* — PAUL COURMONT. *Maladie Sérique.* — J.-P. LANGLOIS et LÉON BINET. *Maladies par agents physiques.* — PAUL LE GENDRE. *Troubles et maladies de la nutrition.*

FASCICULE VIII. *Affections des glandes endocrines. Troubles du développement.* 2ᵉ *édition.* (1925) 1 *vol. de*
462 *p. avec* 107 *figures et* 1 *planche en couleurs, relié.* **45** fr.

PAGNIEZ. *Troubles du développement général.* — SÉZARY. *Pathologie de l'hypophyse.* — SOUQUES. *Acromégalie.* — SÉZARY. *Pathologie de la glande pinéale.* — APERT. *Pathologie de la glande thyroïde.* — SOUQUES. *Myxœdème et goitre exophtalmique.* — HARVIER. *Pathologie des parathyroïdes.* — BORY. *Pathologie du thymus.* — JOSUÉ. *Pathologie des capsules surrénales.* — APERT. *Insuffisance testiculaire et ovarienne.* CLAUDE et BAUDOIN. *Syndromes pluriglandulaires.*

FASCICULE XI. *Pathologie de l'appareil respiratoire.*
(Nez, Larynx, Trachée, Bronches, Poumons). — **2ᵉ édition.**
1926. 1 *vol. de* 636 *pages avec* 87 *figures et* 5 *planches. En préparation*

F. BEZANÇON et I. de JONG. *Sémiologie de l'appareil respiratoire.* — BOURGEOIS. *Pathologie du nez et du larynx.* — F. BEZANÇON et I. de JONG. *Pathologie de la trachée et des bronches. Asthme.* — HUTINEL et PAISSEAU. *Bronchopneumonie.* — HARVIER. *Pneumonoconiose, Syphilis pulmonaire, et autres affections du poumon.* — RIBADEAU-DUMAS. *Kystes hydatiques du poumon et de la plèvre, Cancer pleuropulmonaire.*

FASCICULE XII. *Pathologie de l'appareil respiratoire (suite).* 2ᵉ *édition.* 1 *vol. de* 596 *p.;* 56 *fig. et* 10 *pl., relié.* . . . . *En préparation*

FASCICULE XIII. *Pathologie de l'Appareil digestif*
(Bouche, Pharynx, Œsophage, Estomac). 2ᵉ *édition.* (1926). — 1 *volume de* 808 *pages avec* 119 *figures et* 4 *planches. En préparation.*

L. BABONNEIX et H. DARRÉ *Pathologie de la Bouche.* — *Path. du Pharynx.* — R. BENSAUDE et L. RIVET. *Path. de l'Œsophage.* — P. LE NOIR et E. AGASSE LAFONT. *Path. de l'Estomac.*

FASCICULE XIV. *Pathologie de l'Appareil digestif*
(Intestin) (1924). 1 *vol. de 580 pages avec 168 figures et 7 planches
en couleurs, relié.* . . . . **55** fr.

TRÉMOLIÈRES et LOUIS CAUSSADE. *Path. de l'intestin.* —
NOBÉCOURT. *Affections gastro-intestinales des Nourrissons.* —
JOYEUX. *Vers intestinaux.* — E. PERRONCITO. *Ankylostomiase.*
— GAULTIER. *Examen des fèces.* — R. BENSAUDE. *Pathologie du
rectum et du colon terminal.*

FASCICULE XV. *Affections des glandes salivaires,
du pancréas et du péritoine* (1923). 1 *volume de 564 pages
avec 133 figures et 2 planches en couleurs, relié.* . . . **40** fr.

E. PARMENTIER et E. CHABROL. *Pathologie des glandes sali-
vaires,* — *du Pancréas.* — PAUL LONDE. *Affections aiguës du
Péritoine.* — MACAIGNE. *Affections chroniques du péritoine.* —
F. DEVÉ. *Kystes hydatiques du péritoine.*

FASCICULE XIX. *Pathologie du système nerveux
(cerveau et cervelet).* (1925). 1 *volume de 1016 pages avec
261 figures, 40 planches en noir et 5 planches en couleurs.* **80** fr.
Voir le détail de ce fascicule ci-après, page 18.

FASCICULE XXII (et dernier). *Pathologie des Muscles,
Os et Articulations.* — (1924). 1 *volume de 560 pages avec
209 figures et 2 planches en couleurs, relié.* . . . . **50** fr.

THIERS. *Affections des muscles.* — LÉRI. *Maladies des os.* —
O. CROUZON. *Dystrophies osseuses congénitales.* — SPILLMANN.
Rachitisme. — SPILLMANN et J. BENECH. *Ostéomalacie.* — SOUQUES.
Achondroplasie. — LESNÉ et J. LANGLE. *Pseudo-rhumatismes
infectieux et toxiques, Syphilis et tuberculose articulaires.*
— MARINESCO. *Rhumatismes chroniques.*

En préparation :

FASCICULE IX. *Pathologie des Organes hématopoïé-
tiques, du Système lymphatique et du Sang.*
FASCICULE X. *Pathologie de l'Appareil circulatoire*
FASCICULE XVI. *Pathologie du Foie.*
FASCICULE XVII. *Pathologie des Reins.*
FASCICULES XVIII à XXI. *Path. du système nerveux.*

MASSON ET C⁰ᵉ, ÉDITEURS

NOUVEAU TRAITÉ DE MÉDECINE

PUBLIÉ SOUS LA DIRECTION DE MM.

G. H. ROGER   Fernand WIDAL.   P. J. TEISSIER

FASCICULE XIX

Pathologie
du Cerveau
et du Cervelet

(1925). 1 *volume grand in-8⁰ de* 1016 *pages avec* 261 *figures,* 40 *planches en noir et* 5 *planches en couleurs* . . . . . **80 fr.**

Ce fascicule du Nouveau Traité de Médecine constitue la monographie la plus récente et la plus complète sur le cerveau et le cervelet. L'illustration en figures et en planches hors texte en est particulièrement abondante.

CHAPITRES DU VOLUME.

Syndrome pyramidal (Hémiplégie) par M. KLIPPEL et R. MONIER VINARD et M. P. WEILL. — *Hémianesthésie cérébrale* par ROUSSY et L. CORNIL. — *Hémianopsie* par Ed. WELTER et A. WEILL. — *Epilepsie Jacksonienne* par KLIPPEL. — *Topographie cranio-encéphalitique, Syndromes corticaux* par LÉVY-VALENSI. — *Syndromes sous-corticaux* par KLIPPEL et LHERMITTE. — *Traumatismes du -erveau* par MARCHAND. — *Infections* par A. COMTE. — *Troubles circulatoires* par COMTE et KLIPPEL. — *Tumeurs cérébrales* par ROUSSY et L. CORNIL. — *Syphilis cérébrale* par GOUGEROT. — *Paralysie générale* par LÉPINE. — *Encéphalopathies infantiles* par LÉVY-VALENSI. — *Pathologie du Cervelet* par THOMAS. — *Les Syndromes labyrinthiques* par HAUTANT.

CH. FOIX
Professeur agrégé à la Faculté
de Médecine de Paris.

J. NICOLESCO
Assistant d'Histologie à la Faculté
de Médecine de Bucarest

ANATOMIE CÉRÉBRALE

Les Noyaux gris centraux

et la région
mésencéphalo-sous-optique

suivi d'un appendice sur l'Anatomie pathologique
de la maladie de Parkinson

(1926). 1 volume grand in-8° de 582 pages, tiré sur papier couché avec 356 figures et 4 planches en couleurs.
Broché . . . . . **100 fr.** *Relié toile, fers spéciaux.* **125 fr.**

Dans une première partie, les auteurs rappellent les notions anatomiques élémentaires nécessaires. Ils terminent par un index alphabétique avec définition des centres et faisceaux de la région, suivi d'un rapide résumé d'embryologie générale.

La deuxième partie, topographique, comporte une étude sur coupes sériées dans les trois plans vertico-frontal, horizontal et sagittal, d'abord des formations blanches colorées par les méthodes myéliniques, ensuite des formations grises colorées par la méthode de Nissl.

La troisième partie, cytologique et myélo-architecturale, comporte l'étude, noyau par noyau, de la cyto et de la myélo-architecture des diverses formations grises et blanches de la région.

Félix LEJARS

Traité de Chirurgie d'urgence

8ᵉ Édition (1921). *2ᵉ tirage* (1925). 1 *volume de* 1120 *pages avec* 1100 *figures et* 20 *planches en deux tons.*
Broché . . . . . . 110 fr. *Cartonné* . . . . . . 140 fr.

P. *Émile* WEILL *et* Paul ISCH-WALL
Médecin de l'hôpital Tenon · Ancien interne des hôpitaux de Paris

La Transfusion du Sang

Étude Biologique et Clinique

(1925). 1 *volume de* 248 *pages avec* 18 *figures* . . . . . 20 fr.

MONOGRAPHIE complète; les auteurs bien connus par leurs nombreux travaux sur ce sujet y font connaître les *origines* de cette opération, sa *nature, les différentes techniques, les indications.*

J. LEVEUF
Chirurgien des hôpitaux de Paris.

Ch. GIRODE — P. MORNARD — Raoul MONOD
Chefs de clinique à la Faculté de Paris

Traitement des Fractures

et Luxations des membres

(1925). 1 *volume de 464 pages avec 247 figures.* . . . . . . **25 fr.**

L^A première Partie est consacrée au « *Traitement orthopédique des fractures* ». Pour chaque cas envisagé, les auteurs indiquent le *Traitement d'urgence* et le *Traitement définitif* : Indications thérapeutiques, matériel nécessaire, confection de l'appareil, pose, soins consécutifs, durée du traitement, résultats.

La deuxième Partie traite des *Luxations*.

La troisième au *Traitement sanglant des Fractures*.

Un premier chapitre est consacré aux généralités, puis les auteurs traitent des différentes régions et pour chaque cas ils précisent, avec figures à l'appui, les indications opératoires : voies d'abord, réduction, ostéo-synthèse, soins consécutifs.

L'ouvrage se termine sur une étude des fractures ouvertes.

Charles DUJARIER
Chirurgien de l'hôpital Boucicaut.

Anatomie des Membres

2e Tirage (1925). 1 *volume de 422 pages avec 58 planches hors texte et 19 figures.* . . . . **45 fr.**

H. ROUVIÈRE

Professeur agrégé,
Chef des travaux anatomiques à la Faculté de médecine de Paris.

Anatomie

Humaine

Descriptive et Topographique

Traité complet en deux volumes ne se vendant pas séparément et comprenant 1668 pages, 988 figures en noir et en couleurs.

(1924) | Brochés . . . . 200 fr.
Prix des 2 volumes. | Cartonnés tête rouge. 230 fr.

Un cartonnage spécial en 3 volumes permettant l'expédition dans les pays où les envois sont limités à 3 kilos est délivré au prix de **250 frs.**

LES journaux médicaux du monde entier ont donné des analyses détaillées de cette nouvelle « *Anatomie humaine* ». Ils s'accordent pour louer le nouveau plan de l'auteur divisant le corps humain en quatre parties : *Tête et cou* — *Tronc* — *Membres* — *Système nerveux central* et permettant d'étudier dans chaque partie tous les éléments qui composent le segment de corps envisagé. Cette nouvelle présentation permet en effet de rassembler en quelques pages tous les renseignements concernant un organe ou une région.

La partie iconographique de ce traité présentée avec un soin et un luxe tout particuliers n'a pas été moins appréciée.

Cet ouvrage est bref, simple et exact, dit le « *Journal of the American Medical association* », et, pour la clarté et la présentation, il soutient la réputation des savants français ».

COLLECTION DE PRÉCIS MÉDICAUX

F. BEZANÇON
Professeur à la Faculté de Médecine de Paris.

Précis de Microbiologie Clinique

3ᵉ *Édition* (1920). 600 *pages*, 200 *figures*, 7 *planches en couleurs.*
Broché . . . . . . **40** fr.   Cartonné . . . . . . **45** fr.

M. LANGERON
Chef de Laboratoire à la Faculté de Médecine de Paris.

Précis de Microscopie

4ᵉ *Édition* (1925). 1 *volume de* 1034 *pages avec* 315 *figures.*
Broché . . . . . . **40** fr.   Cartonné . . . . . . **46** fr.

E. BRUMPT
Professeur à la Faculté de Paris.

Précis de Parasitologie

3ᵉ *Édition* (1922). 1 *vol. de* 1200 *pages avec* 743 *fig. et* 6 *planches
en noir et en couleurs.* Broché. **44** fr.   Cartonné. **50** fr.

L. BARD
Professeur de clinique médicale à l'Université.

Précis d'Examen de Laboratoire

4ᵉ *Édition* (1921). 1 *volume de* 830 *pages avec* 162 *figures.*
Broché . . . . . . **32** fr.   Cartonné . . . . . . **40** fr.

A. RICHAUD
Professeur agrégé à la Faculté de Médecine de Paris.
Docteur ès sciences.

Précis de Thérapeutique et Pharmacologie

6ᵉ *Édition* (1924). 1 *volume de* 1042 *pages avec* 14 *figures.*
Broché . . . . . . **42** fr.   Cartonné . . . . . . **50** fr.

J. COURMONT

Précis d'Hygiène

par Paul COURMONT, *professeur, et* A. ROCHAIX, *professeur
agrégé à la Faculté de Médecine de Lyon.*
3ᵉ *Édition* (1925). 1 *volume.* Broché. **38** fr.   Cartonné. **45** fr.

G. ROUSSY
Professeur agrégé,
Chef des Travaux d'Anatomie pathologique.

I. BERTRAND
Moniteur des Travaux pratiques d'anatomie
pathologique.

Travaux pratiques
d'Anatomie Pathologique
en quatorze séances

3ᵉ **Édition** (1924). 1 *volume de 264 pages avec* 124 *planch s.*   15 fr.

H. BULLIARD
Préparateur d'Histologie à la Faculté de Paris.

Ch. CHAMPY
Professeur agrégé à la Faculté de Paris.

Abrégé d'Histologie

3ᵉ **Édition** (1923). 1 *volume de* 356 *pages avec* 207 *figures et*
6 *planches en couleurs* . . . .   15 fr.

L. LANDOUZY   LÉON BERNARD

Eléments d'Anatomie
et de Physiologie Médicales
PUBLIÉS SOUS LA DIRECTION DE *Léon* BERNARD
Professeur à la Faculté de Médecine de l'Université de Paris.

PAR MM.

LÉON BERNARD, GOUGEROT, HALBRON, S. I. DE JONG,
LAEDERICH, LORTAT-JACOB, SALOMON, SÉZARY, VITRY
2 **Édition** (1920). 1 *vol. de* 867 *p.,* 337 *fig. et* 4 *pl. en coul.* **50 fr.**

A. BRACHET
Professeur à l'Université de Bruxelles.

Traité d'Embryologie
des Vertébrés

(1921). 1 *volume de* 602 *pages, avec* 567 *figures* . . . .   **80 fr.**

G. LAURENS

Oto-Rhino-Laryngologie
du Médecin praticien

5ᵉ *Édition* (1926). 1 *vol. in-8 de* 480 *p. avec* 592 *g.   Sous presse.*

Gaston LYON

Consultations pour les
Maladies des Voies digestives

(1920). 1 *volume de* 350 *pages.* . . . .   16 fr.

FLORAND *et* GIRAULT

Diagnostic et Traitement
des affections du tube digestif

(1922). 1 *volume de* 412 *pages,* 62 *figures.* . . . .   22 fr.

Dʳ Alb. TERSON

Ophtalmologie
du Médecin praticien

2ᵉ *Édition* (1920). 1 *volume de* 550 *pages avec* 356 *figures et*
1 *planche en couleurs* . . . .   30 fr.

M. DIDE *et* P. GUIRAUD

Psychiatrie
du Médecin praticien

(1922). 1 *volume de* 416 *pages avec planches hors texte.*   25 fr.

R. LUTEMBACHER

Les Troubles Fonctionnels du Cœur

Sémiologie et Thérapeutique

(1924). 1 *volume de* 520 *pages avec* 297 *figures* . . . . . **45** fr.

R. LUTEMBACHER

Les nouvelles Méthodes d'Examen du Cœur en Clinique

(1921). 1 *volume de* 186 *pages avec* 138 *figures* . . . . **25** fr.

ARMAND-DELILLE *et* NÈGRE

Techniques du Diagnostic par la Méthode de Déviation du Complément

2* *Édition* (1921). 1 *volume de* 200 *pages* . . . . **12** fr.

Noël FIESSINGER

Les Ferments des Leucocytes

en physiologie, pathologie et thérapeutiques générales

(1923). 1 *volume de 238 pages* . . . . **20 fr.**

CH. ACHARD
Professeur à la Faculté de Médecine de Paris.

Aperçu de la Physiologie et de la Pathologie générales du Système Lacunaire

(1924). 1 *volume de 126 pages avec 29 figures* . . . . . **12 fr.**

G. H. ROGER
Doyen de la Faculté de Paris,
Professeur de Pathologie expérimentale et comparée.

Questions actuelles de Biologie Médicale

(1924). 1 *volume de 196 pages avec 49 figures* . . . . . **16 fr.**

J. KUNSTLER
Professeur d'Anatomie comparée
et d'Embryogénie,
à la Faculté des Sciences de Bordeaux.

Fred. PRÉVOST
Ancien Élève
de l'École Normale supérieure,
Agrégé des Sciences naturelles.

La Matière vivante

(1924). 1 *volume de 234 pages avec 53 figures*. . . . . **22 fr.**

P. NOBÉCOURT
Professeur à la Faculté de Médecine de Paris
Médecin de l'hôpital des Enfants Malades

Clinique Médicale des Enfants

I

Affections

de l'Appareil respiratoire

(1924). 1 *volume de 348 pages avec 52 figures* . . . . . 30 fr.

II

Affections

de l'Appareil circulatoire

(1925). 1 *volume de 372 pages avec 122 figures*. . . . . 30 fr.

P. NOBÉCOURT
Professeur agrégé à la Faculté de Médecine de Paris
Médecin des Hôpitaux

Conférences pratiques sur l'alimentation des Nourrissons

3e *édition* (1922). 1 *volume de 318 pages*. . . . . 25 fr.

A. B. MARFAN
Professeur à la Faculté de Médecine de Paris,
Médecin de l'hôpital des Enfants Malades,
Membre de l'Académie de Médecine.

Traité de l'Allaitement et de l'Alimentation
des Enfants du premier âge

3ᵉ Édition (1920). 1 vol. in-8 de 926 *pages avec* 21 *figures.*   50 fr.

A. B. MARFAN

Les Affections des Voies digestives
dans la première Enfance

(1923). 1 *vol. de* 702 *pages avec* 39 *figures et* 2 *planches.*   45 fr.

E. LESNÉ   **L. BINET**

Physiologie Normale et Pathologique
du Nourrisson

(1921). 1 *volume de* 297 *pages avec figures.* . . . . . .   25 fr.

Jules COMBY
Médecin de l'hôpital des Enfants Malades.

Deux cent soixante
Consultations médicales
Pour les Maladies des Enfants

8ᵉ Édition (1925). 1 *volume de* 520 *pages* . . . .   16 fr.

Charles H. MAY

Manuel des
Maladies de l'Œil
à l'usage des Étudiants et des Praticiens.

4* Édition française. (1923), d'après la 10* édition américaine.

1 volume de 452 pages avec 160 figures en noir et en couleurs
et 22 planches hors texte . . . . **40 fr.**

Félix TERRIEN
Professeur agrégé à la Faculté de Médecine de Paris
Ophtalmologiste de l'Hôpital Beaujon.

Chirurgie de l'Œil
et de ses annexes

2* Édition (1921). 1 vol. de 620 pages avec 495 figures . **60 fr.**

Félix TERRIEN

Sémiologie Oculaire
Anatomie — Physiologie — Pathologie

I. - La Calotte Cornéo-Sclérale

(1923). 1 volume de 260 pages avec 144 figures . . . . . **30 fr.**

II.- Le Diaphragme irido-ciliaire

(1924). 1 volume de 240 pages avec 126 figures . . . . . **30 fr.**

G. MARION

Professeur agrégé à la Faculté
Chirurgien à l'hôpital Lariboisière
(Service Civiale.)

M. HEITZ-BOYER

Professeur agrégé de chirurgie
des voies urinaires à la Faculté,
Chirurgien de l'hôpital Saint-Louis.

Traité Pratique de Cystoscopie et de Cathétérisme Urétéral

2ᵉ *Édition* (1923). 1 *volume in-8 grand raisin de* 480 *pages avec* 60 *planches hors texte en noir et couleurs. Relié.* . **150 fr.**

G. MARION

Traité d'Urologie

(1921). 2 *volumes grand in-8 formant ensemble* 1050 *pages, avec* 418 *figures en noir et en couleurs dans le texte et* 15 *planches hors texte en couleurs formant* 81 *figures. Reliés.* **150 fr.**

Th. ROVSING

Professeur de Clinique chirurgicale
de l'Université de Copenhague.

Pathogénie des Calculs Biliaires

TRADUCTION DU Dʳ SAINT-CÈNE

(1925). 1 *volume de* 125 *pages avec* 3 *pl. dont* 2 *en couleurs.* **20 fr.**

V. WALLICH

Professeur agrégé à la Faculté de Paris.

Éléments d'Obstétrique

4ᵉ *Edition* (1921), 1 *volume de* 710 *pages avec* 180 *figures.* **26 fr.**